Psychotherapieausbildung in Österreich

Natalie Eller · Gerhard Stumm

Psychotherapieaus-
bildung in Österreich

Überblick Methoden
Entscheidungshilfen

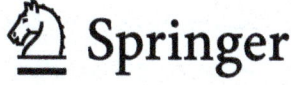 Springer

Natalie Eller
Wien, Österreich

Gerhard Stumm
Wien, Österreich

ISBN 978-3-662-67067-5   ISBN 978-3-662-67068-2   (eBook)
https://doi.org/10.1007/978-3-662-67068-2

Die Deutsche Nationalbibliothek verzeichnet diese Publikation in der Deutschen Nationalbibliografie;
detaillierte bibliografische Daten sind im Internet über http://dnb.d-nb.de abrufbar.

Planung/Lektorat: Katrin Lenhart
Springer ist ein Imprint der eingetragenen Gesellschaft Springer-Verlag GmbH, DE und ist ein Teil von
Springer Nature.
Die Anschrift der Gesellschaft ist: Heidelberger Platz 3, 14197 Berlin, Germany

Vorwort

Anstoß zu diesem Buch gab der Umstand, dass ich, Natalie Eller, Erst-
autorin, am Ende des ersten Abschnitts meiner Psychotherapieausbildung,
des sogenannten Propädeutikums, davorstand, mich – wie die allermeisten
in diesem Stadium – für ein Verfahren und eine fachspezifische Ausbildungseinrichtung zu entscheiden. Ein tiefenpsychologischer Ansatz, eine
humanistisch orientierte Methode, Verhaltenstherapie oder vielleicht doch
eher in die systemische Richtung? Und dann welcher Anbieter? Oder auch:
Ist eine Psychotherapieausbildung überhaupt eine gute Option für mich?
Was kommt insbesondere durch das geplante neue Psychotherapiegesetz auf
Ausbildungskandidat:innen zu?

Angesichts solcher Fragen und der Vielfalt an anerkannten Psychotherapieverfahren in Österreich und der entsprechenden Ausbildungsmöglichkeiten fällt die Wahl ganz schön schwer. Dies trifft im Übrigen
nicht nur für Ausbildungskandidat:innen zu, sondern auch für mündige
Patient:innen, die sich bewusst für ein Psychotherapieverfahren entscheiden
möchten.

Aus meiner Motivation heraus, die eigenen Recherchen im Rahmen der
Auseinandersetzung bezüglich einer passenden Psychotherapierichtung und
einer entsprechenden Psychotherapieausbildung mit anderen zu teilen, die
sich in einer ähnlichen Lage befinden, entstand über Textentwürfe ein erster
großer Baustein für dieses Buch.

Der zweite Baustein ergab sich aus der Kontaktnahme mit dem Zweitautor, Gerhard Stumm, die zur Übereinkunft führte, das Projekt kooperativ
zu betreiben.

Mehr als 40 Jahre davor sah ich, Gerhard Stumm, Zweitautor, mich einer ähnlichen Situation gegenüber, wenngleich unter anderen Vorzeichen, zumal es damals noch kein Psychotherapiegesetz in Österreich gab. Mein Antrieb, einen Überblick über die Psychotherapieszene hierzulande zu gewinnen, hat dann zu einer Reihe von einschlägigen Publikationen geführt, an denen ich maßgeblich beteiligt war.[1]

Soentstand eine fruchtbare Zusammenarbeit – eine Mischung aus tatkräftiger Neugier sowie langjähriger Erfahrung.

Um die spezielle Expertise von Personen zu nützen, die als Lehrpersonen in den einzelnen Verfahren tätig sind und vielfach selbst in diesem Feld publiziert haben, wurden diese in einem dritten Schritt gebeten, die erarbeiteten Texte kritisch zu sichten und ggf. zu überarbeiten (siehe Danksagung).

Gespeist von diesen Quellen liegt somit ein Kompendium vor, dessen Zweck darin besteht, die Grundlagen der Psychotherapieausbildung in Österreich in Kap. 1 zu skizzieren, auch anhand der Änderungen, die sich durch das neue Psychotherapiegesetz ergeben, ergänzende Informationen und Empfehlungen für angehende Kolleg:innen zu geben (Kap. 2 und Anhang, darunter auch für das Propädeutikum) sowie im Hauptteil einen kompakten Überblick über alle in Österreich anerkannten Psychotherapieverfahren und fachspezifischen Ausbildungsgänge zu liefern (Kap. 3–7), kurzum, einen Beitrag dafür zu leisten, dass Ausbildungsinteressent:innen und -teilnehmer:innen eine zweckdienliche Grundlage für ihren weiteren Ausbildungsweg zur Hand haben.

Nicht unerwähnt soll bleiben, dass sich durch das geplante neue Psychotherapiegesetz der Rahmen für die Psychotherapieausbildung deutlich ändern wird. Wir hoffen, dass diesbezügliche Ausführungen im allgemeinen Teil (Kap. 1 und 2) wertvolle Informationen liefern.

Juli 2023   Natalie Eller
                                                                                                            Gerhard Stumm

---

[1] Stumm, G. (Hrsg.) (2011). *Psychotherapie: Schulen und Methoden. Eine Orientierungshilfe für Theorie und Praxis*. 3. vollst. überarb. und erw. Aufl. Falter.

Stumm, G. & Jandl-Jager, E. (2006). *Psychotherapie: Ausbildung in Österreich*. 2. vollst. überarb. Aufl. Falter.

Danksagung

Wir bedanken uns bei folgenden Expert:innen für ihre Unterstützung bei der jeweiligen Methodenbeschreibung – jeweils in Klammer kursiv nach dem Namen. Die angeführten Personen sind eingetragene Psychotherapeut:innen, in Institutionen und/oder in freier Praxis tätig:

Noah A. Artner, MA, MSc *(Systemische Familientherapie)*, Lehrtherapeut für Systemische Familientherapie (ÖAS), Supervisor, Organisationsberater

Mag. **Doris Beneder** *(Gestalttheoretische Psychotherapie)*, Klinische Psychologin, Lehrtherapeutin in der Österreichischen Arbeitsgemeinschaft für Gestalttheoretische Psychotherapie (ÖAGP), Mit-Herausgeberin des „Psychotherapie Forum" des ÖBVP

HR Dr. **Brigitte Bischof** *(Autogene Psychotherapie)*, Klinische Psychologin, Lehrtherapeutin für Autogene Psychotherapie und Katathym Imaginative Psychotherapie (ÖGATAP)

Prof. Mag. Dr. **Günter Dietrich** *(Gruppenpsychoanalyse/psychoanalytische Psychotherapie)*, Lehrgruppenanalytiker (ÖAGG), Klinischer Psychologe, Universitätslehrer

Mag. **Manfred Fede**, BEd MSc (pth.) *(Existenzanalyse und Logotherapie)*, Senior Scientist am Department für Psychosomatische Medizin und Psychotherapie der Universität für Weiterbildung Krems; Vorstandsmitglied bei ABILE – Ausbildungsinstitut für Logotherapie und Existenzanalyse; Supervisor und Coach

Dr. med. **Hans-Dieter Foerster** *(Daseinsanalyse)*, Facharzt für Psychiatrie, Psychotherapie und Psychotherapeutische Medizin; Gründung des Öster-

reichischen Daseinsanalytischen Instituts für Psychotherapie, Psychosomatik und Grundlagenforschung (ÖDAI); Lehrtherapeut

Dr.[in] **Susanne Frei** *(Autogene Psychotherapie, Katathym Imaginative Psychotherapie),* Klinische Psychologin, Lehrtherapeutin für Hypnosepsychotherapie und Autogene Psychotherapie, Lehrbefugnis für Katathym
Imaginative Psychotherapie, Lehrsupervisorin

Dr.[in] **Jutta Fürst** *(Psychodrama),* Klinische Psychologin, Lehrtherapeutin
und Supervisorin für Psychodrama

MMag. **Manfred Hartmann** *(Transaktionsanalytische Psychotherapie),*
Klinischer Psychologe, Sonder-Heilpädagoge, Vorstand des Wiener
Instituts für Transaktionsanalyse

Markus Hochgerner, DSA, MSc, MSc *(Konzentrative Bewegungstherapie,
Integrative Gestalttherapie),* Lehrtherapeut in den beiden genannten
Verfahren und für Integrative Therapie; wiss. Leiter des ÖAGG-
Propädeutikums; Leiter des Ausschusses für fachspezifische Angelegen-
heiten im Psychotherapiebeirat; Mitglied der Expert:innengruppe des
zuständigen Bundesministeriums bei der Ausarbeitung des Psychotherapiegesetzes 1991 und des geplanten Psychotherapiegesetzes

Mag. **Berthold Kager** *(Transaktionsanalytische Psychotherapie),* Obmann,
Lehrtherapeut und Lehrsupervisor am Wiener Institut für Transaktionsanalyse

Dr. **Hans Kanitschar** *(Hypnosepsychotherapie),* Lehrtherapeut der ÖGATAP
für Hypnosepsychotherapie und Katathym Imaginative Psychotherapie

Prof. DDr. **Alfried Längle** *(Existenzanalyse),* Begründer eines Neuansatzes
der Existenzanalyse, langjähriger Präsident und Gründer der Internationalen Gesellschaft für Logotherapie und Existenzanalyse, Lehrtherapeut

Prof. Dr. med. **Anton Leitner**, MSc *(Integrative Therapie),* der die
Integrative Therapie in Österreich in den Jahren 2000–2005 zur staat-
lichen Anerkennung geführt hat; bis 2016 Leitung des Departments für
Psychotherapie und Biopsychosoziale Gesundheit an der Fakultät für
Gesundheit und Medizin der Universität für Weiterbildung (Donau-Uni-
versität Krems)

Dr.[in] **Maria Majce-Egger** *(Dynamische Gruppenpsychotherapie),*
Lehrtherapeutin für Dynamische Gruppenpsychotherapie und
Gruppendynamik-Trainerin (ÖAGG), Klinische Psychologin und
Gesundheitspsychologin, Supervisorin

Dr.[in] **Maria Mayer** *(Gruppenpsychoanalyse/Psychoanalytische Psychotherapie),*
Psychologin, Psychoanalytikerin, Gruppenanalytikerin; Lehrtherapeutin
(GPA)

Dr. **Franz Oberlehner** *(Psychoanalyse/Psychoanalytische Psychotherapie bzw. Psychoanalytisch orientierte Psychotherapie)*, Lehranalytiker (WAP), Lehrtherapeut und -supervisor für PoP (WPA), Psychologe, Leiter der Psychologischen Studierendenberatung Wien

Mag. Dr. **Erwin Parfy** *(Verhaltenstherapie)*, Lehrtherapeut der ÖGVT, Psychologe

Univ.-Prof. Mag. DDr. **Bernd Rieken** *(Individualpsychologie)*, habilitierter Ethnologe, Professor an der Sigmund Freud Privatuniversität Wien, Lehranalytiker und Leiter des Fachspezifikums für Individualpsychologie an der SFU Wien

Mag. **Sascha Schipflinger** *(Psychoanalyse/Psychoanalytische Psychotherapie)*, Lehranalytiker und Ausbildungsleiter im WKPS, Lektor im ULG „Psychotherapeutisches Fachspezifikum: Individualpsychologie und Selbstpsychologie" der Universität Wien

Mag. Dr. **Reinhard Skolek** *(Analytische Psychologie)*, Gründungsmitglied der Österr. Gesellschaft für Analytische Psychologie nach C.G. Jung, Lehranalytiker, ehem. Leiter des Zentrums für Psychotherapie und Psychosoziale Gesundheit an der NÖ-Landesakademie

Christine Tomandl *(Individualpsychologie)*, Ausbildungsleiterin im Österreichischen Verein für Individualpsychologie (ÖVIP), Lehrtherapeutin im ULG „Psychotherapeutisches Fachspezifikum: Individualpsychologie und Selbstpsychologie" der Universität Wien, Direktorin des Alfred Adler Instituts

Dr.[in] **Carmen Unterholzer** *(Systemische Familientherapie)*, Lehrtherapeutin für Systemische Familientherapie (ÖAS)

Zudem gilt unser Dank **Susanne Pointner** und **Markus Hochgerner,** die uns in den Wirren um das neue Psychotherapiegesetz hilfreich zur Seite gestanden sind und uns wertvolle Rückmeldungen zu fachlichen Fragen gegeben haben.

Dankbar sind wir auch Katrin Lenhart, Ellen Blasig und Roopashree Polepalli vom Springer-Verlag, die uns während des Entstehungsprozesses des Buches begleitet haben.

Zuletzt noch ein großes Dankeschön an Joana und Mehmet – ohne euch hätte ich, Natalie, nie den Mut gehabt, dieses Projekt zu starten; an Jana, die sich unendliche Stunden den erstellten Texten gewidmet hat, sowie meiner Familie, die mich dazu ermutigt hat, groß zu denken und Dinge an andere weiterzugeben.

Inhaltsverzeichnis

Über die Autoren

Natalie Eller, M.A. Klinische Sozialarbeiterin (Studium für Soziale Arbeit an der FH Campus Wien, für Klinisch-therapeutische Soziale Arbeit an der Katholischen Hochschule Aachen sowie Gordon College of Education Haifa), in Ausbildung für Integrative Therapie (ÖAGG); Kindergarten- und Hortpädagogin; Praxisaufenthalte in den Niederlanden und Uganda.

Dr. Gerhard Stumm Klinischer Psychologe und Gesundheitspsychologe, Personzentrierter Psychotherapeut in freier Praxis, ehem. Ausbilder im „Forum Personzentrierte Psychotherapie, Ausbildung und Praxis"; Lehrbeauftragter der Universität Wien; zahlreiche Publikationen, u. a. (Co-)Herausgeber „Wörterbuch der Psychotherapie" (2000), „Die vielen Gesichter der Personzentrierten Psychotherapie" (2002), „Grundbegriffe der Personzentrierten und Focusing-orientierten Psychotherapie und Beratung" (2003), „Psychotherapie: Schulen und Methoden" (2011), „Praxis der Personzentrierten Psychotherapie" (2014).

1

Allgemeine Informationen und gesetzliche Grundlagen

Im folgenden Kapitel werden jene Aspekte erläutert, die als Rahmenbedingungen die Grundzüge für die Psychotherapieausbildung festlegen. Folglich werden in Kap. 1.1 die Eckdaten zur Ausbildung laut Psychotherapiegesetz 1990 dargelegt (vgl. Kierein, Pritz & Sonneck, 1991) sowie in Kap. 1.2 die Änderungen, die sich durch das geplante neue Psychotherapiegesetz ergeben werden.

1.1 Ausbildung zum:r Psychotherapeut:in nach dem Psychotherapiegesetz aus 1990

Die Ausbildung zum:r Psychotherapeut:in umfasst nach dem österreichischen Psychotherapiegesetz (PthG 1990) zwei Teile (s. Abb. 1.1). Der erste Teil, welcher allgemeine Inhalte sowie Grundlagen vermittelt, wird *Propädeutikum* genannt, der zweite Teil, bei dem ein spezifisches psychotherapeutisches Verfahren erlernt wird, *Fachspezifikum*. Beide Abschnitte bestehen aus theoretischen sowie praktischen Anteilen.

© Der/die Autor(en), exklusiv lizenziert an Springer-Verlag GmbH, DE, ein Teil von
Springer Nature 2024
N. Eller und G. Stumm, *Psychotherapieausbildung in Österreich,*
https://doi.org/10.1007/978-3-662-67068-2_1

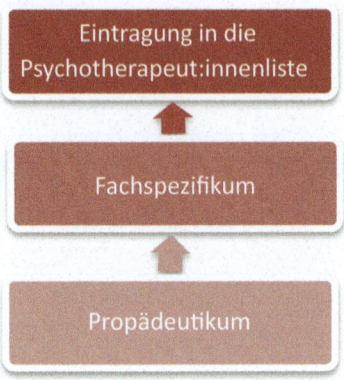

Abb. 1.1 Reihenfolge zur Eintragung als Psychotherapeut:in nach dem PthG 1990

1.1.1 Propädeutikum

Voraussetzungen
Das Propädeutikum kann begonnen werden, wenn die Reifeprüfung (Matura) oder Studienberechtigungsprüfung absolviert wurde oder auch ein Bescheid des zuständigen Bundesministeriums die Zulassung ermöglicht (siehe § 10 PthG 1990). **Die Möglichkeit dieses Zulassungsbescheides erlischt aber mit dem Inkrafttreten des neuen Psychotherapiegesetzes 2024 (voraussichtlich per 1.1. 2025) (siehe Kap. 1.2).**

Inhalte
Theoretischer Teil (mind. 765 h)
- Grundlagen und Grenzbereiche der Psychotherapie einschließlich der Supervision
  - Einführung in die Problemgeschichte und Entwicklung der psychotherapeutischen Schulen (tiefenpsychologische, systemische, lerntheoretische und kommunikationstheoretische Konzepte) (120 h)
  - Persönlichkeitstheorien (30 h)
  - Allgemeine Psychologie und Entwicklungspsychologie (60 h)
  - Rehabilitation und Sonder- und Heilpädagogik (30 h)
  - Psychologische Diagnostik und Begutachtung (60 h)
  - Psychosoziale Interventionsformen (60 h)

- Grundlagen der Somatologie und Medizin
  - Einführung in die medizinische Terminologie (30 h)

- Klinische Sonderfächer der Medizin: Psychiatrie, Psychopathologie, Psychosomatik aller Altersstufen, v. a. in Hinblick auf Kinder- und Jugendlichenpsychotherapie und die Gerontopsychotherapie (120 h)
- Psychopharmakologie (45 h)
- Erste Hilfe (15 h)

- Grundlagen der Forschungs- und Wissenschaftsmethodik (75 h)
- Fragen der Ethik (30 h)
- Rahmenbedingungen zur Ausübung der Psychotherapie: institutionelle, gesundheitsrechtliche und psychosoziale Rahmenbedingungen (90 h)

Praktischer Teil (mind. 550 h)
- Einzel- oder Gruppenselbsterfahrung (50 h)
- Praktikum (480 h)
- Praktikumssupervision (20 h)

1.1.2 Fachspezifikum

Allgemeine Voraussetzungen
- Vollendung des 24. Lebensjahres
- Erfolgreicher Abschluss des Psychotherapeutischen Propädeutikums

Spezifische Voraussetzungen bzw. berufliche Vorqualifikation
Ausbildung bzw. Studium in einem der folgenden Bereiche:
- Diplomierte:r Gesundheits- und Krankenpfleger:in
- Abgeschlossene Ausbildung in einem gehobenen medizinisch-technischen Dienst im Sinne des MTD-Gesetzes (z. B. Ergotherapie, Physiotherapie, Logopädie)
- Abgeschlossene Ausbildung an einer Akademie für Sozialarbeit (Fachhochschule für soziale Arbeit) oder an einer ehemaligen Lehranstalt für gehobene Sozialberufe
- Abgeschlossene Ausbildung an einer Pädagogischen Akademie (Hochschule)
- Abgeschlossene Ausbildung an einer mit Öffentlichkeitsrecht ausgestatteten Lehranstalt für Ehe- und Familienberater
- Abgeschlossene Ausbildung für die eigen- oder mitverantwortliche Berufsausübung der Musiktherapie
- Nachstehend angeführte, als Hauptfach abgeschlossene Hochschulstudien: Medizin, Pädagogik, Philosophie, Psychologie, Publizistik und

Kommunikationswissenschaften, Theologie, Lehramt an höheren Schulen → Gemeint ist ein Masterabschluss, ein Bachelorabschluss ist nicht ausreichend!

Bei nicht vorhandenem „Quellenberuf" Einholung eines Bescheids des zuständigen Bundesministeriums → Zugang somit für weiteren Personenkreis nach entsprechender Antragstellung und Einholung eines Gutachtens des Psychotherapiebeirates.

Mit dem Inkrafttreten des neuen Psychotherapiegesetzes 2024 (voraussichtlich per 1.1.2025) entfallen die Zulassungsbescheide, wie sie im PthG 1990 vorgesehen waren. Der Eintritt in ein Fachspezifikum ist dann bis 30.9.2030 auch ohne den Nachweis eines Quellenberufes möglich (s. auch Kap. 1.2).

Inhalte
Theoretischer Teil (mind. 300 h)
- Theorie der gesunden und der psychopathologischen Persönlichkeitsentwicklung (60 h)
- Methodik und Technik (100 h)
- Persönlichkeits- und Interaktionstheorien (50 h)
- Psychotherapeutische Literatur (40 h)
- Schwerpunktbildung (50 h)

Praktischer Teil (mind. 1600 h)
- Lehrtherapie, Lehranalyse, Einzel- oder Gruppenselbsterfahrung (mind. 200 h)
- Praktikum (mind. 550 h), davon mind. 150 h in einer facheinschlägigen Einrichtung des Gesundheitswesens
- Praktikumssupervision (mind. 30 h)
- Psychotherapeutische Tätigkeit (mind. 600 h)
- Supervision (mind. 120 h)
- Schwerpunktbildung (100 h)

Um die psychotherapeutische Praxis von mind. 600 h durchführen zu können, muss zuvor der Status „Psychotherapeut:in in Ausbildung unter Supervision" erlangt werden.

1.1.3 Zur Psychotherapieausbildung im universitären Kontext

- Zum Zeitpunkt der Drucklegung des vorliegenden Buches, also noch weitgehend unabhängig vom neuen Psychotherapiegesetz 2024 (PthG 2024), sind von den anerkannten Ausbildungsgängen für das Propädeutikum neun in Form von Universitätslehrgängen bzw. Studiengängen an Privatuniversitäten organisiert. Zwei weitere Lehrgänge werden von privaten Trägern in Kooperation mit universitären Einrichtungen durchgeführt, zehn ohne akademische Anbindung (vgl. Tab. A.2 im Anhang).
- Von den 43 anerkannten Fachspezifika waren fünf Universitäten selbst die Trägerorganisation und weitere 28 kooperieren mit Universitäten (Stand Juli 2023; siehe dazu auch Kap. 2 und die Ausbildungsinformationen in Kap. 4–7). Fachspezifische Ausbildungseinrichtungen noch ohne akademische Anbindung sind mit wenigen Ausnahmen bemüht, eine solche zu erlangen.
- Seit 1. Oktober 2023 ist aufgrund einer Novelle des Universitäts- und Hochschulgesetzes 2021 (UG 2021) der Zugang zu derartigen Universitätslehrgängen mit Bachelor- und/oder Masterabschluss einer Änderung unterworfen. Folgende Auswirkungen auf eine psychotherapeutische Ausbildung, die im Rahmen eines Universitätslehrganges (inkl. Upgrade nach Abschluss einer Psychotherapieausbildung) implementiert ist, sind zu beachten:

    – Für die Zulassung zu einem *außerordentlichen Bachelorstudium* ist dann die *allgemeine Universitätsreife und eine mehrjährige einschlägige Berufserfahrung* Voraussetzung (§ 70 Abs. 1 Z 1).
    Die mehrjährige einschlägige Berufserfahrung könnte in etwa den bisherigen Quellenberufen bzw. einer einschlägigen psychosozialen beruflichen Tätigkeit entsprechen.
    – „Voraussetzung für die Zulassung zu einem *außerordentlichen Masterstudium* ist der Abschluss eines fachlich in Frage kommenden Bachelorstudiums mit mindestens 180 ECTS-Anrechnungspunkten, eines anderen fachlich in Frage kommenden Studiums mindestens desselben hochschulischen Bildungsniveaus an einer anerkannten inländischen oder ausländischen postsekundären Bildungseinrichtung oder ein im Curriculum des Universitätslehrganges definiertes Studium und eine mehrjährige einschlägige Berufserfahrung. Zum Ausgleich wesentlicher fachlicher Unterschiede können Ergänzungsprüfungen vorgeschrieben werden. Das Rektorat kann festlegen, welche dieser Ergänzungsprüfun-

gen Voraussetzung für die Ablegung von im Curriculum des Universitätslehrganges vorgesehenen Prüfungen sind." (§ 70 Abs. 1 Z 3).

Daraus ist abzuleiten, dass es einer definierten Qualifizierung für den Beginn eines Universitätslehrganges bedarf, der mit einem Masterabschluss endet. Diese besteht vor allem im Nachweis eines Bachelorabschlusses bzw. eines Äquivalents dafür sowie in der einschlägigen Berufserfahrung. Es ist aber im Einzelfall zu klären, wie die konkreten Zugangsbedingungen aussehen.

Ein Ziel der Novelle des Universitäts- und Hochschulgesetzes 2021 ist die Gleichstellung mit dem konsekutiven Studienmodell, also der Abfolge von Bachelor-, Master- und Doktorratsstudium auch im Weiterbildungsbereich. Daher ist auch bei Universitätslehrgängen **seit 1. Oktober 2023** mind. ein **Bachelor-Niveau Voraussetzung für einen Masterabschluss.** Unberührt davon bleiben Abschlüsse mit dem Titel „Akademische:r Psychotherapeut:in".

> Daraus folgt:
>
> * Studierende, die einen Universitätslehrgang bereits **vor dem 1. Oktober 2023** begonnen haben (auch wenn er zeitweise unterbrochen war), sind von den Änderungen, die sich aus der Novelle ergeben, nicht betroffen. Für sie gibt es eine Übergangsfrist zur Beendigung ihres Studiums bis zur dreifachen Studiendauer, konkret bis 2029.
> * Für Studierende, die nach dem 30. September 2023 in einen Universitätslehrgang eingetreten sind, gelten die neuen Regelungen der UG-Novelle (UG 2021).

1.2 Eckdaten des neuen Psychotherapiegesetzes 2024

Die Psychotherapieausbildung in Österreich steht durch das schon seit geraumer Zeit geplante neue Psychotherapiegesetz vor einem Umbruch. Während die Anerkennung der Verfahren, die in diesem Buch beschrieben werden, dadurch unberührt bleiben soll, werden sich der Rahmen und die Anforderungen der Ausbildung nachhaltig verändern.

Zum Zeitpunkt der Drucklegung des vorliegenden Buches (Jänner 2024) befand sich das geplante neue Psychotherapiegesetz (PthG 2024) nach einem langen Vorbereitungs- bzw. Diskussionsstadium in der offiziellen Begutachtungsphase. **Daher besteht die Möglichkeit, dass der endgültige**

Gesetzestext noch abgeändert wird, weswegen alle hier ausgewiesenen Angaben noch unter einem Vorbehalt stehen!

Demnach wird die Psychotherapieausbildung umgestellt, und zwar dahingehend, dass der praxisorientierte 3. Ausbildungsabschnitt auf einem universitären Studium aufbaut, und zwar auf einem Bachelorstudium und einem Masterstudium der Psychotherapie.

Es ist davon auszugehen, dass es entlang der nachfolgend skizzierten Eckdaten zu einer Inkraftsetzung des Gesetzes mit 1.1.2025 kommen wird, wobei die ausbildungsbezogenen Passagen erst mit 1.10.2026 in Kraft gesetzt werden. Zudem sieht das Gesetz vor, dass nach der Inkraftsetzung ein Eintritt in die Ausbildung noch für eine gewisse Zeit nach dem alten Psychotherapiegesetz möglich sein wird. Für jene, die sich in Ausbildung befinden, also bereits in einer propädeutischen oder fachspezifischen Ausbildungseinrichtung aufgenommen sind, werden für den jeweiligen Abschluss Fristen eingeräumt, sodass eine bereits begonnene Ausbildung ohne zeitlichen Druck fristgerecht nach den derzeit geltenden Bestimmungen abgeschlossen werden kann (siehe auch Kap. 2).

All jene, die sich mit dem Gedanken tragen, eine Psychotherapieausbildung in Österreich zu machen, können dies weiterhin nach den Vorgaben des alten Psychotherapiegesetzes tun, solange das neue Psychotherapiegesetz noch nicht in Kraft getreten ist.

Mit dem Inkrafttreten des neuen Gesetzes wird es Übergangsfristen geben. Ausgehend von dem Fall, dass die ausbildungsbezogenen Passagen des Gesetzes mit 1. Oktober 2026 in Kraft treten, kann von folgenden Fristen ausgegangen werden:

- *Abschluss des Propädeutikums:* bis längstens 30. September 2030
- *Eintritt in das Fachspezifikum:* bis längstens 1. Oktober 2030
- *Abschluss des Fachspezifikums:* bis längstens 30. September 2038

Zu beachten ist, dass bereits mit dem Inkrafttreten des Gesetzes (1.1.2025) die Möglichkeit des PthG 1990, über einen Zulassungsbescheid ohne Matura in das Propädeutikum einzusteigen, entfällt.

Nach Ablauf der Fristen ist für die Absolvierung der Ausbildung mit der folgenden neuen Ausbildungsstruktur zu rechnen, die sich grundsätzlich von der bisherigen unterscheiden und mit einem erhöhten Aufwand verbunden sein wird.

Die größte Veränderung, die sich in Bezug auf die Psychotherapieausbildung abzeichnet, wird in der *Akademisierung* der Ausbildung in Form der

Absolvierung eines Bachelorstudiums und eines Masterstudiums der Psychotherapie an einer inländischen anerkannten „postsekundären Bildungseinrichtung" liegen, wozu in Österreich öffentliche Universitäten, Privatuniversitäten, Fachhochschulen, Pädagogische und Theologische Hochschulen und auch psychotherapeutische Ausbildungseinrichtungen zählen.

Im Raum steht eine Mischung aus einem universitären Abschnitt (bestehend aus Bachelor und Master) und einem außeruniversitären postgraduellen Abschnitt:

- Dies bedeutet, dass in Hinkunft der erste und zweite Abschnitt der Psychotherapieausbildung zunächst in Form eines Studiums, also entweder eines *ordentlichen Studiums* an einer öffentlichen Universität oder einer Privatuniversität oder eines *außerordentlichen Studiums* in Form eines Universitätslehrganges, zu absolvieren ist. Aus diesem Grund ist für das neue Gesetz eine Übergangzeit vom Inkrafttreten des Gesetzes (1.1.2025) bis zum Beginn der Masterstudiengänge (1.10.2026) vorgesehen, da an den öffentlichen Universitäten erst die Voraussetzungen dafür zu schaffen sind. Danach ist in einem dritten Ausbildungsabschnitt der überwiegend praktische Teil der Ausbildung vorgesehen.
- Wie zuvor erwähnt, können universitäre Einrichtungen eigenständig oder in Kooperation mit psychotherapeutischen Fachgesellschaften (vormals Fachspezifika) den akademischen Teil der Ausbildung in Form eines *außerordentlichen Studiums*, und zwar in Form von Universitätslehrgängen, anbieten, was teilweise schon eine funktionierende Option war bzw. ist (siehe Kap. 1.1.3). Neu ist hier aber die zwingende akademische Graduierung (und zwar als Bachelor und Master) vor der eigentlichen Fachausbildung im dritten Ausbildungsabschnitt.

Die Expert:innengruppe Psychotherapiegesetz neu hat zum Modell eines ordentlichen Studiums für Psychotherapie in einem Positionspapier Kriterien in quantitativer und qualitativer Hinsicht formuliert sowie notwendige Ressourcen und Strukturen dafür aufgezeigt (Korunka, Datler, Löffler-Stastka, Hochgerner & Pawlowsky, 2023). Dazu zählen u.a.

- Neugründung von Instituten für Psychotherapie an öffentlichen Universitäten österreichweit (Wien, Graz, Innsbruck, Klagenfurt, Salzburg) – abgelehnt wird eine Eingliederung in bestehende Institute wie z. B. für Klinische Psychologie oder im Rahmen der Medizin
- Professuren für die vier Methodencluster (siehe Kap. 3), auch zur Absicherung des in Österreich bislang vertretenen Methodenpluralismus
- Vertraglich festgelegte Kooperation mit den Fachgesellschaften (zuvor Fachspezifika)

- Curricula, Studienprogramme und Lehre nur durch qualifizierte Psychotherapeut:innen
- enge Verschränkung von Theorie und Praxis
- eine ausreichend große Zahl an Studienplätzen (nach Maßgabe der zu gewährleistenden psychotherapeutischen Versorgung)
- eine maximale Gruppengröße in Lehrveranstaltungen (max. 25 im Bachelorabschnitt, max. 20 im Masterabschnitt)

Auch der Psychotherapiebeirat im zuständigen Bundesministerium und der Österr. Bundesverband für Psychotherapie (ÖBVP) haben Stellungnahmen verfasst, die die skizzierte Argumentationslinie grundlegend teilen (siehe auch ÖBVP/VÖPP/STLP/Expert:innengruppe Psychotherapiegesetz neu, 2023).

Somit ist der Erwerb der Ausübungsberechtigung fortan an eine universitäre Ausbildung (Bachelor mit 180 ECTS und Master mit 120 ECTS) und an eine „postgraduelle psychotherapeutische Fachausbildung" bei einer anerkannten Fachgesellschaft gebunden.

Struktur der Psychotherapieausbildung

- 3 Ausbildungsabschnitte und Abschlussprüfung (s. Abb. 1.2) (vgl. dazu auch Datler, Hochgerner, Kierein, Korunka, Pawlowsky &

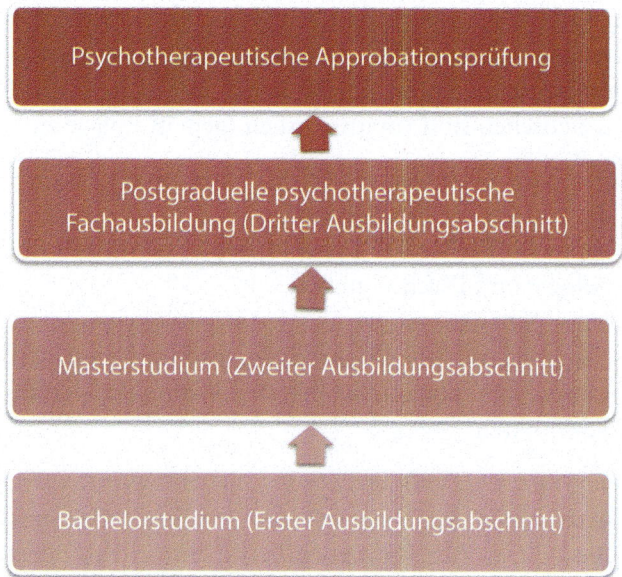

Abb. 1.2 Abfolge zur Graduierung als Psychotherapeut:in nach dem neuen Psychotherapiegesetz 2024

Plimon-Rohm, 2023 bzw. übergeordnet Datler, Drossos, Gornik & Korunka, 2023):

- **Bachelorstudium** mit einer Dauer von 6 Semestern und 180 ECTS
- **Masterstudium der Psychotherapie** mit mind. 120 ECTS
- darauf aufbauend als dritter Ausbildungsabschnitt eine **postgraduelle psychotherapeutische Fachausbildung** mit einem hohen Anteil an methodenspezifischer Theorie, Selbsterfahrung, Praxis und Lehrsuper-vision und
- abschließend eine **kommissionelle Approbationsprüfung**

Bachelorstudium

- *Voraussetzungen:* Zugang nur über allgemeine oder besondere Universi-tätsreife (Matura oder äquivalente Ausbildung), ggf. über Studienberech-tigungsprüfung → alle Personen, die diese Voraussetzung erfüllen, kön-nen in diese erste Stufe der Psychotherapieausbildung eintreten. Damit entfallen die bislang definierten Quellenberufe bzw. die Ausnahmegeneh-migung per Zulassungsbescheid.

  Grundsätzlich kann der Bachelorabschnitt unmittelbar nach der Matura begonnen werden, zumal *keine Altersgrenze* vorgesehen ist.

- *Inhaltliche Rahmenvorgabe*

  Es handelt sich gemäß § 11 PthG 2024 um eine breite psychotherapeuti-sche Basisausbildung. Gefordert sind fachlich-methodische und ethische Kenntnisse sowie wissenschaftliche und sozialkommunikative bzw. selbst-reflexive Grundkompetenzen.

  Jedenfalls vorzusehen sind voraussichtlich (gemäß Anlage zu § 11):

  - Kernfächer und Grundlagen der Psychotherapie inklusive Einführung in die vier Cluster der Psychotherapie
  - interdisziplinäre Fächer der Psychotherapie, darunter mind. 40% Psy-chopathologie und Psychosomatik
  - Forschungsmethoden und wissenschaftliche Arbeiten
  - praktische psychosoziale Erfahrungen, psychotherapeutische Supervi-sion und psychotherapeutische Selbsterfahrung im Umfang von mind. 25 ECTS-Punkten

- *Gleichstellung mit dem Bachelorstudium:* u. a. Gesundheitspsycholog:innen und Absolvent:innen des Studiums der Sozialen Arbeit mit mind. 300 ECTS müssen diesen Abschnitt voraussichtlich nicht absolvieren.

Zum Zeitpunkt der Drucklegung zeichnete sich überhaupt eine Tendenz ab, eine Reihe von Bachelorabschlüssen als Voraussetzung für den Zugang zum Masterstudium der Psychotherapie anzuerkennen.

Masterstudium der Psychotherapie

- *Voraussetzungen:* Für den Zugang zum Masterstudium der Psychotherapie, sei es ein ordentliches Studium der Psychotherapiewissenschaft oder seien es Universitätslehrgänge für Psychotherapie, ist der Nachweis der erfolgreichen Absolvierung eines Bachelorstudiums (aus einer Reihe von unterschiedlichen Studienfächern) und im Falle von Universitätslehrgängen ev. die einschlägige Berufserfahrung als Qualifizierung für die Aufnahme in das Masterstudium der Psychotherapie erforderlich.
- *Inhaltliche Rahmenvorgaben*
  Ziel ist einerseits die Qualifizierung zur Handlungskompetenz im Rahmen der psychotherapeutischen Tätigkeit unter Lehrsupervision und andererseits zum eigenständigen psychotherapeutisch-wissenschaftlichen Arbeiten.
  Gefordert sind hier gemäß § 12 fachlich-methodische, ethische, berufsrechtliche, wissenschaftliche Kenntnisse und Kompetenzen, sozialkommunikative und selbstreflexive Kompetenzen inkl. Selbstkompetenzen sowie die psychotherapeutische Handlungskompetenz.
  Vorzusehen sind (gemäß Anlage zu § 12):

  - Fächer mit Bezug zur psychotherapeutischen Tätigkeit und Wissenschaft
  - Methoden der Psychotherapieforschung
  - Theorie und Methodik der psychotherapeutischen Behandlungspraxis und ihrer Fundierung
  - Integration von psychotherapeutisch praktischen Teilen (Selbsterfahrung, Praktikum und Praktikumssupervision) im Umfang von 40 bis 60 ECTS-Punkten
- *Gleichstellung mit dem Bachelorstudium und dem Masterstudium der Psychotherapie*
  Für Fachärzt:innen für Psychiatrie und Psychotherapeutische Medizin sowie für Kinder- und Jugendpsychiatrie und Psychotherapeutische Medizin sowie Ärzt:innen mit Psy-Diplom I bis III, Klinische Psycholog:innen und Musiktherapeut:innen ist folgende Ausnahme vorgesehen: Sie müssen vermutlich weder ein Bachelorstudium noch ein Masterstudium der Psychotherapie absolvieren, sondern können direkt in den postgraduellen Abschnitt einsteigen.

Der Masterabschluss berechtigt jedenfalls noch nicht dazu in die Liste der „Psychotherapeut:innen in Fachausbildung unter Lehrsupervision" aufgenommen zu werden (s. dazu 3. Ausbildungsabschnitt).

Postgraduelle psychotherapeutische Fachausbildung (3. Ausbildungsabschnitt)

- Die dritte Stufe der Ausbildung nach dem Bachelorstudium und dem Masterstudium der Psychotherapie besteht in der Fachausbildung in einer anerkannten Psychotherapiemethode, die einem Cluster zugeordnet ist, was – so der Plan – den Kreis des Lehrpersonals für bestimmte Ausbildungselemente bei den psychodynamischen und humanistischen Ansätzen vergrößern würde.
- *Voraussetzungen*
  - Physische und psychische Eignung über ärztliches Zeugnis
  - Erste-Hilfe-Kurs (mind. 16 h)
  - Erfolgreicher Abschluss des zweiten Ausbildungsabschnitts, also des Masterstudiums
  - Aufnahme in eine Fachgesellschaft als Kandidat:in über ein Aufnahme- oder Zulassungsverfahren. Diese könnte bereits während des Masterstudiums betrieben werden.
- *Inhaltliche Vorgaben*
  - Theoretischer Teil mit einem methodischen Schwerpunkt (mind. 400 h Workload)
  - Psychotherapeutische Tätigkeit im Umfang von mind. 1000 h in psychotherapeutischen Versorgungseinrichtungen, psychotherapeutischen Lehrpraxen sowie in freier Praxis, wobei mind. die Hälfte (500 Einheiten à 45') in einer psychotherapeutischen Versorgungseinrichtung in Form von psychotherapeutischer Krankenbehandlung stattzufinden hat. Dazu zählen psychotherapeutische Ambulanzen, Krankenanstalten, Primärversorgungseinheiten sowie sonstige Einrichtungen des Gesundheits- und Sozialwesens mit klinikartigem Setting
  - Begleitende Lehrsupervision im Ausmaß von mind. 150 Einheiten (mind. 45 min pro Einheit) im Verhältnis 1:5 hinsichtlich Supervisions- und Behandlungseinheiten
  - Psychotherapeutische Selbsterfahrung im Umfang von mind. 200 Einheiten
  - individuelle Schwerpunktsetzung (mind. 100 Einheiten)
  - Vorbereitung zur Approbationsprüfung und deren Absolvierung (mind. 150 h)

- Neben der Vermittlung von kognitivem Wissen und theoretischen Kenntnissen sollen in der postgradualen Phase dann in elaborierter, vertiefter und geschärfter Form – über eine Integration von Theorie, Selbsterfahrung, eigener psychotherapeutischer Praxis mit begleitender Supervision – Haltungen, praktische Fähigkeiten und Fertigkeiten verinnerlicht werden, die für die Ausübung der eigenständigen psychotherapeutischen Tätigkeit erforderlich sind. Dazu zählt insbesondere eine förderliche Beziehungsgestaltung, die von Empathiefähigkeit, Respekt für die Klient:innen und Authentizität geprägt ist (vgl. dazu auch Korunka, Datler, Löffler-Stastka, Hochgerner & Pawlowsky, 2023).
- Der Eintrag in die Berufsliste als „Psychotherapeut:in in Fachausbildung unter Lehrsupervision" ist erst in diesem Stadium vorgesehen. Er berechtigt zur Ausübung einer psychotherapeutischen Tätigkeit unter Anleitung und Aufsicht sowie unter Lehrsupervision. Dies ist an einen Mindestumfang (5000 Std. Workload) an methodenspezifischer Theorie, Selbsterfahrung und Supervision geknüpft.
- Inwieweit die Mitarbeit in Versorgungseinrichtungen oder auch Lehrpraxen finanziell honoriert wird, ist jeweils zu klären. Die Honorierung der Arbeit in freier Praxis ist natürlich von den angehenden Psychotherapeut:innen selbst zu regeln.

Abschluss der Ausbildung: Psychotherapeutische Approbationsprüfung
Die Ausbildung endet analog zu anderen Berufsausbildungen (z. B. für Fachärzt:innen) mit einer staatlichen Approbationsprüfung in Form einer schriftlichen Abschlussarbeit und einer mündlichen kommissionellen Prüfung (mit drei Prüfer:innen), und zwar bei jener Ausbildungseinrichtung, bei der die postgraduelle Ausbildung erfolgt ist. Darüber wird ein Abschlusszertifikat ausgestellt, das letztlich die Berechtigung zur Ausübung der Psychotherapie und die Führung der Berufsbezeichnung nach Eintragung in die Liste der Psychotherapeut:innen bescheinigt.

Umfang und Dauer der Ausbildung
- Im Vergleich zum bestehenden PthG kommt es zu einer Erhöhung des Ausbildungsumfanges. Zusätzlich zu bisher im Rahmen des Propädeutikums vorgesehenen Fächern kommen im Masterabschnitt naturgemäß u.a. Seminare zur Forschung, zum wissenschaftlichen Arbeiten sowie die Masterarbeit hinzu (s. inhaltliche Vorgaben weiter oben). Der dritte Ausbildungsabschnitt entspricht über weite Strecken dem bisherigen Fachspezifikum, wobei die Stundenzahl im Bereich der praktischen Tätigkeit von

mind. 600 auf mind. 1000 h, davon 500 in einer psychotherapeutischen Versorgungseinrichtung, angehoben ist – dies auch mit Blick auf Wünsche der Sozialversicherungen in Bezug auf einen Gesamtvertrag für psychotherapeutische Leistungen. Zusätzlich ist noch der Aufwand für die Approbationsprüfung zu berücksichtigen.

- Im ersten und zweiten Ausbildungsabschnitt (Bachelorstudium und Masterstudium der Psychotherapie) gibt es universitätsrechtlich einen definierten Studienumfang mit Toleranzsemester, mit der Möglichkeit den zeitlichen Rahmen auszudehnen. Denn das Universitätsgesetz sieht explizit vor, dass ein Masterstudium auch länger als zwei Jahre dauern kann.
- Zugleich müssen die Universitäten Bedingungen schaffen, die gewährleisten, dass das Bachelorstudium und das Masterstudium der Psychotherapie in der Mindeststudienzeit, also binnen 10 Semester, absolviert werden kann.
- Die Dauer der dritten Phase der Ausbildung wird deswegen der bisherigen Größenordnung der fachspezifischen Ausbildung nahekommen, zumal hier Ausbildungselemente wie Lehrtherapie/Selbsterfahrung, Praxis (inkl. Praktikum) mit begleitender Lehrsupervision sowie die Approbationsprüfung zu berechnen sind, die eine kaum abzukürzende Zeit in Anspruch nehmen. Eine Verkürzung der Dauer ist dann denkbar, wenn methodenspezifische Inhalte, die bereits in der Studienphase vermittelt wurden, anrechenbar sind.
- Insgesamt wird sich die **Dauer der gesamten Ausbildung** aufgrund der zwingenden Akademisierung gegenüber der bisherigen Ausbildungsdauer von mind. 6–7 Jahren um ca. zwei Jahre auf mind. 8–9 Jahre erhöhen, wenn keine Anrechnungsmöglichkeiten vorliegen. Zur Studiendauer von 5 Jahren kommt nämlich noch der anschließende postgraduelle Abschnitt mit einer Dauer von mind. 3 Jahren hinzu. Zu beachten ist, dass in dieser Phase die Durchführung von 1000 Praxisstunden, davon 500 in einer Institution, ihre Zeit braucht. Auch sind Wartezeiten auf einen Praktikums- bzw. Lehrpraxisplatz sowie die Vorbereitung auf die Approbationsprüfung einzukalkulieren (vgl. Kap. 2). Für jene Personen allerdings, die im Zuge eines anderen Studiums bereits einen Bachelorabschluss erworben haben oder deren Studium gar einem Masterstudium der Psychotherapie gleichgestellt ist (s. weiter oben), könnte sich die Ausbildungsdauer im engeren Sinn wesentlich verkürzen.

Zu den Kosten der Ausbildung

- Die Kosten für ein ordentliches Masterstudium an einer öffentlichen Universität sind abgesehen von der dzt. nicht sehr hohen Studiengebühr nicht von den Studierenden zu tragen. Das gilt jedoch nicht für Universitätslehrgänge und Privatuniversitäten. Aber auch bei der Absolvierung eines ordentlichen Studiums ist zu bedenken, dass die Kosten für den 3. Ausbildungsabschnitt, der u. a. auch kostenintensive Elemente wie die Lehrtherapie bzw. Selbsterfahrung und die Lehrsupervision bzw. Supervision des praktischen Teils umfasst (siehe auch Kap. 2), weiterhin von den Studierenden zu tragen sind und in etwa das Ausmaß haben werden, das aktuell für eine fachspezifische Ausbildung zu berechnen ist (ca. € 20.000.- bis € 60.000.- je nach Methode und Fachgesellschaft). Hervorzuheben ist aber, dass die Kosten für das Propädeutikum (im Schnitt ca. € 8.000.-) wegfallen werden und dass ebenso die bisherigen Kosten für ein Master-Upgrade (im Schnitt auch ca. € 8.000.-) entfallen, wenn jemand einen Studienplatz an einer staatlichen Universität erhält.

- Die Kontingentierung an Studienplätzen für ein Masterstudium an öffentlichen Universitäten (siehe weiter unten) wird wohl bedingen, dass die Nachfrage nach Studienplätzen das Angebot deutlich übersteigen wird. Daher wird es weiterhin die Möglichkeit geben (müssen), kostenpflichtige außerordentliche Studiengänge anzubieten. Ansonsten würde es nur die Möglichkeiten geben, auf Privatuniversitäten auszuweichen. Diese aber heben – wie schon bislang – deutlich höhere Gebühren ein als Universitätslehrgänge. Damit würde das soziale Argument für die Einführung eines Regelstudiums, also die Höhe der Ausbildungskosten zu minimieren bzw. zu senken, ad absurdum geführt werden.

Zahl der Ausbildungsplätze und Versorgungsrelevanz
- Zu bedenken ist jedenfalls, dass die Plätze für ein Regelstudium an einer öffentlichen Universität kontingentiert sein werden. Über das Universitätsgesetz wird geregelt, dass im Masterstudium der Psychotherapie bis zu 500 Ausbildungsplätze pro Jahr an öffentlichen Universitäten bereitzustellen sind.
- Auch wenn Klinische Psycholog:innen, Musiktherapeut:innen, Fachärzt:innen für Psychiatrie und Psychotherapeutische Medizin bzw. für Kinder- und Jugendpsychiatrie und Psychotherapeutische Medizin sowie Ärzt:innen mit Psy-Diplom I bis III kein Masterstudium der Psychotherapie benötigen, um in die Fachausbildung des 3. Ausbildungsabschnitts einsteigen zu können, bleibt ungewiss, ob der Bedarf an ausgebildeten Psychotherapeut:innen in Zukunft gedeckt werden kann.
- Ein Überschlag legt nämlich nahe, dass nicht alle, die das Studium aufnehmen, es auch erfolgreich beenden werden. Dazu kommt, dass nicht alle, die das Studium erfolgreich absolvieren, geeignet sind, in die Fachausbildung im engeren Sinn zu gelangen bzw. diese erfolgreich

abzuschließen. Und auch im Falle der erfolgreichen Absolvierung der gesamten Ausbildung ist die Berufsausübung keine Selbstverständlichkeit – schon gar nicht in vollem Umfang.

- Dazu kommt, dass es in Deutschland für das Studium der Psychotherapie einen Numerus clausus gibt. Anzunehmen ist daher, dass sich wie schon für Medizin und Psychologie viele Bewerber:innen aus Deutschland für die Aufnahme in ein Masterstudium der Psychotherapie anmelden werden, um einen Studienplatz in Österreich zu ergattern. Es ist weiters davon auszugehen, dass längst nicht alle, die dann das Studium hier absolvieren, auch den 3. Ausbildungsabschnitt in Österreich beginnen bzw. abschließen und ggf. danach überhaupt hier einen dauerhaften Beitrag zur psychotherapeutischen Versorgung leisten werden.

- Ein zu befürchtender Engpass bei den Aufnahmekapazitäten und beim Output an graduierten Psychotherapeut:innen könnte sich daher unvorteilhaft auf die personellen Ressourcen auswirken, die für eine ausreichende psychotherapeutische Versorgung vonnöten sind.

- Es scheint daher geboten, dass die Ausbildungskapazitäten durch zusätzliche, allerdings kostenpflichtige Angebote wie die ohnehin schon etablierten Universitätslehrgänge sichergestellt werden. Zudem können Privatuniversitäten - ebenfalls kostenpflichtig – dazu beitragen, die zu erwartende Nachfrage nach Studienplätzen abzudecken.

Zur Dynamik der Ausarbeitung des Gesetzes

- Eine grundsätzliche Befürwortung der Akademisierung der Psychotherapieausbildung ist von fast allen beteiligten Stellen und Institutionen zu beobachten. Allerdings haben sich im Prozess der Gesetzeswerdung eine Reihe von, z. T. divergenten, Interessenslagen und Zuständigkeiten offenbart:
  - In erster Linie jene der Regierungsparteien, ÖVP und Grüne, die im Zuge der Akademisierungsdebatte mit dem Angebot eines staatlich finanzierten Studiums und der damit einhergehenden Kostenverminderung der Ausbildung einen politischen Erfolg erzielen wollten.
  - Für die Ausarbeitung der Materie und Finanzierung der Umsetzung wiederum sind die Ressorts für Gesundheit, für Bildung und für Finanzen maßgeblich.
  - Für die Sozialversicherungsträger ist insbesondere die klinische Ausrichtung und die Sicherstellung der psychotherapeutischen Versorgung von oberster Priorität, freilich auch mit einem Blick auf deren Finanzierung.

– Für die psychotherapeutischen Berufsverbände (Österr. Bundes-verband für Psychotherapie [ÖBVP] bzw. Steirischer Landesver-band für Psychotherapie [STLP] und Vereinigung Österreichischer Psychotherapeutinnen und Psychotherapeuten [VÖPP]) bedeutet die Akademisierung zwar eine Aufwertung des Berufsstandes, doch haben sie auch die Fachgesellschaften zu vertreten, die die Ausbildung seit Jahrzehnten auf ein anerkanntes Qualitätslevel gehoben haben.

– Eben diese Fachgesellschaften haben sich aber durch die Idee eines ex-klusiv eingerichteten ordentlichen Studiums, bei dem die jeweilige Ko-operation mit ihnen nicht vorgesehen bzw. nicht gewährleistet gewesen wäre, in ihrer Existenz bzw. in ihren bisherigen Aktivitäten bedroht ge-fühlt.

– Verschärft wird dies noch durch Forderungen der Ärztekammer bzw. der Berufsgruppe der Psychiater:innen und durch Ansprüche von ein-zelnen Vertreter:innen der Psychologie, die die Psychotherapie als Teil ihres Faches betrachten und daher eine Eingliederung der gesamten Psychotherapieausbildung in die akademische Psychologie befürwor-ten. Dazu passt, dass zumindest im sozialversicherungsrechtlichen Sinne die Gleichstellung klinisch-psychologischer Behandlungen mit psychotherapeutischen vorgenommen wurde.

Das neue Gesetz musste demnach eine Basis dafür schaffen, die Gemenge-lage an unterschiedlichen Motiven und Interessen auszugleichen sowie ein Modell dafür bieten, dass einerseits die Wissenschaftlichkeit der Disziplin gewahrt bleibt bzw. gestärkt wird und andererseits die Erfüllung von spezi-fischen Anforderungen an eine psychotherapeutische Ausbildung gewährleis-tet ist. Dazu ist eine Reihe von Aspekten maßgeblich:

• Kooperation von Universitäten und Fachgesellschaften: Die Mischkonst-ruktion von einem ordentlichen oder außerordentlichen Studium an Uni-versitäten und der Beteiligung von außeruniversitären Fachgesellschaften setzt voraus, dass die Kooperation von universitären Einrichtungen und Fachgesellschaften gut geregelt wird. Hier stellt das Spannungsfeld von der Autonomie der Universitäten einerseits und einer Zusammenarbeit der beiden Partner auf Augenhöhe andererseits eine große Herausforde-rung dar.

• Ein umstrittener Punkt ist, wie die Universitäten das einschlägig quali-fizierte Personal generieren können, das schon in den ersten beiden Ab-schnitten der Ausbildung dazu beitragen soll, dass das entsprechende Fundament für den weiteren Ausbildungsweg im 3. Ausbildungsabschnitt gelegt wird. Bereits in diesem Stadium scheint – unter Bedachtnahme der Autonomie der Universitäten – eine Einbeziehung einschlägig qualifizierter Lehrpersonen aus den bisherigen Propädeutika und Fachspezifika unerlässlich zu sein.

- Um hier einen Referenzwert anzuführen, sei erwähnt, dass (mit Stichtag 1.6.2021) 1054 Lehrtherapeut:innen im Rahmen der fachspezifischen Ausbildung tätig waren, davon 723 mit voller und 489 mit partieller Lehrbefugnis (Sagerschnig & Pichler, 2022).
- Zu befürchten ist, dass der vorbildhafte zahlenmäßige Schlüssel von Lehrenden und Studierenden, wie er derzeit in den psychotherapeutischen Ausbildungsgängen besteht und vermutlich auch in der postgradualen Phase bestehen wird, in einem ordentlichen Studium nicht gehalten werden kann, worunter wohl zwangsläufig das Niveau der Ausbildung leiden würde. Ausgehend von ca. 8-10 Departments für Psychotherapie ergibt sich bei bis zu 500 Studierenden pro Jahrgang in etwa eine durchschnittliche Gruppengröße von 50-60. In den insg. 43 Fachgesellschaften sind Gruppen selten größer als 16 (eher 14 oder 12). Fachgesellschaften, die viel Zulauf haben, eröffnen dementsprechend weitere Kurse. Somit könnte die Zahl der Teilnehmer:innen an einzelnen Lehrveranstaltungen im Masterstudium im Schnitt dreimal so hoch sein wie in jenen der Fachgesellschaften.

Weitere Änderungen, die im neuen Psychotherapiegesetz geplant sind

Über die massiven Veränderungen im Ausbildungsbereich hinaus gibt es eine Reihe von zusätzlichen Punkten, die im Rahmen des geplanten neuen Psychotherapiegesetzes geregelt werden sollen, u.a.

- Aktualisierung bzw. Ausweitung des Berufsbildes (z. B. gutachterliche Kompetenz) sowie von Berufspflichten, die zugleich Patient:innenrechte stärken (Hilfeleistung, Bereitstellung von Diensten)
- offizielle Liste von unter Supervision tätigen Ausbildungskandidat:innen (Liste der „Psychotherapeut:innen in Fachausbildung unter Lehrsupervision")
- Fort- und Weiterbildungen
- Gremium für Berufsangelegenheiten und Beschwerdemanagement
- Online-Therapie

Literatur

Bundesgesetz (2021), mit dem das Universitätsgesetz 2002, das Fachhochschulgesetz, das Privathochschulgesetz, das Hochschul-Qualitätssicherungsgesetz, das Hochschulgesetz 2005, das Bundesgesetz über die „Diplomatische Akademie Wien" und das COVID-19-Hochschulgesetz geändert werden. www.parlament.gv.at/dokument/XXVII/I/945/fname_983106.pdf

Datler, W., Hochgerner, M., Kierein, M., Korunka, C., Pawlowsky, G. & Plimon-Rohm, S. (2023). Zur Konzeption einer dreiphasigen Psychotherapieausbildung in Österreich. In W. Datler, A. Drossos, E. Gornik & C. Korunka (Hrsg.), *Akademisierung der Psychotherapie. Aktuelle Entwicklungen, historische Annäherungen und internationale Perspektiven* (S. 209-326). Facultas.

Datler, W., Drossos, A., Gornik, E. & Korunka, C. (Hrsg.) (2023). *Akademisierung der Psychotherapie. Aktuelle Entwicklungen, historische Annäherungen und internationale Perspektiven.* Facultas.

Kierein, M., Pritz, A. & Sonneck, G. (1991). *Psychologengesetz – Psychotherapiegesetz. Kurzkommentar.* Orac.

Korunka, C., Datler, W., Löffler-Stastka, H., Hochgerner, M. & Pawlowsky, G. (2023). Positionspapier 1: Unabdingbare Voraussetzungen für die Einrichtung von ordentlichen Studien der Psychotherapie an Österreichs Universitäten. In ÖBVP/VÖPP/STLP/Expert:innengruppe Psychotherapiegesetz neu (Hrsg.), *Dossier: Psychotherapiegesetz und Psychotherapieausbildung neu* (S. 3–5). https://www.psychotherapie.at/sites/default/files/files/berufspolitik/Dossier-Psychotherapiegesetz-NEU-2023.pdf

ÖBVP/VÖPP/STLP/Expert:innengruppe Psychotherapiegesetz neu (Hrsg.) (2021). *Dossier: Psychotherapiegesetz und Psychotherapieausbildung neu.* https://www.psychotherapie.at/sites/default/files/files/berufspolitik/Dossier-Psychotherapiegesetz-NEU-2023.pdf

Sagerschnig, S. & Pichler, M. (2022). *Ausbildungsstatistik 2021. Daten zum Ausbildungsgeschehen in Psychotherapie, Klinischer Psychologie und Gesundheitspsychologie in Österreich.* Gesundheit Österreich, Wien.

2

Empfehlungen und Antworten auf häufig gestellte Fragen

Im Folgenden finden sich einige übergreifende Informationen zur psychotherapeutischen Ausbildung, die z. T. Empfehlungscharakter haben.

Angesichts von 43 anerkannten fachspezifischen Ausbildungseinrichtungen und 21 anerkannten Methoden ist es in diesem Rahmen allerdings nicht möglich, auf fachliche Aspekte und Fragen im Detail einzugehen.

- **Wie sieht es mit der ersten Stufe der Ausbildung, dem Psychotherapeutischen Propädeutikum, aus?**

In Österreich gibt es dzt. 21 Ausbildungseinrichtungen für das sog. Propädeutikum, 20 davon sind ausbildungsaktiv. 13 davon haben einen Standort in Wien, 4 in Niederösterreich, jeweils 3 in Oberösterreich und Kärnten, zwei in der Steiermark sowie jeweils einen in Salzburg, Tirol und Vorarlberg. Während einige Lehrgänge von Haus aus schwerpunktmäßig in Form von Fernstudien angeboten wurden, sind im Zuge der Corona-Pandemie eine Reihe von weiteren Anbietern zu einem Online-Modus oder zu einem Mischsystem aus Präsenz und Online übergegangen, was aber seit dem Ende der Pandemie seltener Anwendung findet.

Die Kosten belaufen sich ohne Anrechnungsabzüge bei der überwiegenden Mehrzahl der Ausbildungsangebote zwischen ca. € 6500.- und € 9000.- (inkl. Selbsterfahrung und Praktikumssupervision, wobei die Höhe hier davon abhängt, ob bei Wahlfreiheit ausschließlich das kostengünstigere Gruppensetting gewählt wird oder auch Stunden im Zweiersetting verlangt

© Der/die Autor(en), exklusiv lizenziert an Springer-Verlag GmbH, DE, ein Teil von Springer Nature 2024
N. Eller und G. Stumm, *Psychotherapieausbildung in Österreich*,
https://doi.org/10.1007/978-3-662-67068-2_2

sind). Es gibt mit ca. € 3.800.- zwei Ausreißer nach unten (Univ. Innsbruck und Univ. Klagenfurt) und jeweils mit Bachelorabschluss zwei Optionen an der Univ. Wien (€ 13.900.-) und der Univ. für Weiterbildung Krems (€ 13.800.-) sowie drei Optionen im Rahmen von Studiengängen an Privatuniversitäten mit Bachelorabschluss (Bertha von Suttner Univ. und Sigmund Freud Univ.) oder Masterabschluss (Webster Univ.), wofür die Kosten deutlich höher angesetzt sind (1x € 17.000.- exkl. SE + PSV, 1x € 24.250.- und 1x € 40.300.-) (vgl. Tab. A.2 im Anhang).

Die durchschnittliche Ausbildungsdauer beläuft sich auf ca. 2 Jahre und hängt auch von Anrechnungsmöglichkeiten ab. Dieser Wert basiert auf den Angaben der Ausbildungseinrichtungen. Die Ausbildungsdauer von etwa 2 Jahren ist aber unserer Erfahrung nach als realistisch zu betrachten, wenngleich z. B. für die Organisation des Praktikums oder administrative Schritte am Ende der Ausbildung Zeit einzukalkulieren ist. Einige wenige Anbieter offerieren übrigens auch Intensiv- bzw. Kompaktkurse, die eine kürzere Ausbildungsdauer ermöglichen.

Per 1.6.2021 waren 4.529 Personen im Propädeutikum in Ausbildung, mit steigender Tendenz seit 2002. Im Berichtsjahr gab es 1.750 Aufnahmen, 978 Ausbildungsabschlüsse und 405 Ausbildungsabbrüche (Sagerschnig & Pichler, 2022). Die Zahlen per 1.6.2022 sind bei den aktuell in Ausbildung befindlichen Personen und den Aufnahmen noch etwas höher.

Daran ist abzulesen, dass der Zulauf zum sog. Propädeutikum unvermindert anhält, wohl auch bedingt durch den Umstand, dass es sich herumgesprochen hat, dass ein neues PthG bevor steht, das einige zusätzliche Hürden mit sich bringen wird.

Auch ist zu vermerken, dass es doch zu relativ vielen Abbrüchen kommt (ca. ein Viertel gemessen an den Aufnahmen) und nur etwas mehr als zwei Drittel der Absolvent:innen dieses ersten Ausbildungsabschnitts dann auch in das Fachspezifikum eintreten.

Ausführliche Beschreibungen der Inhalte des Propädeutikums finden sich in Hochgerner (2021). Das Propädeutikum ist allerdings ein Auslaufmodell. Es wird als Folge des neuen PthG 2024 mit einer Übergangsfrist bis 2030 völlig abgeschafft (s. Kap. 1.2).

- **Wann ist mit einer Änderung des Psychotherapiegesetzes zu rechnen und was wird sich dadurch im Wesentlichen bezüglich der Psychotherapieausbildung ändern?**

Wie bereits ausgeführt, wird in Österreich mit 1.1.2025 ein neues Psychotherapiegesetz in Kraft treten, das speziell auch die Ausbildung nachhaltig verändern wird. Durch personelle Wechsel an der Spitze des zuständigen Bundesministeriums waren die Bestrebungen, das Gesetz im Sinne des in Fachkreisen geführten Diskurses zügig zu reformieren, für geraume Zeit ins Stocken geraten. Nunmehr herrscht Klarheit für Ausbildungsinteressent:innen.

Wir standen mit der vorliegenden Publikation lange vor der Frage, ob wir zuwarten sollten, bis das neue Gesetz offiziell beschlossen ist, wofür ein verbindlicher Zeitpunkt aber nicht abzuschätzen war. Da es zudem absehbar war, dass es mind. bis 2026 dauern wird, bis die ausbildungsbezogenen Passagen des Gesetzes in Kraft treten werden, haben wir uns dafür entschieden, das Buch zum ehestmöglichen Zeitpunkt zu veröffentlichen, um die zusammengetragenen Informationen zugänglich zu machen. Was den zukünftigen rechtlichen Rahmen der Ausbildung anlangt, sind mit der Begutachtung des neuen Gesetzes Pflöcke eingeschlagen, die hier im Buch dargelegt sind. (siehe dazu Kap. 1.2).

Es sei an dieser Stelle noch einmal Folgendes ausdrücklich betont:
- Für alle Personen, die sich zum Zeitpunkt der Inkraftsetzung der Ausbildungsregelung des neuen Psychotherapiegesetzes (frühestens Oktober 2026) schon in einer propädeutischen oder fachspezifischen Ausbildung befinden, ändert sich in Hinblick auf die Ausbildungserfordernisse nichts.
- D. h. auch für Personen, die in die erste Stufe der Ausbildung, das Propädeutikum, eintreten wollen, wird es eine Zeit lang noch die Möglichkeit der Absolvierung nach der alten Regelung geben (vgl. Kap. 1.2).
- Dazu sind die Fristen für den Abschluss der beiden Ausbildungteile, also Propädeutikum und Fachspezifikum, zu beachten! Diese Fristen sind so ausgefallen, dass selbst bei nicht allzu langen Unterbrechungen der Ausbildung die jeweilige Frist (30.9.2030 für das Propädeutikum bzw. 30.9.2038 für das Fachspezifikum) eingehalten werden kann (s. dazu Kap. 1.2).
- Fix auszugehen ist davon, dass die Ausbildung zukünftig eine dreiphasige und akademische sein wird, also einen Bachelor- und einen Masterabschnitt sowie einen dritten postgraduellen Ausbildungsabschnitt (Fachausbildung) mit abschließender Approbationsprüfung beinhalten wird. Während nach der Psychotherapieausbildung gemäß Psychotherapiegesetz 1990 die Option eines Studiums der Psychotherapie als postgradualer Weiterbildung offenstand, ist nach dem neuen Gesetz ein Bachelorstudium und ein Masterstudium der Psychotherapie vor der eigentlichen Fachausbildung in Fachgesellschaften zu absolvieren.

– Wer die Ausbildung in Form eines ordentlichen Studiums absolvieren möchte, muss bedenken, dass der Beginn eines Masterstudiums der Psychotherapie nicht vor Oktober 2026 möglich sein wird. Es ist nämlich eine Übergangsphase vorgesehen, bis diese Option an öffentlichen Universitäten etabliert ist.

– Bis dahin und auch danach können bereits bestehende Akademisierungsschienen wie Universitätslehrgänge in Kooperation mit Ausbildungsvereinen/Fachgesellschaften und eigenständige Angebote von Universitäten und Privatuniversitäten weiterhin – teilweise in adaptierter Form – in Anspruch genommen werden.

- **Welche Psychotherapieausbildungen sind in Österreich besonders beliebt?**

In Österreich sind 43 fachspezifische Ausbildungseinrichtungen anerkannt und ausbildungsaktiv. Sie bilden in 21 anerkannten Methoden aus.

Aufgeschlüsselt nach den vier Grundorientierungen sind es 23 Ausbildungsgänge für die psychodynamische (PD), 13 für die humanistische (HP), 3 für die systemische (ST) und 4 für die verhaltenstherapeutische Grundorientierung (VT).

Für 11 Methoden gibt es jeweils nur ein Ausbildungsangebot, für 4 Methoden jeweils zwei, für 3 Methoden jeweils drei, für 2 jeweils vier und für Psychoanalyse/Psychoanalytische Psychotherapie verstreut über das Bundesgebiet sieben Ausbildungsmöglichkeiten.

Die vier Grundorientierungen sind zahlenmäßig folgendermaßen verteilt ($n = 11.113$) (Stand November 2022) (siehe Tab. 2.1):

Genauere Daten zur Verteilung nach den einzelnen Methoden können dem Anhang entnommen werden. Rein rechnerisch ist noch zu berücksichtigen, dass es auch Personen gibt, die mehr als eine Zusatzbezeichnung aufweisen. Etwas über 10 % aller eingetragenen Psychotherapeut:innen sind

Tab. 2.1 Verteilung der eingetragenen Psychotherapeut:innen in Österreich nach vier Grundorientierungen

Grundorientierung	Verteilung gemäß Psychotherapeut:innenliste
Humanistische Orientierung	$n = 4015 \rightarrow 36{,}1\ \%$
Psychodynamische Orientierung	$n = 2708 \rightarrow 24{,}3\ \%$
Systemische Orientierung	$n = 2481 \rightarrow 22{,}3\ \%$
Verhaltenstherapeutische Orientierung	$n = 1257 \rightarrow 11{,}3\ \%$

übrigens keiner Grundorientierung zuzuordnen, weil sie in einer Übergangsphase in die Psychotherapeut:innenliste eingetragen wurden.

Unabhängig von den Statistiken raten wir der eigenen Vorliebe zu vertrauen. Für viele Klient:innen ist zudem die Psychotherapiemethode von
untergeordneter Bedeutung. Eher spielen Geschlecht, Alter, geografische Er-
reichbarkeit oder Spezialisierung (auf Settings, Zielgruppen oder Störungs-
formen) eine gewichtige Rolle. In der Praxis geht es vielfach auch darum, ob
die „Passung" zwischen Klient:in und Psychotherapeut:in stimmt.

- **Welche Wege stehen offen, um gezielt Informationen zu einzelnen fachspezifischen Ausbildungseinrichtungen bzw. um Einblick in die praktische Anwendung der anerkannten Methoden zu erhalten?**
Zuallererst natürlich die Homepages der Ausbildungsanbieter – siehe je-
doch auch die Ausbildungsinformationen bei der Darstellung der jeweiligen
Methoden in den Kap. 4–7 im vorliegenden Buch; außerdem bieten viele
Ausbildungsorganisationen Informationsveranstaltungen an, sowohl im
Präsenzsetting als auch Online. Dies ist zugleich eine Gelegenheit, sich ein
Bild von den daran beteiligten Lehrpersonen machen. Immerhin bringt das
Lehrpersonal während der Ausbildung seine fachliche Expertise ein und ei-
nige davon sind über einige Jahre hinweg auch wichtig in ihrer Funktion als
Mentor:innen, weswegen es nicht nur um die Methode, sondern auch um
die ausbildenden Personen geht, die diese repräsentieren und vermitteln. Da
ist es zusätzlich wichtig, dass die „Chemie" stimmt.

Schon im Rahmen des Propädeutikums ist Selbsterfahrung und Praktikumssupervision verschränkt mit theoretischen Inhalten zu absolvieren. Dies
bietet zusätzlich die Chance, eine Methode, die vielleicht schon ein wenig
ins Auge gefasst wurde, in ihrer von ausgebildeten Psychotherapeut:innen,
zuweilen auch Lehrtherapeut:innen, angewendeten Form unmittelbar ken-
nenzulernen. Dies kann im Zweier-Setting erfolgen, also zu zweit, oder im
Gruppenformat, welches die kostengünstigere Variante ist. Manche Fachspezifika bieten gezielt Gruppenselbsterfahrung an, die als Schnupperseminare
gerade auch für Propädeutikumsteilnehmer:innen gedacht ist.

- **Gibt es für die Aufnahme in das Fachspezifikum bzw. dessen Abschluss ein Mindestalter?**
Ja, das PthG 1990 sieht in § 10(2) für den Eintritt in das Fachspezifikum
ein Mindestalter von 24 Jahren vor, und in § 11 heißt es, dass für die selbst-
ständige Ausübung der Psychotherapie, d. h. konkret zum Zeitpunkt der
Eintragung in die Psychotherapeut:innenliste, das 28. Lebensjahr vollendet

sein muss. Begründet wurden diese Werte mit einem vorauszusetzenden Grad an Lebenserfahrung und persönlicher Reife für die Ausbildung bzw. Ausübung.

Im neuen PthG sind die Altersgrenzen von 24 Jahren für die Aufnahme in die Fachausbildung und von 28 Jahren für die Ausübungsberechtigung aufgehoben.

Bei einer Mindeststudiendauer von 5 Jahren und einer Dauer von ca. 3–4 Jahren für den 3. Ausbildungsabschnitt wäre dann von einem Mindestalter von 26 Jahren beim Abschluss der Ausbildung auszugehen.

- **Gibt es in der Fachausbildung beschränkte Aufnahmekapazitäten oder längere Wartezeiten für die Aufnahme?**

Die meisten Ausbildungseinrichtungen haben über die längste Zeit ausreichend Kapazitäten gehabt, sodass es für die Aufnahme in die Ausbildung kaum Wartezeiten gab. Diese ergaben sich, wenn eine Ausbildungseinrichtung ein Lehrgangssystem hat und der nächste Lehrgang erst mit einem größeren zeitlichen Abstand startet, was u. a. bei weniger nachgefragten Psychotherapieausbildungen der Fall war, oder wenn der Beginn eines Lehrgangs versäumt wurde.

Seit einigen Jahren hat sich das Bild – wohl bedingt durch den Umstand, dass ein neues Psychotherapiegesetz ins Haus steht – jedoch deutlich geändert. Es hat ein Run insbesondere auf das Propädeutikum und als Folge davon auch in die fachspezifischen Ausbildungsgänge eingesetzt. Daher ist bis zum Inkrafttreten des neuen Gesetzes mit einem Nachfrageboom zu rechnen, der durchaus längere Wartezeiten bis zur Aufnahme zur Folge haben kann.

- **Wann kann mit dem Aufnahmeverfahren begonnen werden?**

Eine ungefähre Dauer der Ausbildung im Propädeutikum von zwei Jahren vorausgesetzt, empfehlen wir bereits nach dem ersten Jahr die Fühler nach einer Methode bzw. einer möglichen Ausbildung auszustrecken. Dabei ist es jedoch ratsam, die einführenden Theorieveranstaltungen zu den Psychotherapieverfahren abzuwarten, um sich ein vergleichendes Bild dazu machen zu können.

Zu bedenken ist, dass das Aufnahmeverfahren (vor allem Aufnahmegespräche und ggf. ein Auswahlseminar, aber auch administrative Schritte) sich doch über einen längeren Zeitraum erstrecken kann. Ist daran gedacht, die Fachausbildung möglichst nahtlos nach dem Propädeutikum fortzusetzen, so kann dies durch eine frühzeitige Vertiefung in den Ausbildungsdschungel und konkrete Kontaktnahmen mit in Frage kommenden Ausbildungsgängen dahingehend reguliert werden.

- **Worauf wird im Aufnahmeverfahren geachtet? Welche Eignungskriterien werden herangezogen?**

Grundsätzlich wird es nicht notwendig sein, sich besonders auf die Schritte im Aufnahmeverfahren, wie Gespräche und Aufnahmeseminare, vorzubereiten. Keinesfalls besteht das Aufnahmeverfahren aus einem Multiple Choice-Test, sondern erfolgt im Rahmen von persönlichen Kontakten mit Lehrpersonen bzw. in einem Aufnahmeseminar auch gemeinsam mit anderen Ausbildungswerber:innen.

Von Vorteil ist es gewiss, ausgeruht zu sein und ein ernsthaftes Interesse zu vermitteln, insbesondere was die eigene Motivation betrifft (siehe unten). Demgemäß beziehen sich die nachfolgenden Hinweise mehrheitlich auf Gesichtspunkte, die kaum eingeübt werden können. Das Bewusstsein, dass es sich um sehr wesentliche Aspekte handelt, mag aber nichtsdestoweniger hilfreich sein.

Die Fähigkeit zur Selbstreflexion, die Fähigkeit, sich für und in Beziehungen zu öffnen, gerade auch kontinuierlich unter zuweilen schwierigen Bedingungen auf andere mit Einfühlungsvermögen eingehen zu können und die Bereitschaft sich auf neue Erfahrungen einzulassen, sind in allen Fällen grundlegende Eignungskriterien.

Allgemein gesprochen ist eine wesentliche Bedingung, dass eine hinreichende psychische Stabilität vorliegt und nicht ein eigenmotiviertes Therapiebedürfnis überwiegt. Persönliche Probleme bzw. Entwicklungsaufgaben sind prinzipiell jedoch kein Ausschließungsgrund. Im Gegenteil, die Erfahrung von einer Lehrtherapie persönlich zu profitieren, sozusagen die Wirksamkeit des jeweiligen psychotherapeutischen Verfahrens am eigenen Leib zu spüren, ist ein zentraler Faktor für den eigenen Werdegang als angehende Psychotherapeut:in.

Gleichzeitig hat Flexibilität neben der eigenen Stabilität einen hohen Stellenwert, geht es doch darum, sich auf unterschiedliche Lernsituationen und in weiterer Folge Klient:innen einzustellen.

Auch wird wohl kritisch zu reflektieren sein, wenn das vorwiegende Motiv lautet: „Ich möchte anderen helfen".

Darüber hinaus variieren die Aufnahmekriterien natürlich je nach Methode aus einem inhaltlichen Blickwinkel. Es gibt für jedes Ausbildungsangebot spezifische Kriterien hinsichtlich der Evaluation der Eignung.

Vorstellungsgespräche und Aufnahmeseminare haben einen evaluierenden Charakter. Es geht darum, ob die Eignung als ausreichend beurteilt wird. Es liegt in der Natur der Sache, dass dies auch mit Aufregung verbunden sein kann. Die Herausforderung besteht darin, auch in dieser Situation sich selbst treu zu bleiben und Unsicherheiten anzuerkennen, ohne etwas vorzugeben und womöglich als unecht oder gar überheblich zu erscheinen. Wichtig ist es, eine Balance zwischen „sich zeigen" und „sich besonders hervortun" zu finden. „Wer gesehen werden möchte, muss sich zeigen." Einerseits müssen die Ausbilder:innen von den Bewerber:innen und deren Emotionalität etwas mitbekommen, andererseits ist Angemessenheit gefragt. Sowohl Selbstdarstellung bzw. dominantes Auftreten als auch betonte Unauffälligkeit sind problematisch.

Im Aufnahmeverfahren wird mit großer Wahrscheinlichkeit die Frage nach der Motivation gestellt werden, und zwar in Bezug auf die Berufswahl allgemein und das Verfahren speziell, ggf. auch in Bezug auf die Wahl der Ausbildungseinrichtung, wenn es für die Methode mehr als einen Anbieter gibt. Eine Frage könnte z. B. lauten: „Was würde es für Sie bedeuten, wenn es zu keiner Aufnahme kommt?"

- **Kosten der Ausbildung**

Auch hier ist zwischen dem derzeitigen und dem geplanten gesetzlichen Rahmen (vgl. dazu Kap. 1.2) zu unterscheiden.

Für die aktuelle Situation sind im Informationsteil zu den Ausbildungen in Kap. 4–7 jeweils die Mindestkosten angegeben. Eine Auswertung der Angaben findet sich in Tab. 2.2.

Die Spannbreite reicht dabei von € 24.100.- bis € 65.000.-.

Die Kosten für eine Ausbildung in einer psychodynamischen Methode, hier insbesondere in einer analytischen (€ 40.000–65.000.-), sind im Schnitt um ca. € 12.600.- höher als für eine in den anderen drei Paradigmen. Dies ist in erster Linie bedingt durch den höheren Umfang an Lehrtherapie und Lehrsupervision (siehe unten), wobei sich die Honorarsätze in allen Verfahren in etwa von € 80.- bis € 120.- für eine Einheit bewegen.

Tab. 2.2 Mindestkosten der fachspezifischen Ausbildungen in €

Gesamt	PD	HP	ST	VT
€ 31.200.-	€ 37.800.-	€ 28.800.-	€ 28.700.-	€ 29.700.-

(PD = psychodynamisch, HP = humanistisch, ST = systemisch, VT = verhaltenstherapeutisch)

Grundsätzlich kann davon ausgegangen werden, dass der Anteil der Lehrtherapie/Selbsterfahrung und der Lehrsupervision über alle Ausbildungen hinweg ca. die Hälfte bis drei Viertel der Gesamtkosten der Ausbildung ausmacht.

Für die Kostenkalkulation ist Folgendes zu bedenken:

- Auf Grund von Inflationsanpassungen ist es im Vergleich von November 2022 zum Juli 2023, auf den sich die Auswertung bezieht, zu einer spürbaren Erhöhung der Kosten gekommen, und zwar im Ausmaß von über 10 % (vgl. Tab. 2.2).

- Ganz wesentlich ist der Umfang an Lehrtherapie/Selbsterfahrung. Es macht einen großen Unterschied, ob dieser kaum über das gesetzliche Mindestmaß hinausgeht oder von vornherein höher angesetzt ist bzw. wie die Proportion von Gruppen- und Zweiersetting aussieht. Höhere Kosten sind demnach in allererster Linie durch eine hohe Stundenzahl bei Lehrtherapien und Lehrsupervisionen, zumal im Zweiersetting, bedingt, wie z. B. in den analytischen Verfahren, in denen eine umfangreiche Lehranalyse und Lehrsupervision (Kontrollanalyse) vorgesehen ist (siehe auch Tab. 2.4. und Tab. 2.5. dazu).

- Die angegebenen Mindestkosten können dann weitgehend eingehalten werden, wenn die Mindeststundenzahl für diese Ausbildungselemente nicht oder nur geringfügig überschritten wird. Ist jedoch auf eigenen Wunsch oder auch auf Empfehlung oder gar Auflage der Ausbildungseinrichtung ein höheres Stundenkontingent zu veranschlagen, so können sich die Ausbildungskosten, z. T. beträchtlich, erhöhen.

- Jedenfalls gilt für alle Ausbildungen, dass ab dem Zeitpunkt der eigenen Ausübungsberechtigung (unter Supervision) auch Honorare von Klient:innen verlangt werden können, sodass Ausgaben für die Ausbildung oft dadurch kompensiert werden können. Um die geforderten Praxisstunden zu erbringen, sind freilich die Kostensätze in aller Regel niedriger anzusetzen als bei Psychotherapeut:innen mit abgeschlossener Ausbildung. Dies kann so weit gehen, dass Klient:innen, die knapp bei Kasse sind, in transparenter Form angeboten werden kann, die begonnene Psychotherapie mit einem verminderten Satz fortzusetzen, um einem finanziell bedingten Abbruch vorzubeugen. Dieser würde nämlich nicht nur für Klient:innen problematisch sein, sondern auch die von Ausbildungsteilnehmer:innen verlangten längerfristigen Therapieprozesse gefährden.

- In Hinblick auf das neue Psychotherapiegesetz werden bei einem Studium der Psychotherapie an einer öffentlichen Universität für die Studierenden keine nennenswerten Kosten anfallen. Für den 3. Ausbildungsabschnitt (postgraduelle Fachausbildung) wäre aber nach heutigem Stand je nach Methode und Fachgesellschaft mit Kosten von ca. € 20.000.- bis € 60.000.- zu rechnen, wobei ggf. anrechenbare Inhalte aus der Studienphase die Kosten etwas verringern können.

Dazu ist anzumerken, dass das neue Gesetz in Bezug auf den Ausbildungsbeginn nach PthG 2024 erst mit Oktober 2026 in Kraft treten wird und bei einem schon absolvierten Bachelorstudium ggf. zumindest das Masterstudium der Psychotherapie mit einer Dauer von 2 Jahren zu ergänzen wäre, bevor mit der Fachausbildung, also etwa ab 2029, begonnen werden könnte. Die oben genannten Kosten sind daher dahingehend einzuordnen bzw. hochzurechnen.

- **Sind die Kosten der Ausbildung steuerlich absetzbar?**

Ja! Seit 1.1.2000 sind Ausbildungskosten steuerlich absetzbar. Dazu zählen Lehrgangsgebühren bzw. Kosten für theoretische und praktische Ausbildungsteile. Dies ist insbesondere dann relevant, wenn Einkünfte erzielt werden, für die Steuern abzuführen sind. Die Absetzbarkeit gilt auch rückwirkend, sodass unter Umständen in den ersten Jahren nach der Ausbildung die Ausgaben für die Steuer niedriger bemessen sind. Es empfiehlt sich aber einen Steuerberater beizuziehen.

- **Wie viele Stunden kann ich neben der Ausbildung zur Psychotherapeut:in arbeiten?**

Neben der Ausbildung konnte bislang durchaus ein Fulltimejob angenommen werden, da die Seminare zum größten Teil an Wochenenden stattfinden. Obwohl gerade auch die Absolvierung des gesetzlich vorgeschriebenen Praktikums sowie die 600 zu absolvierenden Therapiestunden neben einem Vollzeitjob eine Herausforderung darstellen, ist die Fachausbildung stundenmäßig weniger aufwändig als das Propädeutikum, weil sie sich in der Regel über einen deutlich längeren Zeitraum erstreckt! Allerdings verlangen einige Praktikumsstellen ein Stundenausmaß an Anwesenheit, das kaum mit einem Vollzeitberuf vereinbar ist. Dafür sind dann allenfalls gesonderte Lösungen, wie Bildungskarenz oder Reduktion der Arbeitszeit, einzuplanen.

Da das neue PthG in den ersten beiden Abschnitten ein Studium vorsieht, gelten hier im Wesentlichen dieselben Rahmenbedingungen wie in anderen Studiengängen. Allerdings sind über alle Stadien der Ausbildung Praktika vorgesehen, was eine berufsbegleitende Absolvierung erschwert. Dies gilt vor allem für den dritten Ausbildungsabschnitt, in dem (Stand Jänner 2024) mind. 1000 h an eigenständiger psychotherapeutischer Praxis zu absolvieren sind, mind. 500 Einheiten davon in einer Institution. Dies macht die Ausübung einer anderen Tätigkeit bzw. des angestammten Berufes wohl nur in reduzierter Form möglich.

- **Format und Dauer der Ausbildung**

Die Fachausbildung ist nach dem aktuellen Stand (PthG 1990) berufsbegleitend angelegt. Die Ausbildungsveranstaltungen finden vor allem an Wochenenden und teilweise unter der Woche an Abenden statt.

Zu unterscheiden sind Kurssysteme und Ausbildungsprogramme, bei denen die Ausbildungsmodule relativ frei gewählt werden, sowohl was die Inhalte betrifft (sog. Wahlpflichtseminare) als auch die Zeitpunkte. Geschlossene Lehrgänge sehen vielfach eine definierte Dauer vor, wobei diese aufgrund individueller Gegebenheiten auch nicht immer eingehalten werden kann.

Die nachfolgend angeführten Daten zur Ausbildungsdauer (Stand 2023) stammen aus der Rückmeldung von allen in Österreich anerkannten und ausbildungsaktiven fachspezifischen Ausbildungseinrichtungen (n = 43) aus 21 anerkannten Methoden (s. Tab. 2.3; vgl. die Ausbildungsinformationen in Kap. 4–7).

Zu beachten ist, dass nicht die Mindestdauer, sondern die geschätzte Durchschnittsdauer angefragt wurde. Diese variiert über die vier Grundorientierungen hinweg um die 5 Jahre, somit ist der Unterschied zwischen den Grundorientierungen von der Tendenz her nicht eklatant.

Die Spannbreite der geschätzten Ausbildungsdauer erstreckt sich dabei freilich von 4 Jahren bis zu 9 Jahren!

Verglichen mit einer empirischen Erhebung der tatsächlichen Ausbildungsdauer (vgl. Hochgerner, 2021, S. 26), worin eine durchschnittliche Dauer von 6,9 Jahren ermittelt wurde, offenbart sich in den Angaben der Ausbildungseinrichtungen, dass diese die Ausbildungsdauer als zu niedrig eingeschätzt haben. Dies mag auch aus einer Markt- bzw. Konkurrenzdynamik resultieren.

Die Daten belegen jedenfalls, dass Angaben einzelner Anbieter von einer Ausbildungsdauer von 4 Jahren, sowohl für durchstrukturierte Lehrgänge als auch für Ausbildungen, in denen die Teilnehmer:innen sich sozusagen

Tab. 2.3 Geschätzte Dauer der fachspezifischen Ausbildung (in Jahren)

Gesamt	PD	HP	ST	VT
4,9	5,3	5,1	4,5	4,5

(PD = psychodynamisch, HP = humanistisch, ST = systemisch, VT = verhaltenstherapeutisch)

das Ausbildungsmenü zumindest teilweise selbst zusammenstellen können, allenfalls als mögliche Mindestdauer zu verstehen sind.

Im Schnitt ist daher mit einer längeren Dauer für die fachspezifische Ausbildung zu rechnen, als dies von manchen Ausbildungsinstituten in ihren Werbefoldern angegeben ist. Sehr oft hat dies damit zu tun, dass die eigene persönliche Entwicklung als zentrales Kompetenzmerkmal eben ihre Zeit braucht, aber auch damit, dass es dauert, bis die geforderten Praxisstunden (mind. 600) komplett durchgeführt sind, das Praktikum im Ausmaß von mind. 550 h absolviert ist und auch das Abschlussverfahren vollständig durchlaufen ist. Dieses besteht u. a. zumeist auch aus schriftlichen Arbeiten oder Masterthesen bzw. Abschlussprüfungen, was die Dauer entsprechend verlängern kann.

Alles in allem, d. h. Propädeutikum und Fachspezifikum zusammengezählt, beträgt die durchschnittliche Ausbildungsdauer ca. 9 Jahre!

Für die Ausbildung nach dem PthG 2024 ist in etwa von derselben Dauer auszugehen, es sei denn es liegen entsprechende Vorstudien bzw. Anrechnungsmöglichkeiten vor (vgl. dazu Kap. 1.2).

- **Mindeststundenzahl für Lehrtherapie/Selbsterfahrung und Lehrsupervision**

Im Vergleich von den vier Grundorientierungen sticht hervor, dass die Lehrtherapie (also Selbsterfahrung im dyadischen Setting) in den Curricula für psychodynamische Verfahren (zumeist Lehranalyse) mit Abstand länger dauert als in den anderen Ansätzen (s. Tab. 2.4).

Die Spannbreite über alle Ausbildungsordnungen hinweg beträgt dabei 50 bis 600 h.

Tab. 2.4 Mindeststunden für Lehrtherapie/Selbsterfahrung im Zweiersetting

Gesamt	PD	HP	ST	VT
119	237	80	80	65

(PD = psychodynamisch, HP = humanistisch, ST = systemisch, VT = verhaltenstherapeutisch)

Tab. 2.5 Mindeststunden für Lehrsupervision im Zweiersetting

Gesamt	PD	HP	ST	VT
48	72	39	40	39

(bzw. in Kleingruppen) (PD = psychodynamisch, HP = humanistisch, ST = systemisch, VT = verhaltenstherapeutisch)

Ein ähnliches Bild wie bei der Lehrtherapie zeigt sich bei der Lehrsupervision. So ist die Stundenanzahl für Lehrsupervision im Zweiersetting bei Ausbildungen der psychodynamischen Richtung nahezu doppelt so hoch wie bei den anderen Strömungen (s. Tab. 2.5).

Die Spannbreite zeigt, dass in einem Fall überhaupt nur die supervisorische Arbeit in Kleingruppen vorgesehen ist oder in einem anderen Fall nur 15 h im Zweiersetting verpflichtend sind, während auf dem oberen Ende des Kontinuums mind. 160 h zu absolvieren sind.

- **Psychotherapeut:in in Ausbildung unter Supervision**

Mit der Erlangung des Status „Psychotherapeut:in in Ausbildung unter Supervision" (nach ca. mehr als der Hälfte der Fachausbildung) ist die Berechtigung und für einen erfolgreichen Abschluss der Ausbildung letztlich die Verpflichtung verbunden, die eigenständige praktische psychotherapeutische Tätigkeit mit Klient:innen in einem Ausmaß von mind. 600 h nachzuweisen. Dies kann in freier Praxis und/oder in entsprechenden Institutionen geschehen. Beides kann mit einer großen Herausforderung verbunden sein. Immerhin besteht hier eine Konkurrenz mit vielen anderen Ausbildungskandidat:innen und mit bereits in die Psychotherapeutenliste eingetragenen Kolleg:innen, die noch dazu mit den Krankenkassen verrechnen dürfen (direkt bei voller Kostenübernahme oder indirekt über Rückerstattung eines Teils des Honorars an die Klient:innen), was für Psychotherapeut:innen in Ausbildung unter Supervision nicht möglich ist.

Mit dem Inkrafttreten der ausbildungsbezogenen Passagen des PthG 2024, also voraussichtlich ab Oktober 2026, können Ausbildungskandidat:innen, die ihre Ausbildung nach der neuen Regelung absolvieren, den Status „Psychotherapeut/in in Fachausbildung unter Lehrsupervision" nur nach geänderten Vorgaben erlangen.

- **Möglichkeit eines akademischen Abschlusses**

Hierzu ist grundsätzlich zwischen der aktuellen und der geplanten Situation (s. Kap. 1.2.) zu unterscheiden. Während im neuen Psychotherapiegesetz ein akademisches Studium als Voraussetzung für die Ausübung des Berufes verpflichtend vorgesehen ist, handelt es sich für Ausbildungsabsolvent:innen nach der noch geltenden Gesetzeslage um eine freiwillige Option, die einerseits durch Kooperationen von fachspezifischen Ausbildungseinrichtungen mit universitären Einrichtungen und andererseits durch eigenständige Ausbildungsangebote von universitären Einrichtungen geschaffen wurde. So besteht bereits bei 33 von 43 Ausbildungseinrichtungen die Möglichkeit für einen akademischen Abschluss (MA oder MSc) (s. Tab. 2.6).

Die zusätzlichen Kosten dafür, also jene, die über den Abschluss der fachspezifischen Ausbildung hinaus anfallen, variieren von € 7.700.- bis zu € 20.900.-. In einigen Ausbildungsgängen ist dagegen die Möglichkeit der akademischen Graduierung kostenmäßig schon einkalkuliert.

Da für Universitätslehrgänge mit Masterabschluss neuerdings ein Bachelorstudium Voraussetzung ist, fallen für jene Personen, die über keinen Bachelorabschluss verfügen, nunmehr ggf. Kosten sowohl für den Bachelorabschnitt als auch für den Masterabschnitt an.

- **Berufsaussichten**

Mit Stand 1.6.2021 befanden sich bei steigender Tendenz – die Zahlen mit Stichtag 1.6.2022 sind noch etwas höher – insg. 4.529 Personen in der fachspezifischen Ausbildung, rund 78 % davon Frauen. Im Laufe des Berichtsjahrs wurden 700 Personen aufgenommen, 464 schlossen die Ausbildung ab, weit über die Hälfte davon über 40 Jahre alt, und 86 Personen schieden ohne Abschluss aus (Sagerschnig & Pichler, 2022).

Dies gibt ein ungefähres Bild über die Nachfrage nach der Fachausbildung sowie den Ausbildungsfortschritt der Teilnehmer:innen (zum Verlauf über die Jahre siehe Stumm et al., 1995; Stumm & Jandl-Jager, 2006).

Anfang 2023 waren bereits knapp 11.400 Personen in die Psychotherapeutenliste eingetragen. Nicht alle davon sind aktiv und viele üben ihre psychotherapeutische Tätigkeit nur nebenberuflich, also neben ihrem Hauptberuf, aus, sodass die beträchtliche Zahl etwas zu relativieren ist. Durchschnittlich sind Psychotherapeut:innen in freier Praxis 12 Wochenstunden therapeutisch tätig. 80 % arbeiten nicht mehr als 20 Wochenstunden in freier Praxis (Tanios et al., 2020, S. 17).

Wie die Pandemie und als Folge davon die enorme Nachfrage nach Psychotherapie gezeigt haben, ist der Bedarf an Psychotherapie und damit die Zahl

Tab. 2.6 Zahl der Ausbildungsangebote mit der Option eines akademischen Abschlusses

Gesamt	PD	HP	ST	VT
33 (von 43)	16 (von 23)	10 (von 13)	3 (von 3)	4 (von 4)

an benötigten Psychotherapeut:innen nicht ohne Weiteres vorauszusagen. Die neuerdings einbezogene Online-Option hat im Übrigen auch zusätzliche Möglichkeiten eröffnet. Ob Psychotherapie ein gefragtes und gesellschaftlich anerkanntes Gut ist bzw. bleiben wird, hängt von vielen Faktoren ab – etwa davon, ob Psychotherapie eine Pflichtleistung der Sozialversicherung wird und damit eine flächendeckende Kostenübernahme dafür garantiert ist.

Warnungen, dass es zu einer Psychotherapeut:innenschwemme kommen wird und daher davon abzuraten ist, in eine doch recht teure Ausbildung zu investieren, sehen wir kritisch. Eher gehen wir davon aus, dass sich – bei gleichbleibendem bzw. steigendem Bedarf an Psychotherapie – die Nachfrage nach einer Psychotherapieausbildung in den nächsten Jahren zwar nicht ausweiten, aber zumindest auf dem derzeitigen Niveau einpendeln wird. Ein nicht unerheblicher Grund dafür, dass die Zahl der Psychotherapeut:innen nicht explodieren wird und sich damit die Konkurrenzsituation nicht zuspitzen wird, liegt unserer Einschätzung nach darin, dass das neue Psychotherapiegesetz mit seinen erhöhten Anforderungen (siehe Kap. 1.2) einen Rückgang in der Nachfrage nach Ausbildung nach sich ziehen wird. Dazu kommt, dass ca. 40 % aller Psychotherapeut:innen über 54 Jahre alt sind (Tanios et al., 2020, S. 5). Dementsprechend beträgt das Durchschnittsalter 57,5 Jahre, wobei 21 % über 65 Jahre alt sind (vgl. dazu Hochgerner et al., 2023, S. 16). Dies bedeutet, dass – obwohl Psychotherapeut:innen vielfach auch noch im Pensionsalter tätig sind – sich in den kommenden Jahren eine relativ große Zahl an Psychotherapeut:innen in den Ruhestand begeben wird – die Schätzungen gehen von ca. 40 % in den nächsten 10 Jahren aus (Hochgerner et al., 2023, S. 16). Dadurch wird sich nach unserer Einschätzung die Anzahl der aktiven Psychotherapeut:innen nach einer noch zu erwartenden Welle vor Inkrafttreten des neuen Psychotherapiegesetzes in etwa auf dem dann aktuellen Stand einpendeln.

Schließlich besteht – wie schon vorhin erwähnt – die Möglichkeit die psychotherapeutische Tätigkeit nebenberuflich, also neben einem anderen Beruf, oder hauptberuflich in einer Institution auszuüben, um das Risiko zu minimieren, dass es sich wirtschaftlich nicht rechnet, nur über die psychotherapeutische Tätigkeit in eigener Praxis das Auslangen zu finden. Der Einstieg in eine Praxisgemeinschaft (mehrere Praktiker:innen, die im Wesentlichen aber nur die Räumlichkeiten miteinander teilen) oder Gemeinschaftspraxis (wo ein größerer Zusammenhang zwischen den beteiligten Personen besteht) bietet sich im Übrigen insbesondere dann an, wenn nur ein tage- oder stundenweiser Bedarf an einem Praxisraum besteht.

- **Welche psychotherapiespezifischen Weiter- und Fortbildungen sind nach Abschluss der Ausbildung zur Psychotherapeut:in möglich?**

Fortbildung, die oft nur aus der Teilnahme an punktuellen Veranstaltungen besteht, ist nicht nur möglich, sondern in einem Ausmaß von 90 h innerhalb von 3 Jahren verpflichtend.

Weiterbildung ist umfangreicher und erfolgt im Rahmen eines Curriculums zum Erwerb von speziellen Kompetenzen, z. B. Kinder- und Jugendlichenpsychotherapie, Gruppentherapie, Familien- oder Paartherapie, Sexualtherapie, Traumatherapie, Suchttherapie oder Gerontopsychotherapie.

Literatur

Hochgerner, M. (2021). *Grundlagen der Psychotherapie: Lehrbuch zum Psychotherapeutischen Propädeutikum.* 2. Aufl. Facultas.

Hochgerner, M., Löffler-Stastka, H., Pawlowsky, G., Datler, W. & Korunka, C. (2023). Positionspapier 5: Psychotherapie in Zahlen. In: ÖBVP/VÖPP/STLP/ Expert:innengruppe Psychotherapiegesetz neu (Hrsg) *Dossier: Psychotherapiegesetz und Psychotherapieausbildung neu* (S 14–29). https://www.psychotherapie. at/sites/default/files/files/berufspolitik/Dossier-Psychotherapiegesetz-NEU-2023. pdf

Sagerschnig, S. & Pichler, M. (2022). *Ausbildungsstatistik 2021. Daten zum Ausbildungsgeschehen in Psychotherapie, Klinischer Psychologie und Gesundheitspsychologie in Österreich.* Gesundheit Österreich, Wien.

Stumm, G. & Jandl-Jager, E. (2006). *Psychotherapie: Ausbildung in Österreich.* 2. vollst. überarb. Aufl. Falter.

Stumm, G., Deimann, P., Jandl-Jager, E. & Weber, G. (Hrsg.) (1995). *Psychotherapie, Beratung, Supervision, Klinische Psychologie: Ausbildung in Österreich.* Falter.

Tanios, A., Valady, S. & Grabenhofer-Eggerth, A. (2020). *Analyse der Versorgungswirksamkeit von Psychotherapeutinnen und Psychotherapeuten in freier Praxis.* Gesundheit Österreich, Wien.

3

Zur Darstellung der Methoden und Ausbildungsmöglichkeiten

3.1 Zuordnung der Methoden zu Clustern

Die in Österreich anerkannten 21 psychotherapeutischen Verfahren[1] (Methoden im weiteren Sinn) werden vier Grundorientierungen (Clustern, Paradigmen) zugeordnet: psychoanalytisch/psychodynamisch, humanistisch, systemisch und verhaltenstherapeutisch. Dieser Schritt folgte der internationalen Fachdiskussion, die sich u. a. auf die historische Entwicklung der psychotherapeutischen Verfahren und daraus resultierende Gemeinsamkeiten bezieht. Zu beachten ist, dass die psychodynamische Grundorientierung zwei Verfahrensgruppen umfasst, analytisch und tiefenpsychologisch, und dass zwei Grundorientierungen, die verhaltenstherapeutische und die systemische, jeweils nur über ein anerkanntes Verfahren abgebildet sind (s. Abb. 3.1).

Die Clusterbildung ist akzentuierend zu verstehen, d. h., dass sich auch Überlappungen zwischen den Clustern erkennen lassen. Die vorgenommene Einteilung dient in erster Linie einer leichteren Orientierung für Konsument:innen von Psychotherapie und erfolgt „im Bewusstsein, dass sie auch Verkürzungen und einen Verlust an Komplexität nach sich zieht".

---

[1] Der Verfahrensbegriff ist deswegen vorzuziehen, weil der Methodenbegriff vielschichtig ist. Unter Methode kann einerseits im weiteren Sinn ein psychotherapeutischer Ansatz gemeint sein, andererseits aber auch im engeren Sinn eine Methode als ein Teilelement des praktischen Vorgehens, also der Methodik, z. B. ein Rollenspiel, Übertragungs-/Gegenübertragungsanalyse, Schemaanalyse oder ein Bündel von Techniken.

© Der/die Autor(en), exklusiv lizenziert an Springer-Verlag GmbH, DE, ein Teil von Springer Nature 2024
N. Eller und G. Stumm, *Psychotherapieausbildung in Österreich*,
https://doi.org/10.1007/978-3-662-67068-2_3

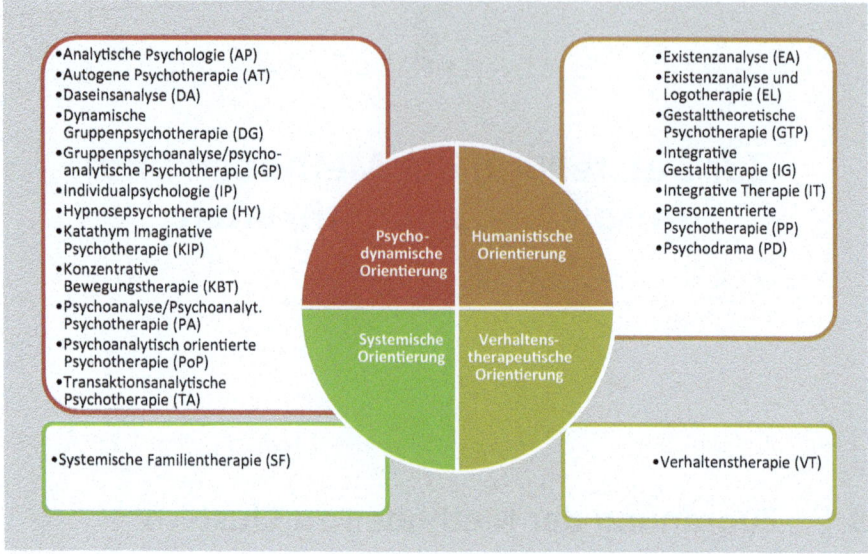

Abb. 3.1 Aufteilung der psychotherapeutischen Verfahren nach Clustern

Wir richten uns in der nachfolgenden Gliederung nach der Einteilung nach Grundorientierungen, auch wenn diese teilweise, wie eben angedeutet, etwas Künstliches an sich haben. Dementsprechend ist Kap. 4 den Methoden der psychodynamischen Orientierung gewidmet, Kap. 5 den Methoden der humanistischen, Kap. 6 der systemischen Methode und Kap. 7 der verhaltenstherapeutischen Methode.

Innerhalb der ersten beiden Orientierungen haben wir angesichts der Vielzahl an Verfahren eine alphabetische Reihenfolge gewählt.

Zu unterscheiden ist zwischen *Zusatzbezeichnungen* und *anerkannten Methoden:* So gibt es in Österreich zwar 24 Zusatzbezeichnungen, aber da die *Neuro-Linguistische Psychotherapie* nicht mehr anerkannt ist und *Personzentrierte, Personenzentrierte und Klientenzentrierte Psychotherapie* drei Bezeichnungen für ein und dieselbe anerkannte Methode sind, reduziert sich das Spektrum auf 21 anerkannte Methoden. Zusätzlich haben wir *Psychoanalyse/Psychoanalytische Psychotherapie* und *Psychoanalytisch orientierte Psychotherapie* sowie *Existenzanalyse* und *Existenzanalyse und Logotherapie* jeweils zusammengezogen, da sie jeweils auf denselben Ursprüngen und Grundlagen basieren, weswegen letztlich 19 Unterkapitel die Gesamtheit der Methodenlandschaft in Österreich abbilden.

3.2 Gesichtspunkte für die Darstellung der Methoden

Um eine Vergleichbarkeit der Ansätze zu ermöglichen, sind die Darstellungen nach einem einheitlichen Schema mit folgenden Aspekten gegliedert:

1. Zur Geschichte der Methode
2. Menschenbild
3. Persönlichkeits- und Entwicklungstheorie
4. Störungs-/Krankheitslehre
5. Therapietheorie
6. Angewendete Methoden/Techniken/Settings
7. Praxisbeispiel(e)
8. Empfohlene Literatur
9. Ausbildungsmöglichkeiten

Im ersten Punkt werden jeweils Informationen zur *Entwicklungsgeschichte des Ansatzes,* inkl. Gründerpersönlichkeiten, geliefert.

Mit *Menschenbild* sind wesentliche anthropologische Fundamente, also eine der psychotherapeutischen Praxis zugrunde liegende Philosophie, angesprochen: Welches Bild vom Wesen des Menschen als Spezies bzw. von seiner grundlegenden Natur steht dahinter? Wie groß ist der Freiheitsspielraum des Menschen, wie werden z. B. destruktive Phänomene verstanden?

Die jeweilige *Persönlichkeitstheorie* skizziert Annahmen zur Struktur, Funktionsweise und Dynamik menschlichen Verhaltens und Erlebens. *Entwicklungstheorien* machen Aussagen über typische Entwicklungsverläufe und welche Bedingungen als förderlich oder hinderlich anzusehen sind.

Störungstheorien nehmen Bezug darauf, was aus psychosozialer Sicht als reif, gesund, funktional, adaptiv erachtet wird und umgekehrt, was als gestört, krank und unerwünscht eingestuft wird. Dies schließt auch die Frage der Diagnostik und Indikation bzw. Kontraindikation mit ein, also wann die Anwendung der jeweiligen Methode, ggf. in modifizierter Form, angezeigt ist, und wann nicht. Ganz wesentlich ist in diesem Zusammenhang zudem, welche Umstände als maßgeblich für die Verursachung und Aufrechterhaltung von psychischen Störungen betrachtet werden.

Therapietheorien liefern den Rahmen für die therapeutische Praxis, d. h. welche übergeordneten Überlegungen zur Beziehungsgestaltung, zur

Methodik und zum therapeutischen Prozess der gemeinsamen Arbeit und ihrer jeweiligen Zielsetzung zugrunde liegen.

Daraus resultieren mitunter eine Vielzahl an *Methoden* (Wege) und *Interventionstechniken,* also die jeweilige therapeutische Situation strukturierenden Vorgangsweisen, sowie die verschiedenen *Settings* wie zu zweit (Klient:in und Psychotherapeut:in), in der Gruppe, als Paar oder Familie. Dem praktischen Vorgehen wurde in der Darstellung der Methoden viel Raum gegeben, weil dies für die Zielgruppe dieses Buches wohl eine besondere Bedeutung für ihre Entscheidung haben könnte.

Die *Praxisbeispiele* sollen dazu beitragen, die einzelnen Methoden ein wenig in ihrem praktischen Vorgehen zu veranschaulichen, wobei sie natürlich jeweils nur einen Ausschnitt aus der facettenreichen Praxis illustrieren.

Die *Literaturangaben* verweisen zur weiteren Vertiefung auf fachspezifische Publikationen.

Schließlich zeigt eine überblicksartige Tabelle jeweils die *Ausbildungsmöglichkeiten* innerhalb Österreichs mit den Eckdaten für angehende Ausbildungskandidat:innen auf (Standort, Besonderheiten, Kosten etc.) (Stand 2023). Da sich alle Ausbildungseinrichtungen für das Propädeutikum sowie für das Fachspezifikum an die in Kap. 1 genannten gesetzlichen Mindestvorgaben zu halten haben, wird in weiterer Folge auf die Standardangaben verzichtet. Aufgezeigt werden nur Umfänge in den fachspezifischen Ausbildungsgängen, die den Mindestrahmen übersteigen, sowie inhaltliche Schwerpunkte und spezifische Besonderheiten. Dies gilt insbesondere für den Status „Psychotherapeut:in in Ausbildung unter Supervision".

Dafür gelten folgende methodenübergreifende Voraussetzungen:

- Absolvierung von einem Großteil des Praktikums (mind. zwei Drittel von 550 h)
- Mind. die Hälfte der gesetzlich vorgeschriebenen 200 Selbsterfahrungs-/Lehrtherapiestunden
- Mind. die Hälfte der gesetzlich vorgeschriebenen 300 Theorieeinheiten

[gemäß: Bundesministerium für Soziales, Gesundheit, Pflege und Konsumentenschutz (Hrsg) (2021) Supervisionsrichtlinie. Kriterien für die Durchführung der psychotherapeutischen Supervision durch Psychotherapeutinnen und Psychotherapeuten. BMSGPK, Wien, S 14 f.]

Für die Rohentwürfe der Methodendarstellungen, die dann von den jeweiligen Expert:innen durchgesehen bzw. z. T. gründlich überarbeitet wurden, wurde auf methodenübergreifende und methodenspezifische Literatur zurückgegriffen. Diese ist in den einzelnen Beiträgen jeweils detailliert unter „Verwendete Literatur und Literaturempfehlungen" mit * gekennzeichnet.

Zur raschen Orientierung und für eine leserfreundliche Darstellung haben wir uns teilweise einer stichwortartigen Schreibweise bedient. Wir sind uns dessen bewusst, dass dies auf der inhaltlichen Ebene Verkürzungen mit sich bringt. Da es aber in erster Linie um eine ansatzweise Charakterisierung der einzelnen Methoden und insgesamt um eine übergreifende Orientierung geht, haben wir uns dafür entschieden, dies in Kauf zu nehmen.

Zudem sei auf den *Anhang* verwiesen, indem die detaillierte Verteilung von Psychotherapeut:innen nach fachspezifischen Methoden und umfangreiche *Überblickswerke* zu den Psychotherapiemethoden zu finden sind. Zusätzlich werden die Eckdaten zu den diversen Lehrgängen für das *Propädeutikum* in tabellarischer Form angeführt.

Literatur

Bundesministerium für Soziales, Gesundheit, Pflege und Konsumentenschutz (Hrsg) (2021) Supervisionsrichtlinie. Kriterien für die Durchführung der psychotherapeutischen Supervision durch Psychotherapeutinnen und Psychotherapeuten. BMSGPK, Wien

4

Psychodynamische Orientierung

Hier liegt der *Schwerpunkt auf unbewussten Prozessen,* der eminenten *Bedeutung der Kindheit* bzw. biografischer Einflüsse sowie methodisch auf der systematischen Bearbeitung oder zumindest Beachtung von *Übertragung und Gegenübertragung* bzw. der *Interpretation* von unbewussten Inhalten und Konfliktdynamiken *(Konfliktzentrierung),* um zu hilfreichen Einsichten zu gelangen *(Klärungsorientierung).* Unter Übertragung ist zu verstehen, dass sich Erfahrungen mit wichtigen früheren Bezugspersonen in Form von Beziehungserwartungen in der therapeutischen Beziehung niederschlagen, wobei die *abstinente Haltung* der Psychotherapeut:in noch verstärkend wirkt.

Ausgehend davon sind in der Regel längerfristige therapeutische Prozesse erforderlich, um die notwendige Vertiefung und Umstrukturierung zu erreichen, während die tiefenpsychologisch orientierte Verfahrensgruppe fokussierter ausgerichtet ist.

In den Ausbildungen schlägt sich dies vor allem bei den analytischen Verfahren in einem hohen Stundenausmaß der sog. Lehranalyse nieder, was wiederum von der hohen Sitzungsfrequenz mitbedingt ist (zumeist 2- bis 4-mal die Woche).

N. Eller und G. Stumm, *Psychotherapieausbildung in Österreich,*
https://doi.org/10.1007/978-3-662-67068-2_4

4.1   Analytische Psychologie[1]

Zur Geschichte der Methode

- Begründer: Carl Gustav Jung (1875–1961), Schweizer Psychiater; war zunächst im engsten Kreis um Freud
- Abkehr von Psychoanalyse 1913 → Jung kritisierte pathologie-zentrierten Blick sowie Fokus auf Sexualität (Libido bei Jung = Lebens-energie, viel weiter gefasst); vermisste Kreativität, heilende Kräfte aus dem Unbewussten – wollte den Menschen aus „gesunder Ecke" heraus definieren
- Jungs Werk ist in verständlicher Sprache formuliert; er vermied abstrakte, wissenschaftliche Sprache

Menschenbild

- Theorie der seelischen Ganzheit: Jung begreift Menschen als Wesen, welches nach Ganzheit strebt, nach Eins-Sein mit sich selbst, ohne Aus-grenzung von Seelenanteilen
- Ganzheit ist gleichzusetzen mit Gesundheit
- Mensch als kreativ-schöpferisches Wesen
- Ressourcenorientiert
- Suche nach Wert, Sinn und Orientierung entspricht existenziellen Bedürfnissen des Menschen
- Die Emotion steht im Zentrum der Persönlichkeit

Persönlichkeits- und Entwicklungstheorie

- Mensch wächst ein Leben lang und entwickelt sich → wird vollständiger, differenzierter durch Auseinandersetzung mit Herausforderungen des Lebens sowie Beziehungen zu anderen Menschen und dem eigenen Unbewussten (z. B. durch Auseinandersetzung mit den eigenen Träumen) → stimmt bei geglückter Entwicklung immer mehr mit sich selbst überein → *Selbstwerdung, Individuation*
- Körperlich-seelische Entwicklung verläuft nach einem universellen „archetypischen" Bauplan, der individuell ausgestaltet wird

---

[1] Text mit Unterstützung von Reinhard Skolek erstellt.

- Psyche wird in drei Bereiche, nämlich nach dem Grad der Bewusstheit unterteilt:
  - *Bewusstes Ich:* Alle Inhalte, auf die wir mehr oder weniger direkten Zugang haben
  - *Persönliches Unbewusstes:* Erlebnisse, die verdrängt wurden (vgl. Unbewusstes bei Freud)
  - *Kollektives Unbewusstes:* alles, was nie bewusst war; angeboren (aus der Evolution), allen Menschen gemeinsam, Erbe der Menschheitsentwicklung, beherbergt Grundbedürfnisse, Basisemotionen, Dispositionen zu Fähigkeiten wie Empathie/Mentalisierung

  → Konzept des Unbewussten somit umfassender als bei Freud
- *Archetypen:* allgemein menschliche psychoneuronale Strukturen des kollektiven Unbewussten; steuern die Wahrnehmung und das Verhalten des Menschen, bedingen emotionale und kognitive Prozesse; können sich durch Symbole (Sinn-Bilder) äußern; die spezifische Form des Symbols unterscheidet sich von Kultur zu Kultur sowie individuell, z. B.
  - *Selbst:* zentraler Archetyp der Ganzheit, Quelle vieler Symbole, Mandalas, Kreis, Kugel ...
  - *Mutterarchetyp:* Bindungsbedürfnis, Symbole des Mütterlichen, von Geborgenheit/Wärme, Versorgung (z. B. Höhle)
  - *Vaterarchetyp:* Explorationsbedürfnis, Streben nach Autonomie, Lebenssinn
- *Persona:* „offizielle" Seite der Persönlichkeit, (soziale) Rolle, weitgehend bewusste Seite unserer Psyche; entspricht dem Bild, wie wir uns selbst sehen (wollen) und von anderen gesehen werden möchten → ist beeinflusst von gesellschaftlichen Erwartungen und Rollenvorstellungen sowie Geboten und Verboten; Ergebnis sozialer Anpassung
- *Schatten:* Anteile, die vor anderen und sich selbst verborgen werden; verachtetes, als minderwertig, böse oder unmoralisch Abgelehntes, das weder gelebt, gedacht oder gefühlt werden darf – aus Angst oder Scham → Integration des Schattens ist Teil des Individuations- oder Ganzwerdungsprozesses
- *Anima/Animus:* archetypische Figuren, Seelenführer mit der Sehnsucht nach Veränderung und Entwicklung → animieren z. B. in Träumen und Imaginationen zur Entdeckung und Entwicklung neuer Seiten von uns selbst
- *Anima:* Seele, Muse, Fantasie, Bild, Eros → ursprünglich von C.G. Jung dem damaligen Geschlechterrollenverständnis entsprechend als unbewusste, undifferenzierte weibliche Seite des Mannes beschrieben;

heute weder als weiblich noch als männlich verstanden, obwohl öfters durch weibliche Gestalten symbolisiert

- *Animus:* Logos, Geist, Sinn, Wort, Meinung → ursprünglich von C.G. Jung als undifferenzierte, unbewusste männliche Seite der Frau beschrieben; Entwicklung/Differenzierung des Animus (z. B. Lebenssinn, Weltanschauung, kritische Auseinandersetzung mit Wertesystemen), aber Thema sowohl bei Frauen als auch bei Männern
- *Selbst:* seelische Ganzheit, Ausgeglichenheit zwischen Gegensätzlichem, Authentizität, sinnerfüllte Individualität, sichere Identität und gleichzeitig Offenheit in einem lebenslangen Wandlungsprozess
- *Ich-Funktionen* des Bewusstseins: Wahrnehmungsfunktionen, Urteilsfunktionen und extra- oder introvertierter Einstellungsweise; die am stärksten ausgeprägte Funktion wird Hauptfunktion oder Primärfunktion genannt → dementsprechend wird von Jung zwischen vier Urteils- und Wahrnehmungstypen unterschieden:
  - Denktyp
  - Fühltyp
  - Intuitionstyp
  - Empfindungstyp

Störungslehre

- *Komplextheorie:* Abspeicherung von emotional bedeutsamen Ereignissen als Funktionseinheiten von Erwartungen, Denken, Fühlen, Handeln im Gedächtnis
- *Komplexe:* beinhalten als Lebensthemen alle verinnerlichten Beziehungserfahrungen von der Säuglingszeit bis ins hohe Alter, sind zumeist unbewusst, autonom; beeinflussen lebenslang Wahrnehmung, Erleben, Denken und Verhalten → kommen im Psychotherapiesetting unter anderem durch Übertragungs- und Gegenübertragungsgeschehen zum Vorschein
- Komplexe sind Bausteine der Seele → Es gibt *positive und negative Komplexe;* vor allem negative, d. h. symptomverursachende Komplexe sind Gegenstand der Psychotherapie, z. B. negativer Mutterkomplex oder negativer Vaterkomplex
- Neurose: Uneinigkeit mit sich selbst
- Schwere seelische Erkrankungen sind dem negativen Mutterkomplex zuordenbar

Therapietheorie

- Unbewusste Anteile sollen in das Bewusstsein integriert werden → Durch die Bewusstwerdung verliert ein störender Komplex an Eigendynamik und damit an Wirksamkeit
- Arbeit an Komplexen (unter anderem Analyse, Aufdecken von Mustern des Erlebens und Verhaltens) sowie Auseinandersetzung mit dem Schatten und Anima/Animus-Anteilen der Patient:innen
- Dialog und Kooperation des Ich mit dem Unbewussten
- Suche nach Sinn, Orientierung, Entwicklungspotenzialen, Selbstwerdung
- Therapeut:innen verstehen sich als Vermittler:innen zu den Heilungskräften des Unbewussten sowie Vermittler:innen zwischen innerseelischen Konflikten zur seelischen Ausgeglichenheit und Ganzheit; bieten einen schützenden Raum, in dem Patient:innen Halt finden und Neues erproben können und es zu korrigierenden (Beziehungs-)Erfahrungen kommen kann
- *Indikation:* alle seelischen Erkrankungen und Störungen, Sinnkrisen, Neuorientierung (z. B. in der Lebensmitte), Individuation; Interesse an Träumen, Symbolischem und Kreativem (Träume, Imagination, Kunst)
- *Kontraindikation:* keine

Angewendete Methoden/Techniken/Settings

- *Setting:* gegenübersitzend, manchmal liegend
- *Frequenz:* 1–2 Sitzungen pro Woche
- *Spezifische Methoden und Techniken:*
  - *Dialog, Interaktionen* zwischen Patient:in und Therapeut:in (Nutzung und Analyse von Übertragung und Gegenübertragung)
  - *Arbeit mit Träumen/Traumdeutung* – Traumverständnis unterscheidet sich fundamental von jenem Freuds; Träume → Wegweiser, problemlösende und zukunftsorientierte Bedeutung; dienen der Spannungs- bzw. Affektregulation, vermitteln Sinn und Neuorientierung

    - *Objektstufendeutung:* Trauminhalt wird mit realen Objekten oder Personen oder Alltagssituationen in Verbindung gebracht
    - *Subjektstufendeutung:* Traumsymbole werden als unbewusste Persönlichkeitsanteile der Träumer:in interpretiert, ein Mittel zur Selbstreflexion → führen direkt zu den Komplexen der Träumer:in
    - *Amplifikation:* Anreicherung der Traumsymbole von Patient:innen durch den Einsatz universeller Symbole, wie sie in Märchen,

Mythen, Träumen und Kunstwerken vorkommen → Verwendung von z. B. Kinofilmen

- *Imaginationen, Arbeiten mit kreativen Techniken:* Malen, Zeichnen, Geschichten schreiben, Märchen, Mythen etc. → Patient:in soll neue, komplexverändernde Erfahrungen machen

• In Lebenskrise und ab Lebensmitte stehen nicht die Behandlung von Komplexen, sondern vielmehr Frage nach Lebenssinn und Neuorientierung im Fokus → Träume spielen dabei eine zentrale Rolle

Praxisbeispiel

Traumarbeit mit einer Patientin

„Ich bin inmitten einer Gorilla-Gruppe. Es gibt einen Streit um eine Banane. Die anderen sind zwar stärker, aber weil ich ein Mensch bin, bin ich klüger und kann die Banane ergattern. Ich fliehe in den Wald, der mir Angst macht.' Frau A. hatte zunächst große Schwierigkeiten, auch nur einigermaßen frei zu ihren Traummotiven zu assoziieren. Vielmehr versuchte sie durch abstraktes Wissen, in dem Fall referierte sie über die chromosomale Menschenähnlichkeit von Gorillas, sich auf kognitiver Ebene dem Traumbild anzunähern. Diese rationalisierende Denkfunktion zunächst nutzend, schickte ich Frau A. auf die Suche nach Filmen, Bildbänden und Geschichten über Gorillas. Solche ‚Hausaufgaben' nahm sie immer freudig an und brachte in der nächsten Stunde meist eine Fülle von Material vor. Die Auswahlkriterien des Materials aber waren leicht zu bestimmen und folgten ihrer vorherrschenden Komplexdynamik. Sie beschäftigte sich mit der Gruppenstruktur in Gorillahorden, mit der Rolle des Anführers und dem Schicksal ausgestoßener Gruppenmitglieder. Über Letzteres sah sie einen Film, der erstmals eine starke affektive Reaktion auslöste, als das ausgestoßene Affenweibchen zu verhungern drohte. Sie war verwundert über diese Reaktion, es sei doch ‚nur ein Film' gewesen. Über diesen Affekt, über das Bild der Ausgestoßenen und emotional Vernachlässigten, über die Gestalt des männlich-väterlichen Graurückens, der die Sicherheit jedes einzelnen Gruppenmitglieds garantierte, fand Frau A. langsam einen Zugang zu ihrer Sehnsucht nach einer starken väterlichen Bezugsperson und ihrer Angst, die aufkam, wenn sie feststellte, dass solch eine Person nicht in ihrer Nähe war. Die Banane wurde als das grundlegend Nährende interpretiert, um das in ihrer Familie immer gestritten werden musste, weil es davon immer zu wenig gab. Die erste von ihr geschilderte Beziehungsepisode, mit den Geschwistern und dem Vater Western zu schauen und das Gefühl zu haben, ‚zu wenig Vater' zu bekommen, konnte als Komplexepisode verstanden werden und löste eine mehrere Wochen andauernde, z. T. tiefe Traurigkeit aus. Sie träumte z. B.: ‚Ich stehe allein

in einem großen Garten mit vielen, z. T. schön blühenden Pflanzen. Ich kann mich nicht an ihm erfreuen, da ich große Angst habe.' Einsamkeit als persönliches Komplexthema einerseits und als Thema des existenziellen Menschseins andererseits konnte anerkannt werden. Gleichzeitig konnte Frau A. den Garten (subjekt-stufig) als Bild inneren Reichtums und Wachstumspotenzials erkennen, den es ganz unabhängig von jeglicher Einsamkeit in ihr aufzufinden und zu hegen gilt." [aus: Vogel, R. (2018). *Analytische Psychologie nach C.G. Jung.* Kohlhammer, S. 137 f.; mit freundlicher Genehmigung des Verlags].

Verwendete Literatur* und Literaturempfehlungen

*Kriz, J. (2014). Analytische Psychologie. In ders., *Grundkonzepte der Psychotherapie.* 7. vollst. überarb. u. erw. Aufl. (S. 67–79). Beltz.

Müller, A. & Müller, L. (2018). *Praxis der Analytischen Psychologie – Ein Lehrbuch für eine integrative Psychotherapie.* Kohlhammer.

Kast, V. (2006). *Träume: Die geheimnisvolle Sprache des Unbewussten.* Walter.

Rösler, C. (2010). *Analytische Psychologie heute.* Karger.

*Skolek, R. (2011). Analytische Psychologie. In G. Stumm (Hrsg.), *Psychotherapie: Schulen und Methoden. Eine Orientierungshilfe für Theorie und Praxis* (S. 85–97). Falter.

*Vogel, R.T. (2018). *Analytische Psychologie nach C.G. Jung.* Kohlhammer.

Ausbildungsmöglichkeit in Österreich
(Siehe Tab. 4.1)

Tab. 4.1 Informationen zur Fachausbildung für Analytische Psychologie

	Österreichische Gesellschaft für Analytische Psychologie (ÖGAP)
Ausbildungsort	Wien
Voraussetzungen und Aufnahmeverfahren	Lebenslauf (mit wichtigen Erlebnissen und inneren Entwicklungen) 3-mal 2 Gespräche mit Lehranalytiker:innen
Mindestdauer bzw. realistischer Durchschnittswert	Mind. 8 Semester → jedoch 5–6 Jahre realistisch
Selbsterfahrung/ Lehrtherapie	Mind. 300 h Lehranalyse (Empfehlung diese beiweiblichen und männlichen Lehranalytiker:innen zu absolvieren)

(Fortsetzung)

Tab. 4.1 (Fortsetzung)

	Österreichische Gesellschaft für Analytische Psychologie (ÖGAP)
Theorie	Mind. 300 h mit folgenden Schwerpunkten: *Erster Abschnitt:* 1. Grundlagen der Analytischen Psychologie 2. Neurosenlehre, Komplexdiagnostik, Komplexlehre 3. Psychologie des Traumes 4. Psychologie der Märchen 5. Psychologie der Mythen 6. Entwicklungspsychologie 7. Methodik der Psychotherapie (Übertragung und Gegen-übertragung, Traum, Imagination, Amplifikation, kreative Medien ...) 8. Symbolik der Alchemie 9. Aktive Imagination *Zweiter Abschnitt:* 1. Psychologische Deutung von Träumen 2. Psychologische Deutung von Märchen 3. Mythologie und Religion 4. Der Individuationsprozess und seine Symbole 5. Bildinterpretation
Psychothera-peutische Tätigkeit unter Supervision	Selbstständige Analysen mit mind. 3 Personen, wobei beide Geschlechter vertreten sein müssen – 2 Analysen müssen mind. je 80 h umfassen
Supervision der eigenen Praxis	Mind. 120 h davon mind. 100 h im dyadischen Setting
Format der Aus-bildung	Ausbildungsbeginn zweimal jährlich; keine kontinuierliche Ausbildungsgruppe
Abschluss	Diplomarbeit + Abschlussvortrag zur wissenschaftlichen Arbeit
Möglichkeiten der Akademisierung	Optional MSc über Kooperation mit MedUni Wien
Kosten	Mind. € 45.000 + € 8000 für MSc
Website	www.cgjung.at

4.2 Autogene Psychotherapie[2]

Geschichte der Methode

- Begründer: Johannes Heinrich Schultz (1884–1970), Facharzt für Neurologie und Psychiatrie in Deutschland
- Wurzeln der Autogenen Psychotherapie liegen indirekt Jahrtausende zurück → in sämtlichen alten Kulturen gab es Formen der Selbsthypnose und Versenkung in einen Trancezustand
- Basiert auf einer Form der Selbsthypnose, auch Autohypnose genannt
- Methode der „konzentrativen Selbstumschaltung" erlebte ab den 1920er-Jahren zunächst eine weite Verbreitung unter Psychiatern und Neurologen, die an einer Alternative zur rein somatischen Therapie für psychisch und psychosomatisch Erkrankte interessiert waren – 1926 wurde erstmals das entwickelte Verfahren mit dem Namen „Autogenes Training" an medizinische Fachöffentlichkeit getragen
- Begriff „autogen" – wörtlich *„aus sich heraus entstehend"* – beschreibt, dass es dabei um die Förderung der inneren Entwicklung durch die Stärkung der seelischen und körperlichen Selbstheilungskräfte geht
- 2003 Namensänderung: Autogenes Training (AT) → Autogene Psychotherapie (ATP); Gründe dafür: 1. Abgrenzung zu und Unterbindung von AT-Angeboten durch nicht psychotherapeutisch ausgebildete Laien (z. B. „Stresstrainer", „Wellnesstrainer", „Mentalcoach"); 2. Klarstellung von ATP als anerkannte, tiefenpsychologisch/psychodynamisch fundierte Psychotherapie**methode** (und nicht nur Technik), wovon Autogenes Training integraler Bestandteil ist

„Autogene Psychotherapie" besteht aus einem spezifischen dreistufigen Aufbau: Grundstufe (GS), Mittelstufe (MS) und Oberstufe (OS):

- *Grundstufe* (= Autogenes Training): Konzentrative Fokussierung auf eigenen Körper und innere Vorgänge; Herbeiführung einer bionomen Balance, über temporäre Regression (zu wiederbelebten, verinnerlichten Objektbeziehungen) im Dienste des Ich (wichtige narzisstische Homöostasefunktion) langsame Heranführung an unbewusstes Konfliktmaterial (implizite Gedächtniserfahrungen/primärprozesshaft), jedoch noch auf der Ebene von Problemdistanzierung/präverbaler Bereich.
- *Mittelstufe* als „Übergangsbereich" (imaginativer Raum) zur Oberstufe; Fokus: aus Entspannungszustand der GS zunehmende Problemkonfrontation und

---

[2] Text mit Unterstützung von Susanne Frei und Brigitte Bischof erstellt.

> Bildung von prägnanten persönlich formulierten Leitmotiven/-bildern i.S. von „Übergangsobjekt", d. h. erste sprachliche Formulierung, Förderung Realitätswahrnehmung/-überprüfung (Beginn sekundärprozesshaft und symbolisch).
> - *Oberstufe:* Intention zur Regression in Konflikt, um aus dem Unbewussten aufsteigende Erinnerungen, Vorstellungen, Symbole, Probleme und Traumata anhand Autogener Imaginationen und anschließender „Gestaltungen" therapeutisch i.S. von Freud bearbeiten zu können: „Erinnern – Wiederholen – Durcharbeiten".

Menschenbild

- Grundprinzip: Mensch als autonomes Wesen
- Leib-Seele-Verhältnis: ganzheitlich-psychosomatisch
- Ressourcen, Antworten auf wichtige Lebensthemen, Lösungen für tief in der Kindheit verwurzelte Probleme sind bereits im Menschen vorhanden → ressourcenorientiert
- Selbstständigkeit und prinzipielle Fähigkeit, innere Kräfte mobilisieren zu können

Persönlichkeits- und Entwicklungstheorie

Siehe dazu den Beitrag „Psychoanalyse und Psychoanalytisch orientierte Psychotherapie" und auch die Theorieinhalte im Rahmen der Fachausbildung (am Ende des Beitrags).

Störungslehre

- *Bionome Idee* → Mensch ist dann gesund, wenn er innerem Bauplan folgt und versucht sich zu entfalten; das Autogene Prinzip besteht darin, dass sich das Eigentliche nur verwirklichen lässt, wenn man es zulässt
- Geleitet von Konzepten der Psychopathologie, Neurosenlehre, Psychiatrie, Psychosomatik u. a., die alle psychodynamisch fundiert sind, wie z. B. Abwehr, Übertragung, Gegenübertragung, Widerstand (siehe dazu auch den Beitrag „Psychoanalyse und Psychoanalytisch orientierte Psychotherapie")
- Operationalisierte Psychodynamische Diagnostik (OPD) als eine diagnostische Grundlage

Therapietheorie

- Förderung der inneren Entwicklung durch die Stärkung der körperlichen und seelischen *Selbstheilungskräfte* → In der Grundstufe, dem Autogenen Training, erlernt man Übungen zur körperlichen und seelischen

Entspannung; die Beherrschung der Grundstufe ist Voraussetzung für Mittel- und Oberstufe → Im Entspannungszustand steigen Bilder aus dem Unbewussten auf, die anschließend bearbeitet werden

- Herbeiführen von hypnoiden Zuständen führt zu Ruhe und Erholung, einem Gefühl der Geborgenheit und einem veränderten Körpergefühl; verstärkte Selbstwahrnehmung, Erlebnis der eigenen Grenzen → Steigerung von Selbstvertrauen und Selbstwertgefühl
- Von der passiven zur aktiven Klient:in, die sich selbst gesundheitsförderlich sowohl in körperlicher, vor allem aber in psychischer Hinsicht beeinflussen kann
- Ziele sind Festigung der Ich-Grenzen, Stärkung des Selbstvertrauens sowie eine Verbesserung der Beziehung zu sich selbst und zu anderen
- Haltung des *„Geschehen-Lassens"*→ Prinzip des „Nicht-Tuns", des Sich-Lassens („Wer lernt [los-] zu lassen, der wird *gelassen!"*), der Selbstakzeptanz → „Was kommt, ist richtig"
- *Indikation:* für die Behandlung aller seelischen Störungen geeignet, besonders für sehr frühe, präverbale Störungen, wie z. B. Erkrankungen des psychosomatischen Formenkreises sowie somatisierte Angst- und Belastungsstörungen
- *Kontraindikation:* präpsychotische Zustände bzw. akute Psychosen

Angewendete Methoden/Techniken/Settings

- *Setting:* Einzel- oder Gruppentherapie → Übungen sitzend (ist der Regelfall) oder liegend
- *Frequenz:* Einzeltherapie: 1- bis 2-mal/wöchentlich (s. auch weiter unten) Gruppentherapie: 1-mal/Woche oder 14-tägig
- Mittel zum Erreichen des förderlichen Versenkungszustandes → Bereits im ersten Schritt wird über die Herbeiführung einer bionomen Balance, über eine temporäre Regression im Dienste des Ich (narzisstische Homöostasefunktion) der Zugang zum Unbewussten – zu konfliktbehaftetem Material – erleichtert, wobei es hier noch um Problemdistanzierung, um die Regression vor den Konflikt geht (präverbale Ebene)
- Regressive sowie progressive psychodynamische Aspekte können im Ablauf des „Autogenen Trainings" verdeutlicht werden
- *Autogenes Übungsprinzip:* Therapeutische Beziehung ist von Anfang an durch das *„Autogene Prinzip"* geprägt: einerseits Gleichrangigkeit, Partnerschaftlichkeit – andererseits Betonung der „tragenden" Rolle durch Patient:in: *eigenständiges* Üben [Einübung in die organismische Umschaltung („Training")], nicht fremdbeeinflusst (Abgrenzung zu Hypnose und Katathym Imaginative Psychotherapie), gesamte Persönlichkeit erlebt Üben als ganz persönliche, eigene „Leistung"

- Aufbau von der *Gesundheitsorientierung* her → zunächst Ziel der Erreichung einer bionomen Balance, erst wenn „fortgeschritten", Problemfokussierung und Konfliktbearbeitung
- Grundsätzliche therapeutische Haltung: Vertrauen in Entwicklungsmöglichkeiten von Patient:in, präsent, gewährend wie „good enough mother", i.S. von „taking care" und „holding function"→ Geben notwendiger Grundinformationen, zur Verfügung-Stehen bei Rückversicherungen („Wiederannäherungsphase"), dennoch immer das Abstinenzprinzip im Auge; Patient:in den *eigenen adäquaten* Weg erkunden lassen
- Bei Gruppen: basaler gruppendynamischer/gruppenanalytischer Beziehungsaspekt – immer Einzelanalyse in Gruppe; Gruppenmitglieder fungieren dabei als tragendes mütterliches Element, Therapeut:in ist steuerndes Objekt i.S. eines passageren Hilfs-Ich; dient gleichzeitig als Projektionsfläche für Patient:innen
- Zwischen Therapiestunden machen Patient:innen eigenständig *Übungen zu Hause* (bei der Grund- und Mittelstufe meist mehrmals täglich, bei der Oberstufe 1- bis 2-mal wöchentlich) und bringen ihre Erfahrungen damit in den Therapiestunden ein, wo sie je nach „Entwicklungsstand" bearbeitet werden

Grundstufe: Das Autogene Training besteht aus sechs Übungen, die aufeinander aufbauen (Schwere-Wärme-Atmung-Herz-Sonnengeflecht [oder Bauch], Kopf/Stirn, z. B. 1. „Der rechte Arm ist ganz schwer", 2. „Der rechte Arm ist ganz warm"). Zum Abschluss jeder Übung folgt einmalig die Ruhetönung: „Ich bin ganz ruhig oder Ruhe kommt von selbst". Alle Stufen, somit auch die Grundstufe der ATP, werden immer (außer vor dem Einschlafen) mit einem „Zurücknehmen" abgeschlossen (dient der Rückkehr ins Wachbewusstsein und verdeutlicht der Patient:in trotz des Sich-Lassens die Kontrolle über sich). Pro Woche wird eine weitere Übung erlernt; es werden dabei alle Sinne angesprochen → Patient:in kann selbst die Tiefe des Entspannungszustandes bestimmen.

Die Grundstufe kann manchmal bereits frühkindliche Probleme und Erfahrungen aus dem Unbewussten aktivieren, weswegen eine umfassende psychodynamische Ausbildung dafür notwendig ist. Andernfalls „spüren die Patient:innen nichts" oder hören auf, weil sie sich „als ungeeignet empfinden"; erkennt Therapeut:in dies nicht und wirkt demnach nicht deeskalierend, kann Patient:in im schlimmsten Fall dekompensieren. Tatsächlich stoßen vor allem frühgestörte Personen bereits bei der Grundstufe meist unbewusst auf ihre grundlegenden, nicht verbalisierbaren Grundkonflikte und Probleme und reagieren mit Widerstand gegen die Methode. Eine gut in der Methode ausgebildete Psychotherapeut:in kann dies im Rahmen des psychodynamischen Konzepts gut zuordnen und der Patient:in weiterhelfen.

Mittelstufe: Charakteristikum ist Übergangsbereich zur Oberstufe der sog. „potenzielle oder imaginative Raum"; aus dem Unbewussten aufsteigende problembesetzte Gefühle oder körperliche Symptome können mit der durch die Ruhe (z. B. Angst- und Spannungsreduzierung) der Grundstufe herbeigeführten Gelassenheit und inneren Distanz betrachtet und mithilfe prägnanter persönlich formulierter Leitmotive/-bilder benannt werden. Durch die entspannte Grundhaltung können somit Konfliktpotenziale bzw. Blockaden bearbeitet und Lösungen, die im Unbewussten schlummern, gefunden werden – erste „Worte", erste Symbole; frühe Körpererfahrungen (Aufspüren/Erleben in der Grundstufe) können dadurch vom Resomatisierungszustand durch zunehmende Reifung des Ich in eine Desomatisierung übergeführt werden (wobei durch „Retraumatisierungen" jedoch wieder „Regression" möglich ist), d. h. Mentalisierungs- und Symbolisierungsfähigkeit entwickeln sich.

Analytische Oberstufe: Diese wurde bereits von J. H. Schultz begründet und von Heinrich Wallnöfer (Begründer der ÖGATAP) weiterentwickelt: Klares Ziel ist hier die Intention zur Regression *in* den Konflikt, also die Konfrontation mit unbewussten Konfliktinhalten. Die retrospektive Betrachtungsweise in Kombination mit einer biografischen Anamnese und der Aufarbeitung von Traumatisierungen oder konflikthaften Ereignissen soll dabei in den Fokus gerückt werden.

Bereits geübte Patient:in gleitet wieder in fokussierten, bewusstseins-gesenkten Zustand und wendet sich anschließend von Therapeut:in vor-gegebenen oder auch selbstgewählten Themen, Motiven oder Symbolen zu (z. B. Farbe, Gegenstand, abstrakter Begriff, Frage an das Unbewusste, Betrachtung einer anderen oder der eigenen Person, Nachtträume „weiter-träumen"). Die Vorgabe von Motiven wird jedoch als Fokussierungsein-ladung bzw. als Anregung zur Symbolproduktion verstanden und keinesfalls als „Muss" oder Aufdrängen einer Suggestion → Patient:in führt auto-nom die Imagination durch, wobei sich in den aufsteigenden „Bildern" bzw. Symbolen immer die subjektiven Erfahrungen und Erlebnisse widerspiegeln. Danach findet Nachgespräch mit Psychotherapeut:in statt, wobei die erlebten inneren „Bilder" mit freien Einfällen, bildhaften gefühls- und körperbesetzten Assoziationen und Fantasien der Patient:innen angereichert und mit einer der Psychoanalyse ähnlichen Vorgangsweise und abstinenten Haltung durch die Therapeut:in in Verbindung gebracht werden. Wesentlich ist die innere Haltung von Therapeut:in, denn alles, was vom Überden kommt, soll wert-frei i.S. der gleichschwebenden Aufmerksamkeit angenommen werden (auch Umgang mit der Eigen– und Gegenübertragung). Meist werden kreative Möglichkeiten der Gestaltung verwendet (Zeichnen, Malen, mit Ton arbeiten, Schreiben etc.); zu betonen ist, dass es in Verbindung mit Problemen und Konflikten und einer retrospektiven Orientierung kommt, nicht zuletzt einer biografischen Anamnese, zur analytischen Aufarbeitung früher Traumen und Konflikte → Die Nachbearbeitung der Inhalte erfolgt im Sinne Freuds „Erinnern – Wiederholen – Durcharbeiten"; für die Oberstufe benötigt man sehr viel psychodynamisches Wissen, eine fortgeschrittene Ausbildung sowie ein hohes Maß an Eigenerfahrung.

Praxisbeispiel

Fallvignette zur Grundstufe der ATP aus tiefenpsychologischer Sicht

„Herr H. berichtet über das sukzessive Schwererwerden des rechten Armes (‚Nichts anderes!'), bis dieser plötzlich von der Armlehne gefallen sei, was ihn aber nur kurzfristig von seiner ‚Entspannung raushob'. Des Weiteren hatte er die Ruhetönung ‚Ruhe kommt von selbst' gewählt, da er sich lieber ‚von außen versorgen' ließe (was auf seinen Grundkonflikt: passiv-oraler Versorgungswünsche hinweist). Das Zurücknehmen hätte er am liebsten gar nicht gebraucht! (Wunsch, ewig in diesem Zustand verweilen zu können). Bei der Wärmeübung hingegen spürte er zunehmend ‚Hitze im Kopf'. ‚Da bin ich nicht mehr ich selbst, kann das nicht mehr selbst steuern!' und assoziiert spontan ‚Hitzkopf' dazu. Das hätte aber sicher nichts mit Aggression zu tun (Verneinung), denn dabei handle es sich um einen ‚Verrückten', der in den Tag hineinlebt, tut, was er will, ohne nachzudenken. Zu einem späteren Zeitpunkt fällt ihm ein, dass er allerdings in der Funktion des ‚Zimmerkommandanten' seinen Kameraden ordentlich die Meinung gesagt hat und über sein ‚unbekanntes Wohlgefühl' danach erstaunt gewesen sei. In der darauffolgenden Einheit entschließen sich bis auf Herrn H. die anderen Teilnehmer, die Atemübung einmal im Liegen zu versuchen und fühlen sich danach besonders entspannt; während der Übung in ‚ganz tiefer Trance, ohne eingeschlafen zu sein'. Der Patient hat große Angst vor dem Loslassen/Fallenlassen, vor dem ‚Sich-Auflösen', ein Aspekt, der auch in seiner jungen Ehe von Bedeutung ist. Nach seinem Stimmungstief am Morgen, ausgelöst durch Schneematsch, hat sich nun nach dem Üben ein deutlich erlebbarer Stimmungswandel vollzogen. Als er nun aus dem Fenster sieht, erlebt er die Natur als ‚schön, so ruhig und gleichmäßig – WIE ICH!' (‚Eins-Sein'/Verschmelzung mit Mutter [Natur]). So bestätigt sich bei Herrn H., dass die Rhythmisierung in der Atem- und Herzübung [...] die Regression vertieft. ... Nach der Sonnengeflechtsübung fühlt der Patient ein vertieftes Wärmegefühl im gesamten Körper ‚strömen', der Magen spürt sich erstmals nicht mehr schmerzend, sondern ‚herrlich erwärmt' an. ... Herz- und Sonnengeflechtsübung hatten ja der übenden Differenzierung und Komplettierung des Körperschemas gedient. ... Herr H. fühlt sich sehr entspannt und ‚lernt auf sich zu hören – wenn die Zeit reif ist!' (seine Nachreifung erfolgt). Er kann sich fallen lassen und auch mit seiner Aggression besser umgehen. In seinem Umfeld kann er sich besser abgrenzen, auch bei Streitereien mit seiner Frau, wobei er nach einem Vorfall auf gewohnte Magenschmerzen wartete, die aber nicht eintraten! D. h., dass eine Resomatisierung nicht mehr nötig war, der Patient hatte nun stattdessen ein

‚reiferes Repertoire' zur Verfügung. " [aus: Bischof, B. (2012). Ziele der Behandlung. Tiefenpsychologische Konzepte. In ÖGATAP (Hrsg.), *Der ATP-Reader. Grundsatzbeiträge zur Theorie und Praxis der Autogenen Psychotherapie* (S. 13–25). Eigenverlag, S. 20 ff.; Erstveröffentlichung in: Bischof, B. (2006). Ziele Autogenen Trainings. Grundstufe der ATP. *Imagination,* 2, 49–63; mit freundlicher Genehmigung der Autorin und der ÖGATAP als Herausgeberin].

Verwendete Literatur* und Literaturempfehlungen

Bischof, B. (2004). Autogene Psychotherapie. *Imagination,* 2, 51–61.

Bischof, B. & Dieter, J. (2022). Diagnostik in der Autogenen Psychotherapie. In C. Höfner & M. Hochgerner (Hrsg.), *Psychotherapeutische Diagnostik. Kompendium für alle in Österreich anerkannten Therapieverfahren* (S. 163–176). Springer.

*Frei, S. (2011). Autogene Psychotherapie. In G. Stumm (Hrsg.), *Psychotherapie. Schulen und Methoden. Eine Orientierungshilfe für Theorie und Praxis.* 3. vollst. überarb. u. erw. Aufl. (S. 127–132). Falter.

Hoffmann, B. (2004). *Handbuch Autogenes Training.* DTV.

Kraft, H. (2004). *Autogenes Training. Handbuch für die Praxis.* Hippokrates.

*Österreichische Gesellschaft für angewandte Tiefenpsychologie und allgemeine Psychotherapie (ÖGATAP) (Hrsg.) (2012). *Der ATP-Reader. Grundsatzbeiträge zur Theorie und Praxis der Autogenen Psychotherapie.* https://oegatap.at/autogene_psychotherapie (letzter Zugriff am 17.10.2021).

Wallnöfer, H. (2003). *Gesund mit Autogenem Training und Autogener Psychotherapie.* Novum.

Ausbildungsmöglichkeit in Österreich
(Siehe Tab. 4.2)

Tab. 4.2 Informationen zur Fachausbildung für Autogene Psychotherapie

	Österreichische Gesellschaft für angewandte Tiefenpsychologie und allgemeine Psychotherapie (ÖGATAP)
Ausbildungsort	Wien
Voraussetzungen und Aufnahmeverfahren	Auswahlseminar in der Methode + 1 Aufnahmegespräch mit 2 Lehrtherapeut:innen
Mindestdauer bzw. realistischer Durchschnittswert	5–6 Jahre
Selbsterfahrung/ Lehrtherapie	Mind. 490 h, davon mind. 100 h im Zweiersetting, 300 h in einer kontinuierlichen Ausbildungsgruppe, 90 h im Rahmen verschiedener Intensiv- und Anwendungsseminare
Theorie	300 h, davon 150 in der kontinuierlichen Ausbildungsgruppe, die restlichen 150 in verschiedenen Intensiv- und Theorieseminaren; mit u. a. folgenden Inhalten: Tiefenpsychologische Entwicklungspsychologie; weiterentwickelte psychoanalytische Konzepte (u. a. Triebtheorie, Objektbeziehungstheorie, Ich-Psychologie, Selbstpsychologie, Narzissmustheorie); spezifische Theorie der ATP auf tiefenpsychologischer Grundlage (Theorie des Unbewussten, Traumtheorie, Symbolik, Theorie der Imagination, psychophysiologische und neurobiologische Dimension der ATP); Konzepte von Abwehr, Übertragung, Gegenübertragung, Widerstand; tiefenpsychologische Persönlichkeits- und Interaktionskonzepte; tiefenpsychologische Theorie gruppendynamischer Prozesse
Psychotherapeutische Tätigkeit unter Supervision	Nach ca. 2 Jahren, bestandener Statusprüfung und bei Erfüllung folgender Voraussetzungen: • Mind. 50 h Selbsterfahrung im Zweiersetting • Mind. 400 h Praktikum mit begleitender Praktikumssupervision • 100 h Gruppenselbsterfahrung • 150 h Theorie • Teilnahme an einem ATP-Intensivseminar (oder Anwendungsseminar) • Ein aktueller Strafregisterauszug
Supervision der eigenen Praxis	Mind. 120 h Gruppensupervision, inkl. 10 Fallvorstellungen (eigene Fälle); Empfohlen: neben Gruppensupervision auch Supervision im Zweiersetting
Format der Ausbildung	Kontinuierliche Ausbildungsgruppe (max. 14 Tln.)
Abschluss	Schriftliche Ausarbeitung eines Therapieverlaufs + Therapeutenkolloquium (Gespräch über eingereichten Fall, Behandlungsstil, allgemeine Fragen zu Theorie und Praxis)
Möglichkeiten der Akademisierung	Optional MSc über Kooperation mit MedUni Wien
Kosten	Mind. € 34.000 + € 8000 für MSc
Website	www.oegatap.at/autogene_psychotherapie

4.3 Daseinsanalyse[3]

Zur Geschichte der Methode

- Entstehung und Entwicklung im Zuge der geistigen Erneuerungen nach dem Zweiten Weltkrieg → Es herrscht eine wissenschaftliche Unzufriedenheit mit der traditionellen, systematisierenden klinischen Psychopathologie und Psychotherapie
- Begründer der Daseinsanalyse (DA): Ludwig Binswanger (1881–1966) → Ausbildung bei Eugen Bleuler in Zürich, hat durch C.G. Jung die Psychoanalyse kennengelernt (pflegte lebenslange Freundschaft mit Freud, verschiedene Besuche und Gegenbesuche in Wien bzw. Kreuzlingen), übernahm 1910 ärztliche Leitung des Sanatoriums Bellevue in Kreuzlingen (psychiatrische Privatklinik), entwickelte ab 1930 durch zentralen Einfluss von Martin Heidegger sowie der Phänomenologie von Edmund Husserl die Daseinsanalyse (jedoch als wissenschaftliches Forschungsgebiet, nicht als Therapiemethode)
- Erweiterung der DA nach Zweitem Weltkrieg in den 1950er-Jahren in Zürich durch Medard Boss (1903–1990) → Ausbildung in Psychiatrie und Psychoanalyse, war zunächst überzeugter Anhänger Freuds (nach eigenen Angaben kurze Zeit bei Freud in Wien in Analyse) und wandte sich 1940 der Phänomenologie von Ludwig Binswanger zu; durch die Begegnung mit Martin Heidegger („Sein und Zeit") folgte eine lange Freundschaft und begründete die Daseinsanalyse als Psychotherapiemethode mit dem Anwendungsbereich auf dem Gebiet der Neurosen, Psychosen, der Psychosomatik und der Traumlehre; er kritisierte an Binswanger, dass die unzulängliche Rezeption von Heideggers Philosophie zu falscher Interpretation und Verwendung führe
- Beide beziehen sich jedoch positiv auf die Philosophie Martin Heideggers und verfolgen eine kritische Auseinandersetzung mit der Psychoanalyse Sigmund Freuds, zudem erheben beide den Anspruch, sich der phänomenologischen Methode zu bedienen → Es entspringt daraus eine verwandte Terminologie, aber keine inhaltliche Übereinstimmung
- DA wurde weiterentwickelt von Gion Condrau (1919–2006) und Alice Holzhey-Kunz (*1943)
- Daseinsanalyse versteht sich als Weiterentwicklung der Psychoanalyse und fragt auf eine neue Weise nach dem Wesen (Sein) des Menschen

---

[3] Text mit Unterstützung von Hans-Dieter Foerster erstellt.

Daseinsanalyse (DA) ist eine tiefenpsychologische Therapieform und Forschungsrichtung mit phänomenologisch-hermeneutischer Ausrichtung, die im Rahmen einer existential-ontologisch fundierten Anthropologie auf neue Weise nach dem Wesen (Sein) des Menschen fragt. Das Sein zeigt sich im Seienden, das Sein zeigt sich in dem was „ist", alles ist im Grunde dasselbe.

Menschenbild

- Mensch wird als *Da-sein* gefasst → weltoffene, durch Seinsverständnis geprägte Existenz; die Grundverfassung des menschlichen Existierens ist das leibhaftige Anwesen im „Da" des „In-der-Welt-sein", Offen-sein für den jeweiligen Bereich des Für- und Miteinanders

Persönlichkeits- und Entwicklungstheorie

- Weltentwurf: Damit ist der umfassende Horizont des In-der-Welt-sein gemeint, innerhalb der sich ein Mensch bewegt, denkt und handelt → kann je nach Persönlichkeit, stimmungsabhängig oder krankheitsbedingt weit oder eng sein
- Da-sein: Bezeichnung für Mensch, Vollzug des eigenen Sein-könnens, in der Wahrheit des Seins stehen und das In-der-Welt-sein offenhalten

Störungslehre

- Ausgangspunkt der daseinsanalytischen Krankheitslehre ist das Existieren des Menschen
- Daseinsanalytisches Verständnis von Krank-sein wird vom Gesund-sein her verstanden
- *Gesundsein:* optimales, freies Verfügen-können über sämtliche einem Menschen im Grunde gegebenen Beziehungsmöglichkeiten
- Gesunder Mensch weiß um seine Vergänglichkeit, ist offen für die Möglichkeit krank zu sein oder zu werden → erweiterte Definition von Gesundheit, bei der auch das Offensein für Krankheit als Zeichen von Gesundsein verstanden wird
- *Kranksein:* ist ein Unfrei-Sein, ein Mangel an Gesundheit und letztlich eine Bedrohung des menschlichen Daseins; „Beeinträchtigung" der Offenheit
- Der kranke Mensch ist immer in seinem gesamten Existieren beengt → Das ganze Dasein ist beeinträchtigt

- Es wird eher vom Kranksein als von Krankheit gesprochen → Es soll dadurch das Persönliche des menschlichen Daseins unterstrichen werden
- Psychisches und psychosomatisches Leiden wird als eingeengtes und unfreies Existieren verstanden in Bezug auf die jeweilige Um- und Mitwelt
- Psychische Symptome haben einen Sinn, deren Klärung Patient:in zu sich selbst und zum Grund des Leidens führt

Therapietheorie

- *Therapieziel:* optimale Befreiung von der Beeinträchtigung der Weltoffenheit → optimales sich Offenhalten-können für den jeweiligen Weltbereich; Ermöglichung freier selbstverantwortlicher Existenz
- Verstehen des Menschen als Da-sein anstelle des Verstehens des Menschen als vernunftbegabtes Wesen (z. B. animal rationale)
- *Zentrale Haltung:* Die Methode der Daseinsanalyse ist die Phänomenologie → Das, was ist, was sich zeigt, zeigt sich von selbst (es bedarf nicht des Menschen, der den Dingen ihre Bedeutung gibt)
- *Indikation:* DA eignet sich für die Behandlung aller psychischen und psychosomatischen Störungen, wenn Person motiviert und bereit ist, sich mit der eigenen Existenz und den Konflikten auseinanderzusetzen
- *Kontraindikation:* keine

Angewendete Methoden/Techniken/Settings

- *Setting:* Therapie erfolgt liegend mit mehrmaligen Sitzungen pro Woche
- Analytisches Gespräch, das vertiefte Einsicht und Auseinandersetzung mit der eigenen Existenz, Ängsten, Wünschen und abgewehrten Bereichen ermöglichen soll
- Therapeut:in versteht sich als Verbündete der Patient:in, es geht um die Entwicklung der noch schlummernden Reifungsmöglichkeiten, welche aufgrund von Fehlerziehung in der Kindheit nicht entfaltet werden konnten
- *Methodik der Daseinsanalyse:*
  - *Therapeutische Beziehung:* Ort, an dem sich Neues ereignen kann und Patient: in bisher ungelebte Möglichkeiten ausprobieren kann
  - Entfaltung und Ernstnehmen der eigenen Gedanken
  - *Abstinenz* der Therapeut:in
  - Zuhören in gleichschwebender Aufmerksamkeit

- *Bearbeitung von Träumen:* Traum wird nicht gedeutet, sondern ausgelegt, wird so genommen, wie er sich zeigt; es wird nicht zwischen manifestem und latentem Trauminhalt unterschieden
- Themen des Daseins und seiner Dynamik: Sein/Nichtsein, Leben/Tod, Sorgetragen für sich selbst, für andere und für die Umwelt

Praxisbeispiel

Traumauslegung

„Eine 26-jährige Frau berichtet einen wiederkehrenden Traum. Im Traum befindet sie sich in ihrer Wohnung. Eine fremde, unbekannte Macht versucht von außen, durch die Wohnungstüre bei ihr einzudringen. Die Türe ist abgeschlossen. Sie hat Angst vor dem Fremden und wagt nicht, vor der Türe nachzusehen. In weiteren Träumen kommt die fremde, unbekannte Macht näher und zeigt sich konkreter. Die Geräusche werden lauter. Es gibt Kratzen an der Türe, Lärmen und Brüllen. Wieder hat sie Angst. Sie träumt sich in ihrer Wohnung. An ihrer Wohnungstüre gibt es lautes Klopfen, Glocken läuten. Dann klingelt die Türglocke. Im Traum hofft die Träumerin, es möge doch nur ein Traum sein. Im Wachen berichtet sie von einer furchtbaren Gewalt im Traum, die vor ihrer Tür tobt und in ihre Wohnung einzudringen versucht. Eines Nachts träumt sie, ihre Wohnungstüre ist offen und vor ihr steht ein gewaltiger Stier. Sein wilder Blick verrät, dass er es auf sie abgesehen hat. Im letzten Moment vermag sie die Türe zu schließen und zu verriegeln. Von nun an taucht der Stier fast jede Nacht in ihren Träumen auf. Sie versucht zu fliehen, sich zu verkriechen oder sich einzusperren. Immer ist sie dem Stier ohnmächtig ausgeliefert. In einem Traum glaubt sie sich in einem Zimmer vor dem Stier in Sicherheit. Da entdeckt sie im Dach ein Loch und sieht, wie ein Stier sich mit seinem Bauch durch das Loch zwängt. Wieder läuft sie in Panik davon, um sich in Sicherheit zu bringen. Auffallend ist, dass sie in den Träumen allein ist, niemand ihr beisteht oder den Stier zu bändigen versucht. Meist ist es im Traum ihr Elternhaus, wo der Stier auftaucht. Mit der regelmäßigen Wiederkehr des Stier-Traums beginnt die Angst der Träumerin vor dem Stier nachzulassen und es erwacht ihre Neugierde. In den folgenden Träumen beginnt sie sich umzusehen, wo der Stier steckt. In einem Traum gelingt es dem Nachbar den Stier zu besänftigen. Auch gibt es Träume, in denen die Gefährlichkeit des Stieres abgenommen hat und sein Kopf menschliche Züge bekommt. Langsam wagt auch die Träumerin sich dem Stier zu nähern. In einem Traum krault sie den Stier am Hals. Dieser lässt es sich gefallen und scheint es zu genießen, wie die Träumerin selbst. Längst ist dieser Frau im Wachen aufgegangen, dass der Stier-Traum sie auf ihren Bezug ,Männlichem' gegenüber, auf ihren Bezug zu Männern und auf ihren Bezug zu Sexualität verweist. Sie entdeckt, was sie ohnehin schon ahnte, in welchem Ausmaß Männer für sie im Wachen ähnlich fremde gefährliche Wesen waren wie für sie anfangs der Stier im Traum. Im Wachen lebt die Träumerin zusammen mit einem Mann in einer Art Bruder-Schwester-Beziehung.

Beziehungsmäßig stellt er an sie keine großen Ansprüche. Es genügt ihm, dass es sie gibt, sie seinen Haushalt erledigt, die Wäsche besorgt und ihn pflegt, wenn er krank ist. Lange Zeit schätzt sie seine Genügsamkeit und sein kuscheltierartiges Verhalten. Doch seit einiger Zeit spürt sie in sich eine Unzufriedenheit mit dieser Situation und sie beginnt seine Trägheit abzulehnen. So wie sie sich im Traum mit dem Stier allmählich anzufreunden vermochte, war es ihr auch im Wachen möglich, Männer an sich heranzulassen. Auf einer Tanzveranstaltung lernt diese Frau einen Mann kennen, der das Gegenteil von ihrem Freund ist, vital, lebenslustig, draufgängerisch. Sein ungestümes Wesen erinnert sie an das des Stieres im Traum. Seine Art erschreckt sie, doch gleichzeitig zieht seine Art sie mehr und mehr an. Schließlich kommen sie sich nahe und sie fühlt sich wohl, wenn sie sich umarmen. Die Träumerin stammt aus einer dem Körperlichen gegenüber ablehnend eingestellten Familie, von der sie sich bisher nicht zu lösen vermochte. In kindlicher Abhängigkeit von ihren Eltern wagte sie kaum eigene Wege zu gehen. So blieb ihr vieles, das außerhalb ihres Elternhauses lag, fremd oder sie hatte sich diesem gegenüber verschlossen. Zärtlichkeit und erotische Gefühle blieben bei ihr unterentwickelt. Sie war lediglich im Austrag des Existenzial des Gestimmt-sein eingeengt bzw. verschlossen. Ab nun ließ sie sich den lustvollen Bezug zu Männern nicht mehr nehmen." [erstellt von Hans-Dieter Foerster für Vortrag in Sao Paulo 2018; mit freundlicher Genehmigung des Autors].

Verwendete Literatur* und Literaturempfehlungen

Binswanger, L. (1992–1994). *Ausgewählte Werke in vier Bänden.* Asanger.

Boss, M. (1982). *Von der Spannweite der Seele.* Benteli.

Boss, M. (1991). *„Es träumte mir vergangene Nacht, …": Sehübungen im Bereiche des Träumens und Beispiele für die praktische Anwendung eines neuen Traumverständnisses.* 2. Aufl. Huber (Orig.: 1975).

Boss, M. (1999). *Grundriss der Medizin und der Psychologie: Ansätze zu einer phänomenologischen Physiologie, Psychologie, Pathologie, Therapie und zu einer daseinsgemäßen Präventiv-Medizin in der modernen Industriegesellschaft.* 3. Aufl. Huber (Orig: 1971).

Condrau, G. (1992). *Sigmund Freud und Martin Heidegger: Daseinsanalytische Neurosenlehre und Psychotherapie.* Universitätsverlag Freiburg.

*Holzhey-Kunz, A. (2014). *Daseinsanalyse. Der existenzphilosophische Blick auf seelisches Leiden und seine Therapie.* Facultas.

*Längle, A. & Holzhey-Kunz, A. (2008). *Existenzanalyse und Daseinsanalyse.* Facultas.

*Wucherer-Huldenfeld, A.K. & Foerster, H.-D. (2011). Daseinsanalyse. In G. Stumm (Hrsg.), *Psychotherapie. Schulen und Methoden. Eine Orientierungshilfe für Theorie und Praxis.* 3. vollst. überarb. u. erw. Aufl. (S. 245–249). Falter.

Ausbildungsmöglichkeit in Österreich
(Siehe Tab. 4.3)

Tab. 4.3 Informationen zur Fachausbildung für Daseinsanalyse

	Österreichisches Daseinsanalytisches Institut für Psychotherapie, Psychosomatik und Grundlagen-forschung (ÖDAI)
Ausbildungsort	Wien
Voraussetzungen und Aufnahmeverfahren	100 h Analyse + Ausbildungsantrag (Lebenslauf) + 2 Auswahlgespräche
Mindestdauer bzw. realistischer Durchschnittswert	5 Jahre
Selbsterfahrung/Lehrtherapie	Mind. 400 h Lehranalyse
Theorie	Mind. 400 h, u. a. philosophische Grundlagen der Daseinsanalyse, Theorie der Daseinsanalytischen Anthropologie und Psychotherapie, Psychosomatik, Psychopathologie, Literaturseminare
Psychotherapeutische Tätigkeit unter Supervision	Nach Beschluss der Ausbildungskommission, einem großen Teil des Praktikums und bestandener schriftlicher Prüfung, frühestens 1,5 Jahre nach Ausbildungsbeginn; mind. 900 h mit mind. 2 Klient:innen über längeren Zeitraum, erfolgt grundsätzlich am Institut
Supervision der eigenen Praxis	50 h im dyadischen Setting, 120 h im Gruppensetting
Format der Ausbildung	Ausbildung kann jederzeit begonnen werden; es gibt keine konstante Ausbildungsgruppe
Abschluss	Klausurarbeit, in welcher die Auslegung und therapeutische Anwendung von Träumen dargestellt werden soll + zwei Fallvorstellungen im Seminar oder eine Fallvorstellung und eine ausführliche schriftliche Arbeit zu einem Thema + publikationsreife Arbeit im Umfang von ca. 25 Seiten
Möglichkeiten der Akademisierung	–
Kosten	Ca. € 45.000
Website	www.daseinsanalyse.at

4.4   Dynamische Gruppenpsychotherapie[4]

Zur Geschichte der Methode

- Ursprung eng verbunden mit Raoul Schindler (1923–2014), Begründer des „Österreichischen Arbeitskreises für Gruppentherapie und Gruppendynamik (ÖAGG)" in Wien → führte Menschen, die mit „Gruppen" arbeiten wollten, zusammen
- In der klinischen Arbeit mit psychotischen Patient:innen wurde von ihm in den 1950er-Jahre die Bifokale Gruppen- und Familientherapie entwickelt; es folgte das Modell der Personalisationsphasen sowie die Rangdynamik
- Aus Verbindung sozial- und tiefenpsychologischer Theorien entstand der Ansatz der „Dynamischen Gruppenpsychotherapie" (DG) → Inhaltliche Bezüge finden sich zu diversen psychodynamisch und interaktionell ausgerichteten Gruppenmethoden wie z. B. zum Göttinger Modell

Menschenbild

- Beschäftigung mit Relationen: mit dem, was zwischen Personen und sozialen Systemen passiert
- Interpersonales Menschenbild: Person und Umwelt stehen in einem interdependenten, unauflöslichen Systemzusammenhang, indem der Zustand jedes Teils von den anderen Teilen abhängig ist

Persönlichkeits- und Entwicklungstheorie

- Persönlichkeitsbegriff geht auf die Feldtheorie Kurt Lewins zurück
- Person und Umwelt bilden einen unauflöslichen Gesamtzusammenhang; Verhalten ist eine Funktion von Person und Umwelt → $V = f(P,U)$
- Entwicklung durch das Streben nach Ganzheit auf der Grundlage vorhandener Ressourcen → Erweiterung des persönlichen Freiraums

Störungslehre

- Interpersonelle Theorie der Krankheitsentstehung → Psychische Krankheit wird nicht als individuelles Problem gesehen, sondern als Pathologie des Umfeldes bzw. von Beziehungs- und Kommunikationsstrukturen

---

[4] Text mit Unterstützung von Maria Majce-Egger erstellt.

- Spezielle Symptombildung und psychische Störungen werden nur im Zusammenhang mit gesellschaftlicher bzw. kultureller Ordnung verstehbar
- Krankheit als soziales Rollenverhalten
- Gesundheit → seelische, leibliche und soziale Ganzheit → Krankheit ist davon nicht eindeutig abgrenzbar

Therapietheorie

- *Grundlagen:* Soziodynamisches Gruppenmodell von Raoul Schindler, psychoanalytische (Burrow, Bion, Klein, Ezriel, Heigl-Evers, Yalom) und sozialpsychologische Theorien (Lewin) sowie Einfluss aus Kommunikations- und Systemtheorie, konstruktivistischen Ansätzen, Gendertheorie
- Nützt die Gruppe als eigenes Therapieinstrument
- Gruppe fungiert durch Übertragungen und Rollengestaltungen als therapeutisches Medium → Persönliche Probleme kommen in dem Mikrokosmos Gruppe zum Tragen, Wiederinszenierung der Konfliktdynamik im Hier und Jetzt
- *Zentraler Wirkfaktor:* Bewusstwerden von Abwehrmechanismen, Widerständen und Konfliktinszenierung
- *Therapieziel:* Herstellung von Ganzheit und Bewegung
- *Indikation:* besonders geeignet bei Bewältigung von interpersonalen Problemen, Krisen- und Konfliktsituationen, bei Veränderung von Abhängigkeiten und Lebensphasen
- *Kontraindikationen:* akut psychotisches Geschehen, hohe Suizidalität, Intoxikation

Angewendete Methoden/Techniken/Settings

- *Setting:* Gruppe: wöchentlich mit jeweils 90 min; Zweiersetting: Fokus liegt auf Beziehungsgeschehen im Hier und Jetzt sowie auf Reinszenierungen unter Beachtung von Übertragungsphänomenen
- Funktion und Aufgaben der Psychotherapeut:in:
  - Unterstützung bei der Organisation der Gruppe und der persönlichen Umwelt sowie der Verbesserung der Kommunikation
  - Hilfestellung bei der Einleitung eines Entwicklungsprozesses
  - Schaffen eines Rahmens → Zeit, Raum, Unterstützung der Zielsetzung etc.
  - Rechtzeitiges Erkennen von krisenhaften Entwicklungen und Verhinderung von Schaden

– Reflexionsfähigkeit unterstützen
– Herbeiführen von Reflexionsprozessen als Gruppenkultur
– Vermittlung zwischen innen und außen
- Interventionen konzentrieren sich auf interpersonale Beziehungen, auf die Gesamtheit der Gruppe oder die persönliche Umwelt der Person und ihre Dynamik → Interventionsplanung bezieht sich auf Prozessanalyse (persönliche Entwicklung der Teilnehmer:innen, interpersonale Beziehungen sowie Entwicklung der dynamischen Rangstruktur)
- Methodische Prinzipien:
  – Zwischenmenschliche Beziehung und Interaktion → wechselseitige Stimulierung der Teilnehmer:innen
  – Pluralität → „Jeder Mensch ist eine Gruppe" – bedeutet, dass jede Person mehrere Sozialisationserfahrungen gemacht hat, die in der eigenen Person zusammenfließen; daraus entstehen in der Gruppe vielfältige Begegnungs- und Übertragungsmöglichkeiten
  – Hier und Jetzt → Aktuelle Erfahrungen bilden die Grundlage der Therapie; es wird davon ausgegangen, dass nur über aktuelle Prozesse Einfluss genommen werden kann
  – Relative Unstrukturiertheit → gewohntes konventionelles Verhalten soll unterbrochen werden → Selbsterleben und Reflexion sind Inhalt der Arbeit; Themen, die unweigerlich auftauchen, sind Macht/ Autorität, Zugehörigkeit/Ausschluss, Beziehung/Intimität sowie Anerkennung/Angst vor Entwertung
  – Gruppenentwicklung nach eigenen Gesetzmäßigkeiten; Modelle dazu sollen als Hintergrund für Interventionsplanung genutzt werden
  – Konflikt- und Strukturmerkmale
  – Übertragung und Gegenübertragung
  – Auch im dyadischen Setting sind Zugehörigkeiten (Umwelt) und soziale Positionierungen (im Sinne der Rangdynamik) und ihre krank- bzw. gesundmachende Wirkung auf die Person wesentliche Bezüge
  – Spezifische Methoden: Gespräch und Reflexion, Rollenspiele, Interaktionsübungen, Wechsel zwischen gruppalen, interpersonalen und personalen Interventionen

Praxisbeispiel

Kernkonflikt in Therapiegruppe

„Herr A. ist in der Therapiegruppe, da seine Frau mit Trennung droht, wenn er nicht endlich Stellung beziehe. Frau B., die wegen wiederholter Schwierigkeiten mit ihrem

Vorgesetzten hier ist, fragt Herrn A., warum er hier in der Gruppe teilnehme, er schweige ja immer.

Daraufhin erzählt Herr A. stockend vom Streit mit seiner Frau um ihre Wochenendgestaltung. Sie habe ihn gefragt, ob er lieber einen Ausflug in den Wienerwald machen wolle oder zu seiner Mutter zum Essen fahren wolle. Seine Antwort war: Wie es die Kinder lieber wollen, ihm sei beides recht. Da wäre seine Frau wütend geworden und habe darauf bestanden, dass er seinen Wunsch aussprechen soll – obwohl er das doch sowieso gesagt habe. Frau B. wird ärgerlich, da sie Herrn A. ‚jedes Wort aus der Nase ziehen muss'. Sie fragt wiederholt, was er am Wochenende wollte und was er hier will. Er kann aber nicht Stellung beziehen und verlangsamt immer mehr, hüstelt nervös und zieht sich zurück, verhält sich, als hätte er mit der Sache nichts zu tun. Frau B. ist irritiert und spricht lauter, bis sie Herrn A. ärgerlich damit konfrontiert, dass sie seine Frau gut verstehen könne, denn er sei wirklich nicht imstande, Stellung zu beziehen, alles müsse seine Frau tun. Da mischt sich Herr C. ein, der beschwichtigend auf Frau A. einwirkt, dass sie doch Herrn A. in Ruhe lassen solle, so könne man doch nicht mit ihm umgehen, er habe doch jetzt einiges von sich erzählt. Frau B. ärgert dies noch mehr und sie greift Herrn C. an.

Diese Fallvignette beschreibt einen Kernkonflikt der Gruppe, der sich in Variationen über mehrere Arbeitseinheiten andeutete und in dieser Arbeitseinheit szenisch darstellt. Der Konflikt zwischen dem Wunsch sich zu öffnen (bzw. der andere solle sich öffnen) und der Angst vor Zurückweisung und Kritik zeigt sich als Gemeinsames in der Gruppe. Die Konflikte der einzelnen Personen sind deutlich und ihre Reinszenierung und Auseinandersetzung ist im Hier und Jetzt der Gruppe verbunden und kann - nach angstreduzierenden Interventionen - bearbeitet und bewusst werden." [erstellt von Maria Majce-Egger, bislang unveröffentlicht; mit freundlicher Genehmigung der Autorin].

Verwendete Literatur* und Literaturempfehlungen

Dolleschka, B. (2002) (Hrsg.). *Gruppenkompetenz und Einzelarbeit. Visionen und Wege.* Krammer.

Korlath, S. & Zajec, K. (2022). Dynamische Gruppenpsychotherapie. In C. Höfner & M. Hochgerner (Hrsg.), *Psychotherapeutische Diagnostik. Kompendium für alle in Österreich anerkannten Therapieverfahren* (S. 189–199). Springer.

*Majce-Egger, M. (2011). Dynamische Gruppenpsychotherapie. In G. Stumm (Hrsg.), *Psychotherapie. Schulen und Methoden. Eine Orientierungshilfe für Theorie und Praxis.* 3. vollst. überarb. u. erw. Aufl. (S. 133–139). Falter.

Majce-Egger, M., Zajec, K., Pechtl, C., Eckert, G. (Hrsg.) (2024; in Druck). Leben und Denken in Gruppen. Gruppendynamik und Dynamische Gruppenpsychotherapie. Facultas.

Schindler, R. (2016). *Das lebendige Gefüge der Gruppe.* Psychosozial.

*Staats, H., Dally, A. & Bolm, T. (Hrsg.) (2014). *Gruppenpsychotherapie und Gruppenanalyse. Ein Lehr- und Lernbuch für Klinik und Praxis.* Vandenhoeck & Ruprecht.

Tschuschke, V. (Hrsg.) (2001). *Praxis der Gruppenpsychotherapie.* Thieme.

Yalom, I. (1989). *Theorie und Praxis der Gruppenpsychotherapie: ein Lehrbuch.* Pfeiffer.

Ausbildungsmöglichkeit in Österreich
(Siehe Tab. 4.4)

Tab. 4.4 Informationen zur Fachausbildung für Dynamische Gruppenpsychotherapie

	Österreichischer Arbeitskreis für Gruppentherapie und Gruppendynamik – Fachsektion Dynamische Gruppenpsychotherapie (ÖAGG – GD.DG)
Ausbildungsort	Wien
Voraussetzungen und Aufnahmeverfahren	2 Aufnahmegespräche + Teilnahme an gruppentherapeutischem Seminar + schriftliche Bewerbung
Mindestdauer bzw. realistischer Durchschnittswert	4–6 Jahre
Selbsterfahrung/ Lehrtherapie	Mind. 560 h (120 Zweier- und 440 Gruppensetting)
Theorie	300 h: Fokus der Seminare auf Gruppen, aber auch auf Therapie im Zweiersetting
Psychotherapeutische Tätigkeit unter Supervision	Positive zweite Zwischenbeurteilung aufgrund eigener Praxis: als Co-Therapeut:in, selbstständige Leitung einer therapeutischen Jahresgruppe, Therapie mit leidenden Personen im Zweier- oder Gruppensetting
Supervision der eigenen Praxis	120 h im Zweier- und Gruppensetting
Format der Ausbildung	Keine fixen Lehrgangsgruppen; Ausbildung kann jederzeit begonnen werden; Ausbildungsschritte können nach persönlichem Entwicklungsbedarf absolviert werden; Reihenfolge der Module selbstbestimmt
Abschluss	Abschlussprüfung setzt sich aus Einzelbeurteilungen zusammen + schriftliche Abschlussarbeit (Theorieerarbeitung nach eigener Fragestellung, Falldarstellung/Gruppenverlauf)
Möglichkeiten der Akademisierung	Optional MA über Kooperation mit der Bertha von Suttner Privatuniversität
Kosten	Ca. € 36.500 + € 15.600 für MA (4 Semester à € 3900)
Website	www.gddg.at

4.5   Gruppenpsychoanalyse/Psychoanalytische Psychotherapie[5]

Theoriebildung und therapeutische Praxis beruhen auf dem Fundament der Psychoanalyse von Freud und seinen Nachfolger:innen.

Aus der Doppelbezeichnung geht hervor, dass die Ausbildung sowohl für die Arbeit mit Gruppen als auch für die Arbeit mit Paaren und einzelnen Personen qualifiziert, wobei das Standardsetting im Unterschied zur Psychoanalyse eine Sitzungsfrequenz von nur 1-bis 2-mal die Woche vorsieht.

Zur Geschichte der Methode

- Grundlagenwerke dazu sind die behandlungstechnischen Schriften von Freud, die später in die Gruppe „übersetzt" worden sind, sowie die freudsche Kulturtheorie, wie etwa *„Massenpsychologie und Ich-Analyse"*
- Die erste theoretische Begründung erfolgte durch den US-amerikanischen Psychoanalytiker Trigant Burrow im Jahr 1926 mit seinem Aufsatz „Die Gruppenmethode in der Psychoanalyse", der die Gruppenanalyse zunächst in den USA etablierte
- In der Zeit des Zweiten Weltkriegs begannen in England S.H. Foulkes und W. Bion mit gruppenanalytischer Praxis und Theoriebildung, nach 1945 verbreitete sich die Methode mit eigenständigen Modellbildungen in Kontinentaleuropa, etwa in Österreich durch R. Schindler oder in Deutschland durch A. Heigl-Evers und F. Heigl → Vielzahl unterschiedlicher Ansätze und Behandlungstechniken

Menschenbild

Siehe dazu den Beitrag zu „Psychoanalyse und Psychoanalytisch orientierte Psychotherapie"

Persönlichkeits- und Entwicklungstheorie

- Siehe dazu den Beitrag zu „Psychoanalyse und Psychoanalytisch orientierte Psychotherapie"

---

[5] Text mit Unterstützung von Maria Mayer und Günter Dietrich.

- Zunehmende Orientierung an der Bindungstheorie, der Säuglings-forschung und den Neurowissenschaften

Störungslehre

- Angelehnt an die Psychoanalyse, mit der Erweiterung, dass die Patho-genese in der Primärgruppe Familie angesiedelt ist, die Gruppe somit den idealen Behandlungsrahmen für eine korrigierende Erfahrung in der Therapie bildet

Therapietheorie

- Fokus auf der gesellschaftlichen Bedingtheit des Individuums → Ver-knüpfung von Einzelperson und Gruppe
- Gruppenleiter:innen schlagen keine Themen vor, sondern fördern den Zugang zum Unbewussten durch die Äußerung von Fantasien, Träumen, Gefühlen und Empfindungen → konzentrieren sich auf die Deutung von Vorgängen in der Gruppe und berücksichtigen vor allem ihre latente, unbewusste Bedeutung
- Psychotherapeut:in bearbeitet Wiederholung von verdrängten Konflikten, wobei die Analyse der *Übertragung* und des *Widerstands* einen wichtigen Aspekt der Behandlung darstellt; Idee der Gruppe als „heilendes Agens" → Therapie in, mit und durch die Gruppe
- Psychotherapeut:in verhält sich abstinent → enthält sich Wertungen und expliziter Gefühlsäußerungen gegenüber Klient:innen
- *Ziel:* unbewusste seelische Prozesse im Rahmen einer therapeutischen Gruppe der bewussten Verarbeitung zugänglich zu machen und damit neue Entscheidungs- und Handlungsmöglichkeiten zu eröffnen
- *Indikation:* neben der allgemeinen Indikationsstellung für analytische Psychotherapie gruppenspezifische Kriterien, insbesondere Motivation für eine Gruppenbehandlung, eine Basis an interpersonellen Kompetenzen sowie keine akuten auf Gruppen bezogene Ängste; wichtig ist das bewusste „Zusammenstellen" von Gruppen → doppeltes „Matching", einerseits zwischen Patient:in und Gruppentherapeut:in, andererseits zwischen Patient:in und Gruppe
- *Kontraindikation:* akute Psychosen, paranoide, schwer depressive, suizidäre Zustände sowie antisoziale Persönlichkeitsstörungen

Angewendete Methoden/Techniken/Settings

- *Setting/Frequenz:* angewandt auf Gruppen, Paare und Einzelpersonen; Gruppensetting: 1- bis 2-mal wöchentlich oder in geblockter Form; 7–12 Teilnehmer:innen (störungshomogene Gruppen mit ähnlichem Strukturniveau oder auch Gruppen mit gemischten Störungsbildern); Dyadisches Setting: 1- bis 2-mal wöchentlich im Sitzen
- Da die Gruppenpsychoanalyse im Rahmen der Gruppenprozesse gewohnt ist, im Vis-à-vis zu arbeiten, können auch hier beobachtbare Phänomene wie Gestik, Mimik, Körperhaltung, Spiegelungsprozesse sowie Techniken des Aufeinander-Bezogenseins mitbedacht und in die Behandlung miteinbezogen werden
- Methodik der Gruppenarbeit hängt vom jeweiligen Strukturniveau der Gruppe und der theoretischen Ausrichtung ab → je niedriger das Strukturniveau, desto eher ist Gruppenanalytiker:in weniger abstinent, sondern eher dialogischer Behandlungsstil (psychoanalytische interaktionelle Psychotherapie, Mentalisierungsbasierte Psychotherapie); Deutungen spielen dabei eine eher untergeordnete Rolle; es wird versucht, einen intermediären Raum zu eröffnen, in welchem angstfrei und sicher miteinander Neues kreiert werden kann → handelt sich dabei doch um Co-Kreationen; Deutungshoheit der Gruppenanalytiker:in wird abgelöst durch Konzepte von intersubjektiven Gestaltungsräumen im Sinne einer intersubjektiven Wende
- **Gruppenkonzept nach Wilfred Bion:** Neben einer Arbeitsgruppe (verfolgt Ziele, hohe Kooperationsbereitschaft) gibt es regressive Ebene des Gruppengeschehens, die den Anforderungen der Gruppenarbeit entgegenwirkt und von „Grundannahmen" (emotionale Bestrebungen, der Einsicht auszuweichen) geleitet wird:
  - *Abhängigkeit* → Gruppe erwartet von einer Person Erfüllung ihrer Bedürfnisse
  - *Kampf und Flucht* → Bekämpfung von innerem oder äußerem Feind oder Vermeidung von Bedrohung
  - *Paarbildung* → Gruppe erhofft Erfüllung ihres Fortbestandes durch sexuelle Vereinigung zweier Mitglieder mit Fantasie der Geburt eines Gruppenleiters

  In Grundeinstellungsgruppe gibt es keine Entwicklung oder Veränderung; Therapeut:in soll die jeweilige Grundeinstellung und auf sie gerichteten projektiven Identifikationen interpretieren, Gruppe soll als Ganzheit angesprochen werden.

Die Gruppe wird als erweiterter, wandelbarer Container verstanden, der Schwankungen in der Aufnahmekapazität unterworfen ist, wobei das *Containment*-Konzept aus der Zweipersonenanalyse stammt. Im Rahmen der Containerfunktion der Gruppe finden Symbolisierungsprozesse statt, die dabei helfen, schwer verstehbare unerträgliche innere Zustände aufzunehmen und in eine versteh- und erzählbare Form überzuführen, damit werden Mentalisierungsprozesse angeregt.

- **Foulkes gruppenanalytische Psychotherapie:** betrachtet einzelne Person als Bestandteil ihres Milieus; freie Kommunikation in der Gruppe entspricht der freien Assoziation in der klassischen Psychoanalyse; psychische Mechanismen (Übertragung, Widerstand, Konflikte zwischen Trieb und Versagung) treten auch in der Gruppe auf:
  - Resonanz: Verhalten eines Gruppenmitglieds setzt bei anderen psychische Prozesse in Gang, die mit dem Geschehen in der Gruppe, aber auch mit den individuellen Lebensgeschichten in Einklang stehen
  - Gruppenmitglieder stehen in einem „Interaktionsnetzwerk" zueinander in Beziehung
  - Deutungen der Analytiker:in beziehen sich in der Regel auf die Gesamtgruppe, können aber auch an einzelne gerichtet werden → können sich auf Interaktionen innerhalb der Gruppe oder Vergangenheit der Gruppe/ eines Individuums beziehen
- **Modell von Raoul Schindler:** definiert Gruppe als Zusammenschluss von Individuen im Hinblick auf ein gemeinsames Ziel (Bekämpfung eines Gegners), Eigendynamik der Gruppe bringt gewisse Rollen hervor, welche eine Ranghierarchie in der Gruppe bilden → Zusammenspiel dieser ergibt *„Soziodynamische Grundformel":*
  - *Alpha-Position:* repräsentiert Gruppeninitiative gegenüber dem Gegner
  - *Beta-Position:* besitzt Sachkenntnis im Bereich der Gruppe
  - *Gamma-Position:* identifiziert sich mit dem „Alpha" und bildet die anonyme Mehrheit der Gruppe
  - *Omega-Position:* identifiziert sich mit dem Gegner und wird von der Gruppe als dessen Vertreter bekämpft
  - Gruppenposition beeinflusst das Ich
  - Therapeut:in ist bestrebt, die Positionen der Gruppe durch Deutungen bewusst zu machen und dadurch Veränderungsprozesse einzuleiten

- **Walter Schindlers familienorientiertes Gruppenkonzept:** entwickelte das Konzept *„Familienmuster in Gruppenformation und Therapie"* → betont damit, dass Mitglieder im Gruppenprozess die Primärgruppe der eigenen Familie wahrnehmen; zu Beginn soll jedes Gruppenmitglied Biografie erzählen; Teilnehmer:innen werden angeregt einander zu helfen → Ziel ist die Entstehung eines „Wir-Gefühls":
  - *Leiter:* Verkörperung von Autorität (Vater)
  - *Gesamtgruppe:* Mutter (beschützend oder verschlingend)
  - Im Rahmen der komplexen Übertragung soll eine Analyse des Individuums mit seiner Lebensgeschichte in der Gruppe stattfinden
- **Schichtenmodell:** Anwendung des ersten topografischen Modells Freuds auf die Gruppe, auch Gruppe funktioniert auf den Ebenen „Bewusst – Vorbewusst – Unbewusst"; Unterscheidung von drei Formen der Gruppenpsychotherapie, können durch Steuerung der Regressionstiefe verändert werden:
  - *Interaktionelle Gruppe*
    Ziel: habituelle Rollen der Teilnehmer beeinflussen; ausschließlich auf bewusste Ebene normativen Verhaltens ausgerichtet
    Technik: minimale Struktur der Gruppe, um Sozialverhalten besser beobachten zu können → Therapeut:in spricht soziale Auswirkungen von Verhaltensweisen an, ohne deren unbewussten Sinn zu deuten
  - *Analytisch orientierte Gruppe*
    Ziel: Bildung „psychosozialer Kompromisse"
    Technik: Therapeut:in deutet die Kompromissbildungen in der Gruppe zwischen Normen und triebgesteuertem Verhalten → Bewusstmachung dieser Kompromisse soll Arbeit der darunterliegenden pathogenen Konflikte ermöglichen
  - *Gruppenpsychoanalyse*
    Ziel: Kommunikationsprozesse innerhalb der Gruppe in Gang setzen, auch schwierige, konflikthafte Themen ansprechen, u.a. auch unbewusste Fantasien als Mittel, um unbewusste Inhalte vermehrt ins Bewusstsein überzuführen und auf diesem Weg mehr Handlungsspielräume zu eröffnen
    Technik: Containment der Gruppe zur Förderung der Verarbeitung von Erfahrungen Übertragungs- und Gegenübertragungsanalyse als Hilfsmittel für die Deutungsanalyse mentalisierungsbasierte Konzepte speziell für strukturelle Störungen mit dem Fokus auf dem Hier-und-Jetzt der Übertragungsdynamik, um das Verständnis für eigene Ängste, Impulse, Erwartungen und Motive zu fördern

sowie das Einfühlungsvermögen in Andere zu stärken; dies schließt die Technik einer neugierigen fragenden Haltung, die Entwicklung eines fehler- und diskussionsfreudigen Klimas, das Aufspüren von Beziehungsbrüchen bzw. das Schaffen von Beziehungsbrücken ein

Praxisbeispiel

Interkulturelle Psychotherapiegruppe

„*Es handelte sich um eine Gruppe aus sechs deutschen und zwei nichtdeutschen Teilnehmenden. Die Gruppe war auch nach Alter und Geschlecht gemischt. Zu Beginn einer Gruppensitzung erzählte eine deutsche Teilnehmerin, dass ein anderes Gruppenmitglied, ein Italiener, der schon lange in Deutschland lebte, sie nach den letzten Sitzungen mit seinem Auto nach Hause gefahren habe und ihr dies auch immer wieder anbiete. Das letzte Mal sei es beinahe zu Zärtlichkeiten gekommen, und sie hätten beide beschlossen, dies hier in der Gruppe einzubringen. Weil er jetzt keine Anstalten mache, dies zu tun, würde sie von sich aus davon anfangen. In der Gruppe entstand während und nach ihrer Erzählung eine angespannte, aufgeregte und gleichzeitig verschämte Situation. Der angesprochene Teilnehmer reagierte ‚cool‘ und gelassen. Selbstverständlich sei er damit einverstanden, dies hier zu erzählen. Es sei unbedeutend, eine reine Freundlichkeit, in keinerlei Weise eine Rahmenverletzung. Männer und Frauen in der Gruppe reagierten teils bewundernd/ eifersüchtig/ flirtend oder entwertend/ vorwurfsvoll, je nach Geschlecht und eigener Triebfreundlichkeit bzw. individueller Über-Ich-Ausprägung. Es wurde viel gekichert, ein Flirren lag in der Luft neben angespanntem und betroffenem Schweigen und ängstlichen Blicken zu mir. Mir fiel das Bild des ‚Latin Lover‘ ein, der seine sexuelle Attraktivität und Gewandtheit vor unseren Augen entfaltete, obwohl er bis jetzt fast nur stumm in der Gruppe dabeigesessen hatte. Jetzt zeigte er sich. Seine ‚Gruppenpartnerin‘ reagierte schuldbewusst und verleugnend. Von ihr sei keinerlei Aktivität ausgegangen, ihr werde alles auch zu viel. Deshalb wolle sie darüber sprechen. Die Fantasie von ‚Täter‘ und ‚Opfer‘, der ‚Latin Lover‘ als Täter und sie als Opfer, wurde angestoßen. Diese offengelegte ‚Beziehung‘ zwischen beiden, beide attraktive junge Menschen, erwies sich für das weitere Gruppengespräch als sehr belebend. Hinter den kulturellen Stereotypen, die ich durch meinen Einfall bei mir entdeckte und auf deren Hintergrund sich auch der italienische Teilnehmer inszenierte, verbargen sich individuelle Wünsche und Beziehungserfahrungen, die allmählich im weiteren Gruppenverlauf zur Sprache kamen. Die deutsche Teilnehmerin hatte Magersucht hinter sich und war innerhalb der Gruppe das strenge Sprachrohr überichhafter Impulse. Ihre zunehmende Triebfreundlichkeit hatte sie auf den italienischen Kollegen verschoben und bei ihm bekämpft: ‚Mir wird es zu viel.‘ Der Deutsch-Italiener mit einer narzisstischen Persönlichkeitsstörung konnte nach Offenlegung des Tête-à-Tête von seiner*

Schwierigkeit, tiefere Beziehungen zu knüpfen, erzählen, von seinen Verlassenheitsgefühlen und seinen Versagensängsten. Beide einte ihre professionelle Erfahrung in einem sozialen Beruf und damit auch ihre bis dahin unbewusste Motivation, mit mir als Gruppenleiterin in Konkurrenz zu gehen, d. h. an den Rahmenbedingungen, die ich vorgegeben hatte, zu rütteln." [aus: Bakhit, C. (2014). Interkulturelle Psychotherapiegruppen: zwischen ‚Fremdem' und ‚Eigenem'. In H. Staats, A. Dally & T. Bolm (Hrsg.), *Gruppenpsychotherapie und Gruppenanalyse. Ein Lehr- und Lernbuch für Klinik und Praxis* (S. 370–378). Vandenhoeck & Ruprecht, S. 371f.; mit freundlicher Genehmigung des Verlags].

Verwendete Literatur* und Literaturempfehlungen

Behr, H. & Hearst, L. (2009). *Gruppenanalytische Psychotherapie. Menschen begegnen sich*. Klotz.

Bion, W. (1973). *Erfahrungen in Gruppen und andere Schriften*. Ernst Klett (engl. Orig.: 1961).

Dietrich, G. & Fossel, F. (Hrsg.) (2022). *Gruppenpsychoanalyse. Theorie, Geschichte und Praxisfelder der gruppenanalytischen Methode*. Facultas.

Fonagy, P., Target, M., Gergely, G. & Jurist, E.L. & (2002). *Affektregulierung, Mentalisierung und die Entwicklung des Selbst*. Klett-Cotta.

Foulkes, S.H. (1978). *Praxis der gruppenanalytischen Psychotherapie*. Reinhardt.

*Ruhs, A. & Shaked, J. (2011). Gruppenpsychoanalyse. In G. Stumm (Hrsg.), *Psychotherapie. Schulen und Methoden. Eine Orientierungshilfe für Theorie und Praxis*. 3. vollst. überarb. u. erw. Aufl. (S. 64–73). Falter.

*Sandner, D. (2013). *Die Gruppe und das Unbewusste*. Springer.

*Staats, H., Dally, A. & Bolm, T. (Hrsg.) (2014). *Gruppenpsychotherapie und Gruppenanalyse. Ein Lehr- und Lernbuch für Klinik und Praxis*. Vandenhoeck & Ruprecht.

Ausbildungsmöglichkeit in Österreich
(Siehe Tab. 4.5)

Tab. 4.5 Informationen zur Fachausbildung für Gruppenpsychoanalyse/Psychoanalytische Psychotherapie

	Österreichischer Arbeitskreis für Gruppentherapie und Gruppendynamik – Fachsektion Gruppenpsychoanalyse (ÖAGG – GPA)
Ausbildungsort	Wien
Voraussetzungen und Aufnahmeverfahren	Schriftlicher Lebenslauf, Darstellung des beruflichen Werdegangs + 2 Gespräche mit Lehrtherapeut:innen
Mindestdauer bzw. realistischer Durchschnittswert	4–6 Jahre
Selbsterfahrung/Lehrtherapie	Mind. 550 h (300 Lehranalyse, 250 Gruppe mit einer Dauer von mind. 2 Jahre)
Theorie	Mind. 300 h: *Theorie der Psychoanalyse:* Persönlichkeitstheorie, psychoanalytische Entwicklungstheorie, allgemeine und spezielle Neurosenlehre, Technik der analytischen Psychotherapie *Theorie der Gruppenpsychoanalyse:* gruppenanalytische Theorie, Technik der Gruppenpsychoanalyse, Anwendung in speziellen Settings
Psychotherapeutische Tätigkeit unter Supervision	Mind. 300 h im Gruppensetting und mind. 300 h im Zweiersetting
Supervision der eigenen Praxis	160 h, empfohlen wird Hälfte im Zweiersetting, Hälfte in der Gruppe
Format der Ausbildung	Ausbildungsbeginn ist jederzeit möglich; es gibt keine kontinuierliche Ausbildungsgruppe
Abschluss	Abschlusskolloquium, bei dem zwei Falldarstellungen präsentiert werden – jeweils eine aus der gruppen- und der einzeltherapeutischen Praxis
Möglichkeiten der Akademisierung	Optional MSc über Kooperation mit MedUni Wien bzw. MA über Kooperation mit Bertha von Suttner Privatuniversität in St. Pölten
Kosten	€ 50.895 + € 8000 für MSc bzw. € 15.600 für MA (4 Semester à € 3900)
Website	https://gruppenpsychoanalyse.oeagg.at

4.6   Hypnosepsychotherapie[6]

Zur Geschichte der Methode

- Hypnose findet sich schon in antiken Kulturen (Ägypten, Indien, Griechenland, Zentralamerika) → medizinische Heilungsrituale in magisch-mystisches Weltbild eingebettet → älteste Form psychotherapeutisch wirksamer Einflussnahme
- Wissenschaftliche Ära der Hypnose beginnt mit dem Wiener Arzt Franz Anton Mesmer (1734–1815) und seiner Methode des Magnetismus
- Nachfolger formulierten Mitte des 19. Jahrhunderts neue Theorien auf neurologischer und psychologischer Basis – hielten den veränderten Bewusstseinszustand für künstlichen Schlaf
- Schottischer Arzt James Braid prägte 1846 den Ausdruck „Neurohypnology", woraus sich die Bezeichnungen „Hypnotismus" bzw. „Hypnose" ableiten
- Ende des 19. Jahrhunderts wurde der „Hypnotismus" an mehreren europäischen Universitäten untersucht und praktiziert → Auch Freud wendete Hypnose an – wurde damals als Suggestionstherapie in direktiver Form ausgeübt
- *Klassische Hypnose:* 1900–1950 wurde Hypnose vor allem im medizinischen Bereich als Mittel zur Entspannung, Beruhigung und als Suggestionstherapie eingesetzt; Weiterentwicklung durch Erkenntnisse der Lerntheorie
- *Hypnoanalyse:* In den 1940er-Jahren kombinierten amerikanische Psychoanalytiker:innen zur Behandlung kriegstraumatisierter Soldaten Psychoanalyse und Hypnose und legten so die Grundlage für Hypnoanalyse (gelungene Verbindung von psychodynamischem Verständnis und Hypnose)
- Mitte des 20. Jahrhunderts setzten neue Entwicklungen ein, vor allem durch Milton Erickson → *Hypnotherapie*
- Erickson lässt sich keiner psychotherapeutischen Schule zuordnen, vielmehr wird er als Begründer der kurztherapeutischen Hypnotherapie gesehen; erweitertes Verständnis von Unbewusstem (als positive Kraft und Speicher unerschöpflicher Ressourcen); passt Therapie an Patient:in an

---

[6] Beitrag ist eine gekürzte Fassung von Hans Kanitschar (2011) und wurde auch mit Unterstützung des Autors erstellt.

Menschenbild

- Verständnis des Menschen als körperlich-psychische Ganzheit
- Menschenbild von Erickson besagt, dass jeder Mensch Ressourcen in sich trägt, die für Veränderung benötigt werden → ressourcenorientiert

Persönlichkeits- und Entwicklungstheorie

Orientierung an der Psychoanalyse → siehe dazu den Beitrag zu „Psychoanalyse und Psychoanalytisch orientierte Psychotherapie"

Störungslehre

- Orientierung an der Psychoanalyse
- Tiefenpsychologisches Paradigma wird durch anthropologische Annahme erweitert → Mensch besitzt nach Erickson ein unbewusstes Potenzial, das im Falle einer psychischen Störung nicht zugänglich oder unentwickelt ist und durch die psychotherapeutische Arbeit (wieder) entfaltet werden soll

Therapietheorie

- *Suggestion:* Allgemeinpsychologisches Phänomen, das in jeder verbalen oder nonverbalen Kommunikation vorhanden ist
  - Hypnosetherapeut:in ist sich der suggestiven Mechanismen bewusst und setzt sie reflektiert und verantwortungsvoll zum Wohle der Patient:in ein
  - Unterscheidung von direkter (offen benannter) und indirekter (verdeckter) Suggestionen
  - Unterscheidung zwischen Auto- und Heterosuggestion (Selbst- und Fremdbeeinflussung)
  - Empfänglichkeit für Suggestion hängt von personalen und situativen Gegebenheiten ab und ist im Zustand hypnotischer Trance erhöht
- *Hypnotische Trance:* stellt einen subjektiv veränderten Bewusstseinszustand dar, der sich von Wachbewusstsein, Schlaf und Entspannung unterscheidet; Fokussierung der Aufmerksamkeit auf innere Vorgänge, Wahrnehmung der Außenwelt ist vermindert → durch EEG und bildgebende Verfahren bestätigt:
  - Kann generell durch verschiedene Mittel herbeigeführt werden, z. B. durch *gleichförmige akustische Reize* (Musik, Trommeln, Gong, gleichförmiges Sprechen), *durch Bewegung* (Laufen, Tanz, gleichförmige

Bewegung) oder durch *verbale Suggestionen* (in Verbindung mit non-verbalen) → In Hypnosetherapie wird hauptsächlich mit verbalen Induktionsmethoden gearbeitet

- Wirkung auf Körper und Psyche → Beruhigung, Verlangsamung der Atmung, Blutdruck verändert sich, Muskeltonus sinkt, Immunsystem wird aktiviert, Raum-, Zeit und Körperwahrnehmung ist verändert, ggf. gesteigerte Erinnerungsfähigkeit oder Vergessen von bestimmten Inhalten, unwillkürliche Bewegungen möglich (Augenlider, Finger, Hand), Intensivierung oder Verminderung von Gefühlen
- Problemerzeugende Muster können leichter verändert, Ressourcen leichter gefunden bzw. aufgebaut und Lösungen leichter entworfen werden
- Es ist möglich, in Erinnerungssequenzen einzusteigen und sie wieder zu erleben *(Altersregression)* und einen anderen förderlichen Ausgang nehmen zu lassen *(korrigierende emotionale Erfahrungen)*, aber auch Zukünftiges zu entwerfen *(Altersprogression)*

- *Indikationen:* Neurosen, Ängste, Depressionen, psychosomatische, somatoforme sowie posttraumatische Störungen, Essstörungen, Schlafstörungen, Persönlichkeitsstörungen u. v. a. m.
- *Kontraindikationen:* Manie, schwere Paranoia, schizophrene Schübe

Angewendete Methoden/Techniken/Settings

- *Setting:* sitzend und teilweise liegend; für Kurz- und Langzeittherapie sowie Krisenintervention
- *Frequenz:* 1- bis 2-mal/Woche

Spezifische Strömungen und deren Techniken

- **Klassische Hypnose:** Verwendung von Imaginationen und indirekten Suggestionen → Möglichkeit der Beeinflussung von Verhaltensweisen, psychischen und körperlichen Symptomen
- **Hypnoanalyse:** psychodynamisch fundierte Anwendung von Hypnose, z. B. Arbeit mit Ego States
- **Hypnotherapie nach Milton Erickson:** Reframing, indirekte Suggestionsformen, innovative hypnotische Sprachmuster, Arbeit mit Metaphern und Geschichten

Es gibt in der hypnosetherapeutischen Arbeit drei Modi, die in der Praxis ineinanderfließen:

a) *Ressourcen- und Übungsmodus*
   - Aktualisierung und/oder Aufbau von Ressourcen, die die Gesamtpersönlichkeit und das Ich der Patient:in stärken sollen
   - Vorbereitung auf Problembewältigung
   - Themen des therapeutischen Gesprächs → Zustände und Fähigkeiten, die eine Überwindung des Problems herbeiführen könnten
   - Hypnotische Trance → Erleben von sicheren, kräftigenden, ruhigen inneren Zuständen erlernen und so körperlich-seelisch-geistige Entspannung und Ruhe erfahren
   - Methoden: innere Bilder, stärkende Geschichten, positive Suggestionen, eventuell Vertiefung durch Selbsthypnoseübung zwischen Therapiesitzungen
   - Erweiterter innerer Erlebnisrahmen ermöglicht in Folge Bearbeitung der Probleme

b) *Zukunfts- und lösungsorientierter Modus*
   - Mithilfe von Trance werden neue Perspektiven, Verhaltensweisen und Lösungswege erlebbar gemacht
   - Entwerfen von positiven Zukunftsbildern durch unbewusste Ressourcen
   - Prozess führt von Aktivierung von Ressourcen zu direkter Lösungsfindung (meist nur bei klaren Problemen und Symptomen bei relativ stabiler Persönlichkeit möglich)

c) *Hypnoanalytischer Modus*
   - Probleme liegen schwerpunktmäßig im Bereich Persönlichkeit, Selbstgefühl, Kontakt- und Beziehungsfähigkeit, Trauma, schwere Depressionen etc.
   - Kommt vor allem in der längerfristigen Therapie zur Anwendung
   - Aufarbeitung von vergangenen Erlebnissen, die positiver Entfaltung in der Gegenwart entgegenstehen
   - Methoden: Altersregression, Affektbrücke, Arbeit mit Ego States
   - Therapeutische Beziehung hat in diesem Modus besondere Bedeutung

Praxisbeispiel

Chronische Kopfschmerzen einer Patientin

„Eine Patientin mit chronischen Kopfschmerzen liefert als Erklärung für ihren Schmerz: ‚Vielleicht kommt es von den Türen, die mein Mann vor zwei Jahren

gestrichen hat.' Sie habe auch schon die Umweltbehörde informiert, damit diese die Türen auf eventuell schädliche Lösungsmittel überprüfe. Als Beleg für diese Theorie gibt sie an: ,Wenn ich bei meiner Mutter übernachte, habe ich diese Kopfschmerzen nicht.'' In Trance auf ihren Schmerz orientiert, berichtet sie von der Empfindung, dass etwas von oben auf sie drücke. Aufgefordert zu spüren, wie genau sich das anfühlt, sagt sie, es sei wie eine Hand, die auf ihren Kopf drücke. Therapeut: ,Ist es eine Männerhand oder eine Frauenhand?'

Patientin: ,Ich sehe eine Männerhand.'

Therapeut: ,Und zu einer Hand gehört ein Arm.'

Patientin: ,Mhm.'

Therapeut: ,Und ein Arm gehört zu einer Person. Und seien Sie einmal neugierig, welche Ihnen erscheint, welche da sichtbar wird.'

Patientin: ,Komisch, ich sehe meinen Mann.'

Die Patientin hat einen leicht behinderten Mann, der sie in ihrer Entwicklung bremst, sie niederdrückt und verhindert, dass sie zu groß wird. Sie hat seit der Heirat ihre Beziehungen zu Freunden und Freundinnen nahezu eingestellt, wagt nicht mehr auszugehen und hat sich verboten, etwas ohne ihren Mann zu unternehmen. Seit Jahren fahren sie jedes freie Wochenende im Wohnwagen an die Ostsee. Nach dieser Therapiestunde geht die Patientin voller Groll nach Hause, beginnt dort einen heftigen Streit mit ihrem Ehemann und teilt diesem mit, dass sie das nächste halbe Jahr nicht mehr in diesem Wohnwagen fahren werde. Weiterhin werde sie ihre Freundschaften wiederbeleben. Danach ist sie kopfschmerzfrei.'' [aus: Meiss, O. (2009). Psychosomatische Störungen. In P. Revenstorf & B. Peter (Hrsg.), *Hypnose in Psychotherapie, Psychosomatik und Medizin. Manual für die Praxis. 2. Aufl.* Springer, S. 555; mit freundlicher Genehmigung des Verlags].

Verwendete Literatur* und Literaturempfehlungen

Erickson, M. & Rossi, E. (2016). *Hypnotherapie: Aufbau, Beispiele, Forschungen.* Klett-Cotta.

Kaiser-Rekkas, A. (2013). *Klinische Hypnose und Hypnotherapie.* Carl Auer.

Peichl, J. (2015). *Hypnoanalytische Teilearbeit. Ego-State-Therapie mit inneren Selbstanteilen.* Klett-Cotta.

Kanitschar, H. (2009). Hypnosepsychotherapie, ein integratives, tiefenpsychologisch fundiertes Verfahren. *Hypnose-ZHH,* 4(1+2), 153–175. → ebenso unter: https://oegatap.at/sites/default/files/hyp-reader.pdf

*Kanitschar, H. (2011). Hypnosepsychotherapie. In G. Stumm (Hrsg.), *Psychotherapie: Schulen und Methoden. Eine Orientierungshilfe für Theorie und Praxis* (S. 118–126). 3. vollst. überarb. u. erw. Aufl. Falter.

*Revenstorf, D. & Peter, B. (Hrsg.) (2015). *Hypnose in Psychotherapie, Psychosomatik und Medizin. Manual für die Praxis.* 3. Aufl. Springer.

Ausbildungsmöglichkeit in Österreich
(Siehe Tab. 4.6)

Tab. 4.6 Informationen zur Fachausbildung für Hypnosepsychotherapie

	Österreichische Gesellschaft für angewandte Tiefenpsychologie und allgemeine Psychotherapie (ÖGATAP)
Ausbildungsort	Wien
Voraussetzungen und Aufnahmeverfahren	Auswahlseminar in der Methode + 1 Aufnahmegespräch mit 2 Lehrtherapeut:innen
Mindestdauer bzw. realistischer Durchschnittswert	4–5 Jahre
Selbsterfahrung/ Lehrtherapie	400 h, davon 100 h im Zweiersetting, 200 h in einer kontinuierlichen Ausbildungsgruppe und 100 h im Rahmen verschiedener Anwendungsseminare
Theorie	300 h, davon 260 h in der Ausbildungsgruppe → tiefenpsychologische Theorien und Weiterentwicklung durch Hypnosetherapie (u. a. Triebtheorie, Ich-Psychologie, Selbstpsychologie, Objektbeziehungstheorien, intersubjektive Konzepte, Ego-State-Theorie), Geschichte der Hypnose, Suggestion, Tranceinduktion, Entspannungstechniken und Selbsthypnose, hypnoanalytische Methodik, das Menschenbild und die Techniken von Milton Erickson, Indikation und Kontraindikation der Hypnosepsychotherapie, Therapieplanung
Psychotherapeutische Tätigkeit unter Supervision	Nach ca. 2 Jahren, bestandener Statusprüfung und bei Erfüllung folgender Voraussetzungen: • Mind. 50 h Selbsterfahrung im Zweiersetting • Mind. 400 h Praktikum mit begleitenderPraktikumssupervision • 100 h Gruppenselbsterfahrung • 150 h Theorie • Teilnahme an einem Anwendungsseminar • Ein aktueller Strafregisterauszug
Supervision der eigenen Praxis	Mind. 120 h Gruppensupervision, inkl. 10 Fallvorstellungen (eigene Fälle); Empfohlen: neben Gruppensupervision auch Supervision im Zweiersetting
Format der Ausbildung	Kontinuierliche Ausbildungsgruppe (max. 14 Tln.); findet statt, wenn genügend Interessent:innen
Abschluss	Schriftliche Ausarbeitung eines Therapieverlaufs + Therapeutenkolloquium
Möglichkeiten der Akademisierung	Optional MSc über Kooperation mit MedUni Wien
Kosten	€ 32.000 + € 8000 für MSc
Website	www.oegatap.at/hypnosepsychotherapie

4.7   Individualpsychologie[7]

Zur Geschichte der Methode

- Begründer: Alfred Adler (1870–1937) → war als Kind in schlechter gesundheitlicher Verfassung (beeinflusste sein Konzept der „Organminderwertigkeit"), frühe Beiträge zur Sozialmedizin, als Arzt in Wien tätig, emigrierte 1934 in die USA
- Von 1902–1911 Zusammenarbeit mit Freud → Adler war Gründungsmitglied der „Mittwochgesellschaft" und wichtiger Vertreter der Psychoanalyse
- 1911 Bruch mit Freud aufgrund abweichender Ideen wie z. B. Betonung von Minderwertigkeitsgefühl oder Aggressionstrieb → Gründung einer eigenen Schule
- Zuerst nannte er seine Richtung „Freie psychoanalytische Forschung", 1913 dann „Individualpsychologie" – Namensgebung insofern irreführend, als es nicht nur um das Individuelle, sondern auch um die soziale Dimension des Menschen geht (vgl. Gemeinschaftsgefühl weiter unten)
- Bezeichnung „Individualpsychologie" wurde von Adler gewählt, um die Unteilbarkeit und Einzigartigkeit der jeweiligen Person zu betonen (Individuum = das Unteilbare); dementsprechend lehnte er es ab, die Psyche in Instanzen (Es, Ich, Über-Ich) wie in der Psychoanalyse zu unterteilen → es soll die ganze Persönlichkeit in ihrem Sein, mit ihren Zielen und Absichten, betrachtet werden; dies streicht auch ein prozesshaftes Unbewusst-Sein gegenüber einem strukturhaften Verständnis vom Unbewussten hervor
- Aufgrund umfassender Vortragstätigkeit von Adler erlangte Individualpsychologie Popularität und Verbreitung
- Das „Rote Wien" bot dem Sozialdemokraten Adler die Möglichkeit, die Methode im Rahmen von Schulversuchen oder Erziehungsberatungsstellen in die Praxis umzusetzen → Innovationen wurden durch Austrofaschismus und Nationalsozialismus niedergeschlagen
- Seit den 1950er-Jahren im deutschsprachigen Raum wieder zunehmend Orientierung am psychoanalytischen Diskurs; intensive Arbeitskontakte zwischen Individualpsychologie (IP) und Psychoanalyse (PA) sowie

---

[7]Text mit Unterstützung von Bernd Rieken und Christine Tomandl erstellt.

Entidealisierung Adlers in der individualpsychologischen Bewegung → Alfred Adler als „Vater der Individualpsychologie" und Sigmund Freud als „Großvater"

- Moderne Individualpsychologie weist international gesehen eine Heterogenität auf; in Österreich versteht sich die IP als Strömung und Entwicklungsstrang innerhalb der PA, weshalb eine sehr enge Verschränkung mit psychoanalytischen Konzepten besteht (s. auch Beitrag zu Psychoanalyse/Psychoanalytische Psychotherapie)

Methodenverständnis der Ausbildungseinrichtungen:

- Weichenstellung für Persönlichkeitsentwicklung in der Kindheit
- Große Bedeutung des Unbewussten für Verhalten und Erleben, insbesondere für Krankheits- und Leidenszustände
- Verständnis von Abwehrprozessen auch zur unbewussten Abwehr von Gefühlen der Minderwertigkeit und zur Selbstwertregulation
- Triebtheorie, die nicht nur die Rolle der Sexualität berücksichtigt, sondern auch die Aggression
- Umfassende Ursachenlehre, die nicht nur nach dem Ursprung („Causa efficiens") der Phänomene fragt, sondern auch nach der Intentionalität („Causa finalis"), also danach, was man unbewusst mit einem bestimmten Verhalten erreichen möchte
- Besondere Aufmerksamkeit für die Position des Einzelnen innerhalb seines sozialen Feldes, vor allem in Bezug auf die Fähigkeit zur Gestaltung von Beziehungen
- Finden von neuen Erlebnis-, Entscheidungs- und Handlungsspielräumen
- Der Ausbildungsgang an der SFU ist durch eine pluralistische Grundhaltung geprägt und bietet daher mannigfache Anschlussmöglichkeiten für den psychoanalytischen Diskurs. Dazu zählen vor allem Triebtheorie, Ich-Psychologie, Objektbeziehungstheorie, Selbstpsychologie sowie intersubjektive bzw. relationale Strömungen
- Im Ausbildungsgang des ÖVIP wird der Verknüpfung von Theorieaneignung und Praxisanalyse von Anfang an eine besondere Aufmerksamkeit geschenkt, ergänzt durch die Auseinandersetzung mit aktuellen Fragen der tiefenpsychologischen Konzeptentwicklung und Psychotherapieforschung

---

Menschenbild

- Person als einmalige und unteilbare Einheit; reagiert als solche ganzheitlich und zielgerichtet
- *Gemeinschaftsgefühl* als Gegenkraft zum Macht- und Geltungsstreben; die soziale Verbundenheit mit anderen Menschen ist prinzipiell angeboren – Ausgestaltung hängt aber von den Beziehungserfahrungen des Kindes in den ersten Lebensjahren ab; äußert sich in Wir-Bezogenheit, Zugehörigkeit und Mitmenschlichkeit in Form von Interesse an anderen

Menschen und im Vermögen, gleichberechtigt zusammenzuwirken, indem Stärken eingebracht und Schwächen durch andere ausgeglichen werden. Das Gemeinschaftsgefühl ist neben der Fähigkeit zu lieben und zu arbeiten wesentlich für die psychische Gesundheit; die Identifikation mit der Gemeinschaft sei *der* Weg, konstruktiv mit eigenen Gefühlen von Minderwertigkeit umzugehen

- Historisch betrachtet wurde „*Wille zur Macht*" als ein Antrieb des Menschen gesehen: Damit ist menschliche Aktivität gemeint, die sich u. a. aus dem Streben nach Selbstverwirklichung und Anerkennung speist, nicht aber ich-haft, oder um andere beherrschen zu wollen
- Polarität von positiven und skeptischen Anteilen → sozialistisch-auf-klärerischer Fortschrittsglaube aus der Zeit als Sozialmediziner einerseits und skeptische Anthropologie durch die Begegnung mit Freud anderer-seits → Adlers Optimismus und sein Glaube an die beständige Ent-wicklung des Einzelnen und der Gesellschaft sind eine Seite seiner Lehre, defizitorientierte Elemente die andere Seite → Ein drängendes Verlangen nach „Heilung" oder „Erlösung" steht dem Gefühl eines schmerzlichen Mangels („Minderwertigkeitsgefühl") gegenüber
- Mensch ist nach Adler sowohl *kausal* als auch *final* ausgerichtet → sowohl Ursachen als auch Zweck und Intention sind motivationsrelevant; die kausale Motivation ergibt sich aus den prägenden Einflüssen der Kindheit und dem Minderwertigkeitsgefühl, die finale daraus, dass man das Verhalten des Menschen erst dann zulänglich versteht, wenn man um seine bewussten und vor allem unbewussten Absichten weiß

Persönlichkeits- und Entwicklungstheorie

Persönlichkeitstheorie

- Annahme unbewusster Prozesse, die grundlegend das bewusste Erleben und Handeln eines Menschen bestimmen
- Zentrale Bedeutung von *Minderwertigkeitsgefühlen,* worunter Gefühle von Kleinheit, Schwäche, Hilflosigkeit oder Unterlegenheit fallen; sie sind Ansporn für Entwicklung und Anstrengung; allerdings dann problematisch, wenn sie sich zum Minderwertigkeitskomplex aus-wachsen, also die Person dadurch nachhaltig beeinträchtigt ist
  Reaktion darauf: Resignation, Kompensation oder Überkompensation
  - *Kompensation:* natürliche Reaktion auf Mangel in Form erhöhter Anstrengung → Schwäche durch Stärke ausgleichen → „Über-windung subjektiv erlebter Mangellagen"

– *Überkompensation:* Gefahr der Fixierung auf Mangel durch krampfhafte und rastlose Versuche, diesen zu kaschieren, was in einen *Überlegenheitskomplex* münden kann → Person fühlt sich von keinem erreichten Ziel bestätigt; problematische Abhängigkeit von Lob und Anerkennung anderer

- Im Zuge der Bestrebungen zur Bewältigung von Minderwertigkeitsgefühlen kommt es zur Entwicklung spezifischer Apperzeptionsschemata, in denen der *Lebensstil* als individuelle Leitlinie eines Menschen zum Ausdruck kommt (Persönlichkeitsmuster inkl. Grundannahmen); entwickelt sich in der Kindheit, äußert sich in Handlungen, Kindheitserinnerungen, Träumen, der Weltanschauung und jedem psychosozial bedingten psychopathologischen Syndrom

Entwicklungstheorie

- Beziehungserfahrungen, insbesondere frühe, sowie deren innerpsychische Verarbeitung beeinflussen Entwicklung der Persönlichkeit maßgeblich → Bewertung von Erfahrungen beeinflusst, ob etwas als Erfolg oder Versagen erlebt wird
- Persönliche Entwicklung ist in der klassischen Theorie der IP nicht primär durch die sexuelle Ebene bedingt, sondern vom Erleben und der Verarbeitung von Schwäche, Unterlegenheit, Hilflosigkeit und Unzulänglichkeit
- Werden dem Kind wohlwollende Anerkennung und soziale Resonanz mehr oder weniger verwehrt, so kompensiert es seine Verunsicherung mit Geltungsbedürfnis, was eine problematische Entwicklung, verbunden mit fehlender Empathiefähigkeit und allenfalls Beziehungs- und Liebesunfähigkeit, zur Folge haben kann
- Der Aspekt der Selbstwertregulation ist im Zuge der Wiederannäherung der IP an den theoretischen Rahmen der Psychoanalyse um vielgestaltige Formen der Affektregulation erweitert worden

Störungslehre

- Subjektives Leid wird in der klassischen Theorie der IP auf das Erleben von Mangel und das missglückte individuelle Streben nach Überwindung dieses Mangels zurückgeführt
- Beim gesunden Menschen ist der Lebensstil flexibel und kann durch neue Erfahrungen angepasst werden → Der Mensch arrangiert sich mit seinem sozialen Umfeld, Hindernissen und eigenen Wünschen

- Wenn die Anpassung misslingt, entstehen psychische Störungen; es bildet sich eine durch tendenziöse Apperzeption bedingte Privatlogik heraus, die unbewusst darauf abzielt, die eigene Person und die Umwelt selektiv so wahrzunehmen, wie es dem Lebensstil entspricht
- Die Sicherungstendenz, die sich dabei äußert, entspricht Abwehrprozessen
- Auch pathologische Varianten des Erlebens, Denkens und Verhaltens werden als sinnhafte Äußerungen menschlicher Lebensbewegungen verstanden, deren individuelle Bedeutung zu erhellen ist

Therapietheorie

- *Ziel der Therapie:* Aufdeckung des unbewussten „neurotischen Systems" bzw. des unerreichbaren Zieles der Überlegenheit; Erkennen von Lebensäußerungen und Lebensstil der Patient:in; Steigerung des Gemeinschaftsgefühls, welches sich u. a. auch dadurch zeigt, dass andere Menschen besser verstanden werden können und eine kooperative Beziehung möglich ist
- Lebensstil kann erkannt werden durch Fokus u. a. auf Familienkonstellation, Erinnerungen aus der frühen Kindheit, Traumdeutung, Fehlleistungen sowie Übertragungs- und Gegenübertragungsanalyse
- Patienten werden auf Entwertungstendenzen hingewiesen, mit deren Hilfe sie sich vor Veränderungen zu schützen versuchen, die – meist unbewusst – als bedrohlich erlebt werden
- *Indikation/Kontraindikation:* lässt sich nicht für die Methode als solche benennen; je nach Störungsbild sind spezifische Settings der individualpsychologischen Methode indiziert bzw. nicht indiziert; speziell problematisch ist ein fehlender Zugang zu unbewussten Prozessen mittels freier Assoziation oder Traumdeutung, z. B. bei bestimmten Zwangsstörungen

Angewendete Methoden/Techniken/ Settings

- *Setting:* sitzend oder liegend (je nach Frequenz bzw. Indikation)
- *Frequenz:* 1- bis 2-mal wöchentlich oder hochfrequent (3- bis 4-mal wöchentlich) in der Regel über mehrere Jahre
- Therapie in Form eines freien Gesprächs mit Fokus auf:
  - Freie Assoziation
  - Insbesondere Phänomene der therapeutischen Beziehung
    - → Übertragung und Gegenübertragung

- Traumdeutung
    → Träume können auch Pläne, Wünsche und Befürchtungen in Bezug auf die Zukunft enthalten (und nicht nur durch die Vergangenheit bedingte Dynamiken widerspiegeln)
- Deutungen
- Widerstandsanalyse
- Ermutigung, die eher durch eine ermutigende bzw. zumutende Haltung als durch aufmunternde Interventionen zum Ausdruck kommt

Praxisbeispiel

Lebensstil- und Übertragungsanalyse

„Herr B. hatte mich aufgesucht, nachdem er einige Wochen in einer psychosomatischen Klinik verbracht hatte und dort eine psychoanalytische Behandlung empfohlen wurde. In einer verhaltenstherapeutischen Behandlung vor dem Klinikaufenthalt hatte Herr B. versucht, die Symptome zu bewältigen, die inzwischen eine recht destruktive Auswirkung auf sein Leben hatten: Er hatte gerade seine fachärztliche Ausbildung begonnen, aber nun fiel es ihm zunehmend schwer, morgens wach zu werden, aufzustehen und zur Arbeit zu fahren. Anstatt sich zu verspäten, meldete er sich wiederholt krank und flüchtete wieder ins Bett oder zum Computer, wo er stundenlang Fantasiespiele spielte oder im Internet surfte und alles um sich herum vergaß. (...) Alltägliche Aufgaben im Haushalt und am Schreibtisch blieben liegen: Rechnungen wurden nicht bezahlt und die Aufgaben im Haushalt überforderten ihn. Statt etwas zu kochen, lebte er hauptsächlich von Fertiggerichten und trieb außerdem keinen Sport, sodass er körperlich geschwächt und übergewichtig war. (...) Die psychosomatische Klinik hatte eine Depression diagnostiziert, aber er schien nicht nur depressiv zu sein. (...)

Herr B. kam aus einer Ärztefamilie, und auch er wollte schon immer Arzt sein, sagte er. Wie sein Vater wollte er eines Tages eine eigene Praxis eröffnen. Sein Vater war offensichtlich Alkoholiker, obwohl dies in der Familie und auch sonst verleugnet wurde. Der bewusste, ,schöpferische' und lebensbejahende Wunsch von Herrn B., als Arzt zu arbeiten und sich zu spezialisieren, war offensichtlich in Konflikt mit einer unbewussten Kraft, die sich gegen diese Ziele richtete. Sein unbewusster Lebensstil schien sich in Richtung Rückzug, Passivität und ,anti-gemeinschaftlicher' Destruktivität zu bewegen. (...)

Ich sagte also Herrn B., dass weder ich noch die Analyse ihn morgens aus dem Bett holen würden. Wenn er die ärztliche und die analytische Arbeit in Angriff nehmen wolle, müsse er irgendwie morgens aufstehen. Dies war meine Vorbedingung für die Behandlung. Herr B. besorgte eine Haushaltshilfe, die ihn u. a. morgens weckte, und mit etwas Mühe ging er zurück zur Arbeit und kam regelmäßig zu seinen Sitzungen. So wurde der narzisstische Konflikt zwischen der omnipotenten Fantasie und der Begrenztheit der Realität zu einem Konflikt in der Übertragungsbeziehung. Außerdem wurde durch die Haushaltshilfe eine Situation der Kindheit von Herrn B. in der Übertragung wiederholt. Er war der Sohn zweier Ärzte, die ganztags gearbeitet hatten, und es gab eine Haushalthilfe, die ihn nachmittags nach der Schule versorgte und alles im Haushalt übernahm. Herr B. war einerseits durch die umsorgte Tätigkeit der Haushaltshilfe verwöhnt. Andererseits wurde durch ihre Hilfe das Chaos der Familie erfolgreich getarnt, sodass die Beziehungsstörungen und der Alkoholismus des Vaters verleugnet werden konnten. Herr B. lernte in dieser Situation schon früh, ein pflegeleichtes Kind zu sein, die Verwöhnung anzunehmen und die tieferen Probleme versteckt zu halten. In der Übertragung wurde diese Situation wiederhergestellt: Herr B. ging brav zur ‚Schule‘ bzw. zur Arbeit und zur Analyse und die Haushaltshilfe sorgte dafür, dass das Symptom versteckt wurde. Die Gefahr war nun, dass wir uns beide auf dem scheinbaren Erfolg durch die Heilung des Symptoms ausruhen und nicht mehr so genau hinsehen müssten. Die ersten Stunden, die doch verpasst wurden, nachdem Herr B. trotz Haushaltshilfe nicht aus dem Bett kam, stellten also die ersten, wichtigen Zeichen der negativen Übertragung dar, die unter der scheinbaren Angepasstheit des Patienten lauerte. In der Gegenübertragung wurde die hilflose Wut spürbar, die als die projizierte Wut des Patienten verstanden wurde. Er wollte sich nicht mit seinem bisherigen Versagen und seinen Schwächen – d. h. mit dem Verlust seiner idealen Scheinwelt – in der Analyse auseinandersetzen. Lieber blieb er im Bett. Gleichzeitig sehnte er sich nach Zuwendung und Anerkennung – auch in der inzwischen vertrauensvollen analytischen Beziehung. Aber das schreckliche Gefühl der Demütigung, eine bezahlte Haushaltshilfe und eine bezahlte Psychoanalytikerin für die Funktionen zu brauchen, die er selber nicht bewältigte, erstickte die Anerkennung und den Stolz bezüglich seiner positiven Entwicklung und Rückkehr in die Gemeinschaft. Immer wieder fühlte er sich stattdessen entmutigt und beschämt, sodass er sich wiederholt zurückzog. Aber der zunehmende Kontakt zu seinen Gefühlen in der Übertragungsbeziehung ermöglichte nach und nach eine gesündere Entwicklung.

Viel später in der Behandlung als Antwort auf die Deutung seiner Schwierigkeit, sich selber als schwache Person, die manchmal auf Hilfe angewiesen ist, zu sehen, sagte er: ‚Der Verlust ist so furchtbar. Es ist, wie wenn man high gewesen ist – eine Illusion geht verloren. Früher habe ich mich als ruhig und selbstsicher betrachtet. Nun habe ich das Gefühl, dass dieses Bild von mir verloren gegangen ist und ich nichts mehr habe, woran ich mich halten kann.'" [aus: White, K. (2016). Der Konfliktbegriff in der Praxis der individualpsychologischen Psychoanalyse heute. *Zeitschrift für Individualpsychologie, 41*, 235–244; mit freundlicher Genehmigung des Verlags].

Verwendete Literatur* und Literaturempfehlungen

Adler, A. (1912/2008). *Über den nervösen Charakter.* Vandenhoeck & Ruprecht (Alfred Adler Studienausgabe, Bd. 2).

Bruder-Bezzel, A. (1991). *Die Geschichte der Individualpsychologie.* Fischer.

*Datler, W. & Zumer, P. (2011). Individualpsychologie. In G. Stumm (Hrsg.), *Psychotherapie. Schulen und Methoden* (S. 74–84). Falter.

*Kriz, J. (2014). Individualpsychologie. In ders., *Grundkonzepte der Psychotherapie.* 7. vollst. überarb. u. erw. Aufl. (S. 55–66). Beltz.

Presslich-Titscher, E. (2008). Der Psychoanalytiker Alfred Adler und das Selbstverständnis der heutigen Individualpsychologie. *Zeitschrift für Individualpsychologie, 33*(4), 394–404.

Rieken, B., Sindelar, B. & Stephenson, T. (2011). *Psychoanalytische Individualpsychologie in Theorie und Praxis. Psychotherapie, Pädagogik, Gesellschaft.* Springer.

Rieken, B. (Hrsg.) (2021). *Alfred Adler heute. Zur Aktualität der Individualpsychologie.* 2. Aufl. Waxmann.

Ausbildungsmöglichkeiten in Österreich
(Siehe Tab. 4.7)

Tab. 4.7 Informationen zur Fachausbildung für Individualpsychologie

	Österreichischer Verein für Individualpsychologie (ÖVIP)	Sigmund Freud Privatuniversität Wien (SFU)
Ausbildungsort	Wien	Wien
Voraussetzungen und Aufnahmeverfahren	5 Vorstellungsgespräche	2 Einzelgespräche + Zulassungsseminar
Mindestdauer bzw. realistischer Durchschnittswert	Mind. 4–5 Jahre	3–5 Jahre
Selbsterfahrung/Lehrtherapie	Mind. 350 h Lehranalyse (mind. 3-mal/Woche über 3 Jahre)	Mind. 300 h Lehranalyse mit 2–3 h im liegenden Setting pro Woche, 90 h Gruppenselbsterfahrung

(Fortsetzung)

Tab. 4.7 (Fortsetzung)

	Österreichischer Verein für Individualpsychologie (ÖVIP)	Sigmund Freud Privatuniversität Wien (SFU)
Theorie	Theorie des Unbewussten, Entwicklungspsychologie aus psychoanalytischer Sicht, psychoanalytische Psychopathologie und allgemeine Behandlungslehre, Vertiefung in psychoanalytisch-individualpsychologischer Theorie, Diagnostik und Behandlungstechnik; Verknüpfung von individualpsychologisch-psychoanalytischem Verstehen und psychosozialer bzw. psychotherapeutischer Praxis ab dem 1. Semester durch Methode der Work Discussion → Theoriekurse beginnen alle 2 Jahre im Rahmen des Universitätslehrgangs „Individualpsychologie und Selbstpsychologie" (120 ETCS, 8 Semester)	495 h, davon 335 h, u. a. methodenspezifische Krankheitslehre, Konzepte der Prozesse und Dynamiken in Gruppen, Literaturseminar von Adlers Schriften sowie 160 h methodenübergreifende Lehrveranstaltungen u. a. Krankheitslehre, Kunstfehler Theoriekurse beginnen jährlich im Wintersemester
Psychotherapeutische Tätigkeit unter Supervision	Ab 5. bzw. 6. Semester des ULG; Mind. 600 h mit mind. 3 Fällen, davon mind. 2 Erwachsene, eine Analyse mit 2-mal pro Woche über mind. ein Jahr	Nach dem 3. Semester mind. 600 h, darunter mind. eine längere Analyse mit 2-mal pro Woche im sitzenden oder liegenden Setting
Supervision der eigenen Praxis	120 h Kontrollanalyse, davon 60 h in Gruppe möglich	135 h Supervision, davon 105 h in Kleingruppe mit maximal drei Tln, 15 h Supervision im Zweiersetting sowie 15 h als Falldarstellungsseminar mit 5–10 Tln.

(Fortsetzung)

Tab. 4.7 (Fortsetzung)

	Österreichischer Verein für Individualpsychologie (ÖVIP)	Sigmund Freud Privatuniversität Wien (SFU)
Format der Ausbildung	Alle 2 Jahre mit fixer Ausbildungsgruppe (8–10 Tln.); Gesamtgruppe des ULG (gem. mit WKPS): 16–20 Tln. Mit dem praktischen Teil der Ausbildung kann jederzeit begonnen werden	Jährlich ab Beginn des Wintersemesters mit fixer Ausbildungsgruppe bei durchschnittlich 14–22 Tln.
Abschluss	Abschlussartikel + Präsentation bzw. Masterarbeit + Masterprüfung	Wissenschaftliche Arbeit mit mind. 100 Seiten → Magisterarbeit aus dem Studium der Psychotherapiewissenschaft kann dafür gelten, wenn die Inhalte fachspezifischer Natur sind + schriftliche Falldarstellung mit behandlungstechnischen Reflexionen (15–20 Seiten) + mündliche Prüfung
Möglichkeiten der Akademisierung	Optional MA über Kooperation mit Universitätslehrgang der Uni Wien	Bakk.pth. und Mag.pth., da nämlich zugleich das Studium der Psychotherapiewissenschaft absolviert wird; doch kann Fachspezifikum auch ohne dieses Studium absolviert werden → in diesem Fall kein akademischer Grad
Kosten	Ca. € 45.000 (inkl. € 15.000 für MA)	Fachspezifikum: € 32.400 + mind. € 24.000 für Lehranalyse + € 18.900 für Bakk.- und Mag.-Studium
Website	www.oevip.at www.postgraduatecenter.at/weiterbildungs-programme/gesundheit-naturwissenschaften/psychotherapeutisches-fachspezifikum-individualpsychologie-und-selbstpsychologie	www.individualpsychologie.at

4.8   Katathym Imaginative Psychotherapie[8]

Zur Geschichte der Methode

- Wurde 1955 von Hanscarl Leuner (1919–1996), einem deutschen Psychiater, begründet → legte Fokus auf das Phänomen von aus dem Unbewussten aufsteigenden Vorstellungen bei der Vorgabe bestimmter (Bild-)Motive; aufbauend auf Publikationen zu imaginativen Phänomenen machte sich Leuner daran, die psychotherapeutische Relevanz von Tagträumen systematisch zu untersuchen, indem er gesunde und neurotische Versuchspersonen unter experimentellen Bedingungen imaginieren ließ → Es konnte nachgewiesen werden, dass Imaginieren therapeutische Wirkung zeigt und bei gleichen Motivvorgaben ähnliche oder gleiche unbewusste Themenkomplexe angesprochen werden
- Verfahren wurde in zahlreichen Untersuchungen weiterentwickelt → Entstehung von verschiedenen Motivvorgaben und Interventionstechniken (siehe unten)
- *„Kata"* kommt aus dem Griechischen und kann mit „gemäß" übersetzt werden, *„thymos"* bedeutet „Seele, Emotionalität"

> Der Name der Methode verweist darauf, dass mit Vorstellungsinhalten gearbeitet wird, die dem Erleben entsprechen, das „aus dem Herzen kommt".
> Aus dem Unbewussten auftauchende Inhalte und Symbole haben eine besondere Bedeutung bei der Bearbeitung von unbewussten Konflikten, dem Auffüllen früher emotionaler Defizite und der spontanen Entfaltung der Kreativität.
> Das Verständnis und die Aufarbeitung der Imaginationen im therapeutischen Prozess orientieren sich an den psychodynamischen Grundlagen von Übertragung, Gegenübertragung, Abwehr und Widerstand.

Menschenbild

Das Menschenbild ist einer bio-psycho-sozialen Ganzheit verpflichtet und beruht auf einer tiefenpsychologisch-psychodynamischen Konzeption

---

[8] Text mit Unterstützung von Susanne Frei erstellt.

Persönlichkeits- und Entwicklungstheorie

Siehe dazu den Beitrag „Psychoanalyse und Psychoanalytisch orientierte Psychotherapie" und auch die Theorieinhalte im Rahmen der Fachausbildung (am Ende des Beitrags)

Störungslehre

Psychodynamische Fundierung (siehe dazu den Beitrag zu „Psychoanalyse und Psychoanalytisch orientierte Psychotherapie")

Therapietheorie

- Fokus liegt auf unbewussten Prozessen des Erlebens
- Unbewusste Ängste, Wünsche, Motive, Traumata, Erfahrungen, Probleme, Abwehrmechanismen und Konflikte sollen durch Imaginationen, Gespräche, Zeichnen, Malen oder Schreiben bewusst gemacht und bearbeitet werden
- *Imagination als zentraler Bestandteil des Verfahrens*
  - „Imaginationen" sind Kreationen des Unbewussten und zeigen einerseits bisher ungenützte Ressourcen auf, tragen also zu einer Lösungsorientierung bei, und andererseits können sie als „Bildersprache des Unbewussten" helfen, unbewusste Abwehrprozesse, Traumata und Konflikte aufzuweichen oder zu lösen
  - Imaginationen beschränken sich nicht auf optische Eindrücke, sondern umfassen alle Sinneseindrücke (Sehen, Hören, Riechen, Schmecken, Tasten)
  - Imaginationen können sich auf Gefühle, unterschiedliche Beziehungen, körperliche Empfindungen, Erinnerungen aus der Vergangenheit, Inhalte aus der Gegenwart oder Fantasien über die Zukunft beziehen
  - Imaginationen werden als subjektiv bedeutsam und realistisch erlebt, wobei während des Imaginierens die äußere Realität abgrenzbar und als solche wahrnehmbar bleibt
- Die Bedeutung von *Symbolen*
  - Symbolverständnis der gezeichneten Imaginationen orientiert sich grundsätzlich an den subjektiven Assoziationen der Klient:innen
  - „Imaginativ" verweist auf die symbolische Darstellung und Widerspiegelung der inneren Welt der Objekte → Das Symbol hat eine

vermittelnde Funktion zwischen unbewussten Vorgängen, Affekten, Wünschen, Konflikten und dem bewussten Erleben

- Symbole stellen Vorläufer der Sprache dar und wirken unmittelbar auf das emotionale Erleben der Klient:innen zurück
- Mehrdeutigkeit: Symbole können Aussagen über Zukunft oder Vergangenheit beinhalten
- Symbole verdichten verschiedenste Aspekte unbewusster oder vorbewusster Inhalte
- Selbsttätig ablaufender Symbolisierungsprozess ermöglicht eine Projektion der Gefühle auf die Symbolgestalten, was zu einer Distanzierung und Angstbindung führt

- *Indikation:* Fähigkeit zur Verbalisierung und Reflexion muss nicht so ausgeprägt sein wie in anderen psychodynamischen Verfahren und Ansätzen, dementsprechend eignet sich die Methode für ein breiteres Klientel
- *Kontraindikation:* weniger geeignet für Personen, die erheblich in ihrer Realitätswahrnehmung beeinträchtigt sind, wie bei akuten Psychosen; aber auch bei akuten depressiven Zuständen ist Vorsicht geboten, da es hier zu einer Spiegelung der depressiven Inhalte in den Imaginationen kommen kann, was zu einer unmittelbaren Verstärkung der depressiven Symptomatik führen würde → daher andere Vorgangsweise (kürzer, nicht so tiefgreifend bei suizidalen Zuständen), die ev. zu kathartischer Abreaktion depressiver Gefühle führt; bei IQ unter 85

Angewendete Methoden/Techniken/Settings

- *Setting:* sitzend oder liegend
- *Zweiersetting:* Frequenz von 1- bis 2-mal/Woche – Nach Imaginationen (die circa 20 min dauern) folgen oft Einheiten ohne Imagination, da der Großteil der Zeit der tiefenpsychologischen Aufarbeitung der Symbolik und des bildhaften Prozesses dient
- *Gruppentherapie:* gemeinsam imaginierte katathyme Bilder = Gruppenimaginationen; Gruppe einigt sich meist selbst auf ein Motiv; Gruppenteilnehmer:innen liegen hierfür sternförmig am Boden, nachfolgend Aufarbeitung unter Beachtung übertragungsfokussierter gruppendynamischer Inhalte
- *Paar- und Familientherapie:* gemeinsames Imaginieren aller Betroffenen zu bestimmten Konfliktbereichen, dafür spezielle Motivvorgaben
- Kann als fokussierte Kurzzeitpsychotherapie in der Krisenintervention angewandt werden, aber auch als Langzeitpsychotherapie.

– *Kurzzeitpsychotherapie:* Aufmerksamkeit gilt der therapeutischen Bearbeitung eines umschriebenen Problembereichs mit entsprechenden Motivvorgaben und Begleittechniken
– *Langzeitpsychotherapie:* zielt ab auf Veränderungen von Persönlichkeitsaspekten und Problemfeldern
* *Methodik:*
    – Therapeutische Beziehung: Arbeit mit Übertragung, Gegenübertragung, Abwehr und Widerstand
    – Therapeut:in kann Imagination anleiten, strukturieren und beeinflussen → dialogisch schon während der Imaginationsphase; Therapeut:in ist im Allgemeinen weniger passiv als in anderen tiefenpsychologischen Verfahren
    – Imaginationen mit Motivvorgaben → Einleitung durch kurze Entspannungsvorgabe, dann Begleitung der Imagination, tagtraumartig entstehen innere Bilder und Vorstellungen, die Patient:in unmittelbar ausdrückt

---

* *Grundstufenmotive:*
    – Werden für die Anfangsphase verwendet, auch Standardmotive genannt
    – Erleichtern Einstieg in die „imaginative" Welt und unterstützen Therapeut:in bei der Einschätzung der Problematik und Erstellung einer Diagnose
    – Motive sind eher weiter gefasst und ermöglichen so eine individuelle Entfaltung der inneren unbewussten Inhalte
    – Beispiele: Wiese, Bach, Berg, Haus (bezieht sich zum Beispiel auf Selbst, wie Person sich erlebt oder sein möchte) und Waldrand
* *Mittelstufenmotive:*
    – Bilder werden zunehmend komplexer, der Führungsstil ist konfrontativer
    – Beispiele: Beziehungsperson, Sexualität, Aggressivität, Ich-Ideal über Vorgabe von Motiven wie Löwe, wildes Tier, Muschel, Rosenbusch, gleichgeschlechtlicher Vorname, eine bestimmte Person etc.
* *Oberstufenmotive*
    – Fördert das Aufsteigen von frühem, archaischem Material; kann erst spät im Therapieprozess eingesetzt werden und benötigt daher einiges an Therapieerfahrung
    – Beispiele: Höhle, Sumpfloch, Vulkan, Folianten

---

* Bildnerisches Darstellen der imaginierten Vorstellungsbilder
* Deutung und Bearbeitung der Imaginationen/Bilder
* Interventionstechniken: mitfühlendes Begleiten, differenzierte Sinneswahrnehmung, Symbolfokussierung und Symbolkonfrontation, assoziatives Vorgehen, Aktivierung von Ressourcen, imaginatives Probehandeln (bevorstehende ängstigende Ereignisse oder Szenen werden imaginativ bearbeitet)

Praxisbeispiel

Grundstufenimagination –Blumenmotiv

„Nach der Imaginationsankündigung und einer kurzen Entspannungsinstruktion rege ich an: ‚Stellen Sie sich doch einmal eine Blume vor.‘ ‚Es ist eine Iris, die Blüte weiß – nein violett. Es ist eine einzelne Blume und auch Blüte auf geradem Stiel. Ja, es ist ein sehr gerader Stiel, eine klare Form und eine ganz intensive Farbe.‘ ‚Können Sie die Blüte genauer beschreiben?‘ ‚Ja, die Blüte ist trichterförmig geöffnet und offen zugewandt. Die Blüte ist ganz stabil unten am Stiel angewachsen, sie wird gut geführt durch den Stängel. ‚Mögen Sie sie mal berühren? ‚Der Stängel fühlt sich kräftig an, nicht weich wie die Blüte. Die Blüte ist sehr weich, samtig. Der Stängel ist fast ein bisschen kantig. Gerade abgesetzt, auch die Blätter sind kantig und gerade.‘ ‚Können Sie die Umgebung der Blume beschreiben?‘ ‚Zunächst habe ich nur die Blume vor Augen gehabt, ohne irgendeine Umgebung. Jetzt sehe ich sie am ehesten in einem Garten, im Garten bei meinem Elternhaus in N. Sie steht in einem Blumenbeet. Der Garten ist ziemlich wild, es gibt einzelne Blumenbeete, in einem Beet steht die Iris.‘ ‚Und wie wirkt die Blume dort auf Sie?‘ ‚Herausragend, da sie ganz einzeln steht und besonders. Sie fällt auf. Wie ein farbiger Punkt in lauter grünem Kraut. Sie fällt auf durch ihre Schönheit, Farbigkeit und Kraft – sie ist auch etwas allein da.‘ ‚Wozu haben Sie Lust mit oder bei der Blume?‘ ‚Ich möchte sie gern da ausgedehnt betrachten. Zeit mit ihr verbringen. Sie auf keinen Fall abschneiden. Sie so sein lassen. Lassen, wie sie ist, nicht verhätscheln, mich daran erfreuen. – Ich würde oft zu ihr hingehen, aber nicht lange bleiben können. – Wenn ich weggehe, könnte ich sie ausgraben, aber da bin ich mir unsicher. Bin unschlüssig. Weiß nicht, ob das gut wäre.‘ ‚Vielleicht mögen Sie die Blume fragen, ob es ihr recht wäre, wenn Sie öfter kämen, aber nicht lange bleiben.‘ ‚Na ja, die Blume gibt mir zu verstehen, dass sie durchaus den Platz wechseln würde. Sie würde mitkommen. Sie möchte nicht in Erwartung bleiben.‘ An dieser Stelle rege ich an, die Imagination, die sechs Minuten gedauert hat, zu beenden. Aus dem kurzen Nachgespräch wird deutlich: Für Frau M. hat diese erste Imagination eine frappierende, da anschauliche ‚Evidenz‘. Ihre Blume, wie von ungefähr aus ihrem Inneren aufsteigend, löst in ihr sowohl Freude an deren Schönheit als auch Verwunderung aus, insbesondere, wie lebhaft sie eine Ambivalenz der Blume gegenüber gespürt habe. Als sie sich ihr ‚ausgedehnt zuwenden‘ wollte, sei sie ‚durch eine innere Unruhe gestört‘ worden. – Spontan kann sie die Blume als Selbstsymbol verstehen: Das hier Imaginierte habe zentral mit ihr zu tun! Frau M. verlässt angeregt und nachdenklich meine Praxis. [...] Das von der Patientin imaginierte Blumenbild spiegelt mir zunächst bestimmte Aspekte ihrer Persönlichkeitsstruktur wider: die klare, direkte und schnörkellose Art des Verhaltens im geraden, kantigen Stängel, ihre Ausrichtung auf Bedürfnisse der anderen in der samtigen, trichterförmig wie auf die Erwartungen anderer ‚lauschenden‘ Blüte. Die ungewöhnliche Leistungsfähigkeit der promovierten, in sehr hoher verantwortlicher

Position arbeitenden Patientin findet sich im Thema des Herausragenden; und: Die Blume ist ebenso schön und intensiv wie die hoch motivierte, gut aussehende, wenn auch ihre weibliche Ausstrahlung eher unterbetonende Patientin es ist. Aber auch innere Konflikte werden deutlich: Indem die weiche Blüte vom Stängel gut geführt und diese stabil angewachsen ist, wird ein intrapsychischer Konflikt zwischen den weichen, sich farbig ausdrückenden, in der ‚Passionsfarbe' sich zuwendenden, gefühlsbetonten ‚weiblichen' Selbstanteilen und den orientierenden, zielgerichteten, klaren, auch kantig-konturierten, verschlossenen, traditionell ‚männlich' zu nennenden Selbstanteilen spürbar. Das Symbol der Blume verbindet in Blüte und Stängel Gefühlsleben und Tatkraft. [aus: Bahrke, U. & Nohr, K. (2018). *Katathym Imaginative Psychotherapie. Lehrbuch der Arbeit mit Imaginationen in psychodynamischen Psychotherapien.* 2. Aufl. Springer, S. 39–41; mit freundlicher Genehmigung des Verlags].

Verwendete Literatur* und Literaturempfehlungen

*Bahrke, U. & Nohr, K. (2018). *Katathym Imaginative Psychotherapie. Lehrbuch der Arbeit mit Imaginationen in psychodynamischen Psychotherapien.* 2. überarb. Neuaufl. Springer.

Kottje-Birnbacher, L., Wilke, E., Krippner, K. & Dieter, W. (2005). *Mit Imaginationen therapieren. Neue Erkenntnisse zur Katathym-Imaginativen Psychotherapie.* Pabst Science.

Kottje-Birnbacher, L., Sachsse, U. & Wilke, E. (Hrsg.) (2010). *Psychotherapie mit Imaginationen.* Huber.

Leuner, H. (2012). *Lehrbuch der Katathym Imaginativen Psychotherapie.* 4. Aufl. Huber.

*Pichler, M. (2011). Katathym Imaginative Psychotherapie. In G. Stumm (Hrsg.), *Psychotherapie. Schulen und Methoden* (S. 109–117). Falter.

*Reddemann, L. & Stasing, J. (2013). *Imagination. Handwerk der Psychotherapie.* Band 2. Psychotherapie-Verlag.

*Ullmann, H., Friedrichs-Dachale, A., Bauer-Neustädter, W. & Linke-Stillger, U. (2017). *Katathym Imaginative Psychotherapie (KIP).* Kohlhammer.

Ausbildungsmöglichkeit in Österreich
(Siehe Tab. 4.8)

Tab. 4.8 Informationen zur Fachausbildung für Katathym Imaginative Psychotherapie

	Österreichische Gesellschaft für angewandte Tiefenpsychologie und allgemeine Psychotherapie (ÖGATAP)
Ausbildungsorte	Wien, Salzburg, Innsbruck, Klagenfurt, Linz und Graz
Voraussetzungen und Aufnahmeverfahren	Auswahlseminar in der Methode + 1 Aufnahmegespräch mit 2 Lehrtherapeut:innen
Mindestdauer bzw. realistischer Durchschnittswert	5–6 Jahre
Selbsterfahrung/Lehrtherapie	Mind. 490 h, davon mind. 100 h im Zweiersetting, 300 h in einer kontinuierlichen Ausbildungsgruppe, 90 h im Rahmen verschiedener Intensiv- und Sonderseminare
Theorie	300 h, davon 150 h in der kontinuierlichen Ausbildungsgruppe, die restlichen 150 h in verschiedenen Intensiv- und Theorieseminaren mit u. a. folgenden Inhalten: Tiefenpsychologische Entwicklungspsychologie, psychoanalytische Konzeptionen (z. B. Triebtheorie, Objektbeziehungstheorie, Ich-Psychologie, Selbstpsychologie, Narzissmustheorie), spezifische Theorie der KIP auf tiefenpsychologischer Grundlage (Theorie des Unbewussten, Traumtheorie, Symbolik, Theorie der Imagination), Konzepte von Abwehr, Übertragung, Gegenübertragung, Widerstand; Indikation und Kontraindikation der KIP
Psychotherapeutische Tätigkeit unter Supervision	Nach ca. 2 Jahren, bestandener Statusprüfung und bei Erfüllung folgender Voraussetzungen: • Mind. 50 h Selbsterfahrung im Zweiersetting • Mind. 400 h Praktikum mit begleitenderPraktikumssupervision • 100 h Gruppenselbsterfahrung • 150 h Theorie • Teilnahme an einem KIP-Intensivseminar • Ein aktueller Strafregisterauszug
Supervision der eigenen Praxis	Mind. 120 h Gruppensupervision, inkl. 10 Fallvorstellungen (eigene Fälle); Empfohlen: neben Gruppensupervision auch Supervision im Zweiersetting
Format der Ausbildung	Kontinuierliche Ausbildungsgruppe (max. 14 Tln.)
Abschluss	Schriftliche Ausarbeitung eines Therapieverlaufs + Therapeutenkolloquium
Möglichkeiten der Akademisierung	Optional MSc über Kooperation mit MedUni Wien
Kosten	Mind. € 34.000 + € 8000 für MSc
Website	www.oegatap.at/katathym_imaginative_psychotherapie

4.9 Konzentrative Bewegungstherapie (KBT)[9]

Zur Geschichte der Methode

* Wurzeln in der bewegungspädagogischen Arbeit Elsa Gindlers (1885–1961) in Berlin → Sie begann in ihrem Unterricht ab 1911 dem eigenen Bewegungsempfinden der Teilnehmer:innen Raum zu geben, ohne äußere Bewertungen (richtig oder falsch); Ziel war dabei, die innere Achtsamkeit und das Selbstbewusstsein durch differenzierte Selbstwahrnehmung zu fördern
* Zusammenarbeit mit Psychoanalytiker:innen im Berlin der Zwischenkriegszeit
* Gertrud Heller (Schülerin von Elsa Gindler) wandte ab 1940 in England die „Gindler-Methode" erstmals therapeutisch mit psychiatrischen Patient:innen zur Umstimmung von Spannungserleben und besserer Konfliktwahrnehmung in Kombination mit analytischer Gruppentherapie an
* Weiterentwicklung im Zweiten Weltkrieg durch deutsche Exilpsychiater in England, später in Kombination mit Bewegungsarbeit nach Elsa Gindler im psychiatrischen Kontext
* Helmut Stolze (1917–2004), deutscher Arzt und psychodynamisch orientierter Psychosomatiker, erweiterte die KBT um die Dimension des Verständnisses zur Entstehung und Aufrechterhaltung von psychischen und psychosomatischen Erkrankungen und der Bearbeitung des Wahrnehmungs- und Bewegungserlebens → stellte Methode bei den Lindauer Psychotherapietagen vor
* Die KBT wurde vor allem im psychosomatischen und psychiatrischen Kontext weiterentwickelt
* Grundlegend sind die tiefenpsychologischen Theorien (Ich-Psychologie, Selbst-Psychologie, Objektbeziehungstheorien)

Menschenbild

* Mensch als körperliche, seelische und soziale Einheit
* Körper ist Ort des gesamten psychischen Geschehens
* Verinnerlichung der wichtigen Selbst- und Beziehungserfahrungen im Laufe der Lebens- und Lerngeschichte führt zur persönlichen Haltung, die als Verhalten im Umgang mit sich und im Verhalten mit wichtigen anderen erlebbar wird

---

[9] Text mit Unterstützung von Markus Hochgerner erstellt.

Persönlichkeits- und Entwicklungstheorie

- Prinzipiell geht die KBT von einem psychodynamischen Grundverständnis von Entwicklung aus: Die verinnerlichte Lebensgeschichte und Erfahrungen mit wichtigen Bezugspersonen führt zu einer individuellen inneren Haltung im Selbsterleben, das als Verhalten im Außen sichtbar wird
- Es wird von einer wechselseitigen Bedingtheit von (früher) sensomotorischer und kognitiver Entwicklung ausgegangen, die sich in psychischer Struktur als Selbsterleben abbildet
- Die psychomotorische Entwicklung des Menschen verläuft über Liegen, Sitzen, Krabbeln und Stehen bis hin zum In-die-Welt-gehen als autonome Persönlichkeit und ist eng an die kognitive und soziale Entwicklung gebunden
- Einfluss von Jean Piaget, da er die Verknüpfung der sensomotorischen mit der geistig-intellektuellen und emotional-sozialen Reifung in den ersten Lebensjahren betonte. Er beschreibt fünf Phasen der Entwicklung der Intelligenz:

  1. Phase der sensomotorischen Intelligenz (20–24 Monate)
  2. Phase des vorbegrifflich-symbolischen Denkens (2.–4. Lebensjahr)
  3. Phase des anschaulichen Denkens (4.–7. Lebensjahr)
  4. Phase des konkret-operativen Denkens (7.–10. Lebensjahr)
  5. Entwicklung des formalen Denkens

- Dieses sensomotorische Geschehen in Kombination mit interaktionellen Entwicklungstheorien (Säuglingsforschung, Bindungsforschung) ist Ausgangspunkt für bewegungstherapeutische Angebote zur Erweiterung des Selbsterlebens, Verbesserung kommunikativer Kompetenz und hilfreicher Regulationsmöglichkeiten im Umgang mit sich und anderen auch für schwere Störungsbilder
- Weiterentwicklung des tiefenpsychologischen Entwicklungsmodells über die gesamte Lebensspanne durch Erik Erikson: Entwicklung und Veränderung des eigenen Erlebens im gesamten Lebenszyklus anhand von acht Phasen (Urvertrauen, Autonomie, Initiative, Leistung, Identität, Intimität, Generativität, Ich-Integrität)
- Weitere Grundlagen der Persönlichkeits- und Entwicklungstheorie der KBT liefern die Säuglings- und Kleinkindforschung von Daniel Stern sowie Überlegungen zur Entwicklung des Selbst von Peter Fonagy (Mentalisierungstheorie) sowie der Bindungsforschung (Bowlby, Ainsworth)

Störungslehre

- Ausgangspunkt ist die psychodynamische Krankheitslehre → Symptombildung und die dahinterliegenden konflikthaften oder strukturdefizitären Dynamiken werden besonders berücksichtigt
- Symptome und Krankheitsbilder sind Ausdruck eines eingeengten emotionalen (neurotischen) Erlebens oder eingeschränkter struktureller Fähigkeiten zur genügenden Differenzierung, Kommunikation, Regulation mit sich und Bindungserfahrungen mit anderen und der damit verbundenen mangelnden Verinnerlichung guter Beziehungserfahrungen

Therapietheorie

- Verinnerlichung positiver, amibivalenter oder negativer Beziehungs- und Selbsterfahrungen führt zu einer mehr oder weniger stabilen Selbststruktur mit Konflikten, Störungen, Traumata und Defiziten → Je nachdem soll therapeutische Arbeit auf der Basis strukturbezogener Diagnostik (OPD) mehr konfrontierend, begleitend oder stützend sein
- Wahrnehmung und Bewegung werden als Grundlage für Erfahren und Handeln genutzt und mit Denken und Sprechen verknüpft → Körperliches, emotionales und kognitives „Begreifen" führt zu erweitertem Selbst- und Interaktionsverständnis und korrigierenden Erfahrungen
- Auf der Basis von entwicklungs- und tiefenpsychologischen Denkmodellen werden unmittelbare Sinneserfahrungen mit psychodynamisch orientierter verbaler therapeutischer Bearbeitung verbunden
- Konzept des Leibgedächtnisses: Leib enthält alle früheren sensorischen, motorischen sowie emotionalen Erfahrungen, die im Hier und Jetzt wirken
- *Indikation:* das gesamte Spektrum psychischer Störungen, bei schweren Störungen in vernetzter Zusammenarbeit mit psychiatrischen Fachdiensten
- *Kontraindikation:* akute Suizidalität, schwerer Suchtmittelgebrauch

Angewendete Methoden/Techniken/Settings

- *Setting:* Gruppen- sowie Zweiersetting; im klinischen Bereich weitgehend in psychosomatischen und psychiatrischen Einrichtungen verbreitet
- *Frequenz:* 2- bis 4-mal pro Monat

- Zugang wird durch Einbeziehung von Körpererleben, szenischem Gestalten, interaktionelle Erfahrungen sowie durch die symbolische Verwendung von Gegenständen erweitert
- Unter Berücksichtigung von Übertragung und Gegenübertragung werden bewegungstherapeutische Angebote als verkörperte Umgangsweise mit aktuellen Fragestellungen entwickelt → Es wird dabei zwischen Erleben und Verbalisieren situativ therapeutisch hilfreich gewechselt
  - *Handlungsteile:* Durch Bewegungsangebote werden Möglichkeiten zur körperlichen Wahrnehmung geschaffen; Bewegungsabläufe bleiben dabei von Klient:in bestimmt und erfolgen im Zustand wacher, entspannter („konzentrativer") Aufmerksamkeit → Durch Bewegung soll der Zugang zu frühen, oft vorsprachlichen Erfahrungsebenen im Leibgedächtnis ermöglicht werden
  - *Verbale Bearbeitung:* Erfahrenes soll besprochen und auf dem Hintergrund der eigenen Lebensgeschichte eingeordnet werden; Erlebtes wird durch Versprachlichung ins Bewusstsein gerufen → Dies ermöglicht die Ebenen des Denkens, der Assoziation, der Reflexion und der Kommunikation
  - Erkanntes und Erspürtes kann dann in einem möglichen „Probehandeln" neu erfahren und geübt werden → der veränderte Umgang mit dem Körpererleben ändert so auch das Bewusstsein; dies kann zur Lösung von Einengungen beitragen oder günstige neue Erfahrungen fördern
- Der therapeutische Vorgang kann in vier Schritten beschrieben werden:
  - *Körperwahrnehmung:* Aufmerksamkeit wird auf Körperempfindungen in Ruhe oder Bewegung im Liegen, Sitzen, Stehen und Gehen gelegt
  - *Körpererleben:* Durch differenziertes Spüren von sinnlichen reizen und damit verbundenem Fühlen im eigenen Körper sowie dem Austausch mit der Umwelt (mit anderen Gruppenteilnehmer:innen, Therapeut:in) können frühere Handlungsdialoge nachvollzogen werden und verdrängte bzw. abgespaltene im Körper gespeicherte Gefühle und Erinnerungen ins Bewusstsein treten und der therapeutischen Bearbeitung zugeführt werden
  - *Symbolisierung anhand von Gegenständen:* Patient:in kann durch sinnliche Wahrnehmung von Gegenständen in zugleich aufmerksamer Wahrnehmung innerer Prozesse eine Zusammenschau seelisch bedeutsamer Vorgänge mit den Eigenschaften des Gegenstandes, der somit „für innerlich Bedeutsames" steht, entwickeln
  - *Sprachliche Symbolisierung:* Durch das differenzierte Erspüren körperlichen Erlebens und Verhaltens werden verinnerlichte Erfahrungen bewusst und können versprachlicht werden

- Es wechseln sich Wahrnehmung, Bewegung, Gespräch, assoziative Elemente, Erinnerungen, bearbeitendes Gespräch und Probehandeln situativ ab → geht darum, dass Klient:in sich und die Beziehung zu ihrer Umwelt beispielhaft auch in ihrer Problematik erfahren können und ein Bezug zu ihrer aktuellen Körperlichkeit und Umwelt hergestellt werden kann
- „Übersetzungsarbeit" zwischen körperlichem Erleben und verbaler Bearbeitung bringt im therapeutischen Setting einen nahen Therapeut:in-Patient:innen-Kontakt → Besonders im Zweiersetting entsteht ein Dialog über taktile Kommunikation, da auch direkt mit dem Körper gearbeitet wird
- Die Begegnung in der Gegenwart und der Umgang im Hier und Jetzt erfolgt vor dem Hintergrund der verinnerlichten Lebens- und Lerngeschichte
- *Ziel:* ein neues körperliches, psychisches und soziales In-Bewegung-Kommen, um durch Veränderung der Wahrnehmung neue Erfahrungen zu generieren und die individuellen Möglichkeiten im Erleben und Verhalten zu erweitern
- *Schwerpunkte der Angebote:* Erfahrungen im Umgang mit sich selbst, mit Gegenständen (z. B. Stab, Ball, Seil, Decke), die auch einen symbolischen Gehalt bekommen können, Gruppenmitgliedern und Therapeut:in
- *Bedeutung des Materials:* Wesentliches Element der Methode ist das Arbeiten mit Gegenständen als Möglichkeit der taktilen (primären) Erfahrung, für Erfahrungen mit dem Objekt, als Projektionsfläche (Übertragung) und Erinnerungsfeld (Biografie), für szenische Gestaltung (Symbolisierung) und als Mittel schöpferischer Gestaltungsprozesse
- *Abgrenzung zu anderen bewegungstherapeutischen Methoden:* Fokus der KBT auf Körperselbstwahrnehmung in Ruhe, Bewegung und im Kontakt mit anderen Personen
- *Aufgabe der Therapeut:in:* „Angebote" vor dem Hintergrund der aktuellen psychischen Situation anbieten (im Sinne von vorgeschlagenen Handlungsmöglichkeiten), wobei die Klient:innen zu individueller Gestaltung mittels freier Bewegungsassoziation (entsprechend der Gedankenassoziation in der klassischen Analyse) ermutigt werden

Praxisbeispiel

Probehandeln und Erweiterung des Handlungsspielraums

„Die Patientin, Frau K., betritt den Therapieraum, den sie schon gut kennt, und blickt sich um, ,als sähe sie den Raum heute ganz neu', wie sie sagt. Durch das Angebot des Therapeuten, den Raum im wörtlichen Sinn zu ,begehen', zu ,besetzen-

besitzen' oder auch zu ‚belegen-beliegen', kommt in der Patientin Traurigkeit auf, ‚niemals so einen schönen Raum für sich gehabt zu haben'. Der Therapeut macht Frau K. den Vorschlag, sich ‚einen Platz zu nehmen, der ihren Bedürfnissen entspricht' und diesen Platz deutlich mit Seilen, die zur Verfügung stehen, abzugrenzen. Zuerst eifrig und mit Freude, dann immer zögernder, nimmt Frau K. dieses Angebot wahr, grenzt letztendlich einen Platz für sich ab, der Sitzen mit angezogenen Knien ermöglicht, und stattet diesen Platz mit einer Decke aus. Therapeut: ‚Probieren Sie aus, was Ihnen dieser Platz, den sie gewählt haben, ermöglicht!' Frau K. versucht zu liegen, zu sitzen, erforscht ihren nicht allzu großen Raum mit zunehmender Spannung und Unruhe auch auf allen Vieren und endet ‚wie erstarrt', so Frau K., im Stehen. Sie berichtet anschließend, dass sie als Kind niemals ein Bett für sich allein besessen, in der geschwisterreichen Familie auch nie einen Platz für sich gehabt habe. Sie hätte begonnen, lieber sich selbst einzuschränken, als dauernd schmerzhaft an die ihr gesetzten Grenzen zu stoßen. Nach Rückfrage des Therapeuten erzählt sie, dass sie auch nicht gewagt habe, ihren Platz hier zu erweitern; es sei so wie in ihrer jetzigen Familie: Ihr Mann und ihre drei Kinder nehmen sich den räumlichen und emotionalen Platz, den sie brauchen, nur sie selbst beansprucht keinen eigenen Raum und keine Zeit für sich. Frau K. und der Therapeut erweitern nun in einem Probehandeln in der therapeutischen Situation den ihr zur Verfügung stehenden Raum so weit, dass Frau K. den für sie notwendigen Handlungs-Spiel-Raum zur Verfügung hat. Die ganze Zeit über hat Frau K. Assoziationen zu ihrem täglichen Leben und ihr werden Einschränkungen bewusst, die sie bislang ‚wie selbstverständlich' auf sich genommen hat. Das in dieser Stunde Erlebte ermöglicht im Anschluss ein Hinterfragen und beginnendes Umstrukturieren der Realität. Ihr Handlungsspielraum erweitert sich auch in ihren Beziehungen in der Zeit nach dieser Stunde."

[aus: Hochgerner, M. (2011). Konzentrative Bewegungstherapie. In G. Stumm (Hrsg.), *Psychotherapie. Schulen und Methoden. Eine Orientierungshilfe für Theorie und Praxis.* 3. überarb. Aufl. (S. 345–350). Falter, S. 347 f.; mit freundlicher Genehmigung des Autors].

Verwendete Literatur* und Literaturempfehlungen

Anders, S. & Hochgerner, M. (2024; in Druck). *Konzentrative Bewegungstherapie.* Facultas.

Backmann, U. (2021). *Sexualität in der Konzentrativen Bewegungstherapie.* Reinhardt.

*Hochgerner, M. (2011). Konzentrative Bewegungstherapie. In G. Stumm (Hrsg.), *Psychotherapie. Schulen und Methoden* (S. 345–350). Falter.

Hochgerner, M. (2015). *Die Verwendung von Gegenständen in der Psychotherapie Erwachsener.* Akademiker.

*Schmidt, E. (Hrsg.) (2016). *Konzentrative Bewegungstherapie. Grundlagen und störungsspezifische Anwendung*. 2. überarb. u. erw. Aufl. Schattauer.
*Schreiber-Willnow, K. (2016). *Konzentrative Bewegungstherapie*. Reinhardt.

Ausbildungsmöglichkeit in Österreich
(Siehe Tab. 4.9)

Tab. 4.9 Informationen zur Fachausbildung für Konzentrative Bewegungstherapie

	Österreichischer Arbeitskreis für Konzentrative Bewegungstherapie (ÖAKBT)
Ausbildungsorte	Wien, Innsbruck, Graz/Klagenfurt
Voraussetzungen und Aufnahmeverfahren	7 Einheiten Selbsterfahrung in KBT + 2 Auswahlgespräche + Zulassungsseminar (Wochenendgruppe)
Mindestdauer bzw. realistischer Durchschnittswert	5–7 Jahre
Selbsterfahrung/Lehrtherapie	450 h, davon 300 Gruppe, 150 im Zweiersetting
Theorie	350 h u. a. mit folgenden Inhalten: Theorie der gesunden und pathologischen Persönlichkeitsentwicklung, psychodynamische Diagnostik unter besonderer Berücksichtigung des Körpererlebens, Methodik und psychotherapeutische Interaktionsmodelle bezogen auf die Arbeit am Körpererleben und den Einsatz von Gegenständen in die Psychotherapie, hilfreiche therapeutische Haltungen
Psychotherapeutische Tätigkeit unter Supervision	600 h eigenständige Arbeit sowie 120 h Assistenz in der Gruppenleitung gemeinsam mit zertifizierten KBT-Therapeut:innen;Voraussetzung dafür sind 200 h Gruppenselbsterfahrung + 30 h Lehrtherapie + 370 h Praktikum + 20 h Praktikumssupervision + 150 h Theorie
Supervision der eigenen Praxis	Mind. 120 h bei 600 h eigenständiger Arbeit, davon 30 Einzelstunden bei Lehrsupervisor:in (Rest kann auch in Supervisionsseminaren erbracht werden)
Format der Ausbildung	Kontinuierliche Ausbildungsgruppen an meist fixen Standorten (Wien, Graz/Klagenfurt, Innsbruck), 10–16 Tln. pro Ausbildungsgruppe
Abschluss	Schriftliche Abschlussarbeit
Möglichkeiten der Akademisierung	
Kosten	€ 36.750
Website	www.kbt.at

4.10 Psychoanalyse/Psychoanalytische Psychotherapie bzw. Psychoanalytisch orientierte Psychotherapie[10]

Psychoanalyse/Psychoanalytische Psychotherapie (PA) und Psychoanalytisch orientierte Psychotherapie (PoP) werden hier in einem Beitrag zusammengefasst, da Psychoanalyse einerseits und Psychoanalytische Psychotherapie bzw. PoP als Synonym andererseits starke Überschneidungen aufweisen. Die Psychoanalytische Psychotherapie (bzw. PoP) entwickelte sich aus der Psychoanalyse heraus, wobei das psychoanalytische Theoriengebäude den konzeptionellen Rahmen darstellt und lediglich Setting und Techniken von der klassischen Psychoanalyse abweichen. Dem traditionellen hochfrequenten Setting auf der Couch in der Psychoanalyse (3- bis 5-mal die Woche über einen oft mehrjährigen Zeitraum) steht in der Psychoanalytisch orientierten Psychotherapie (psychoanalytischen Psychotherapie) das niederfrequente Setting (1- bis 2-mal die Woche) im Sitzen, im Schnitt über einen kürzeren Zeitraum, gegenüber. Es gibt Ausbildungsgänge, die für beide Settings qualifizieren, daher die erstgenannte Doppelbezeichnung, und solche, drei an der Zahl, nur für das niederfrequente Setting (siehe Ausbildungsinformationen am Ende des Beitrags). Dementsprechend kann die Ausbildung in PoP in der Regel deutlich schneller absolviert werden, weil die hochfrequenten Therapieprozesse (Kontrollfälle) (3- bis 4-mal die Woche), die Psychoanalytiker:innen in Ausbildung zu begleiten haben, oft eine beträchtliche Hürde darstellen.

Von den in diesem Abschnitt genannten Ausbildungseinrichtungen nimmt der „Wiener Kreis für Psychoanalyse und Selbstpsychologie (WKPS)" insofern eine Sonderstellung ein, als er – wie schon aus der Bezeichnung hervorgeht – ausdrücklich den selbstpsychologischen Ansatz im Rahmen der Psychoanalyse vermittelt.

Zur Geschichte der Methode

- Begründer: Sigmund Freud (1856–1939) lebte und wirkte in Wien, ehe er 1938 ins Londoner Exil emigrieren musste
- Anfänge basieren auf *„Studien der Hysterie"*, die Freud 1895 mit Joseph Breuer verfasst hat → erste wissenschaftliche psychoanalytische Schrift
- Fokus zunehmend auf inneren Trieben
- Einsatz der Hypnose durch die Methode der freien Assoziation abgelöst
- Selbstanalyse Freuds, bei der er systematisch sein Inneres erforschte
- 1900: Veröffentlichung von *„Die Traumdeutung"*, seines wohl berühmtesten Buches

---

[10] Text mit Unterstützung von Franz Oberlehner und Sascha Schipflinger erstellt.

- Ab 1902 regelmäßige Treffen der „Psychologischen Mittwochgesellschaft" in Freuds Praxis; 1908: Gründung der „Wiener Psychoanalytischen Vereinigung", 1910: Gründung der „Internationalen Psychoanalytische Vereinigung"
- Nach dem Ersten Weltkrieg erlangte die Psychoanalyse hohes internationales Ansehen
- Nach der Machtübernahme der Nationalsozialisten fast vollständige Emigration der überwiegend jüdischen Psychoanalytiker:innen aus Österreich und Deutschland
- Weiterentwicklung insbesondere nach dem Zweiten Weltkrieg, vor allem in England, USA und Südamerika (u. a. durch M. Klein, W. Bion, M. Balint, D. Winnicott, J. Lacan, O. Kernberg)
- Bildung von Strömungen jenseits des Mainstreams der Psychoanalyse, z. B. Selbstpsychologie nach H. Kohut (1913–1981) oder relationale Psychoanalyse nach S. Mitchell; Kohut stammt aus Wien, wirkte nach seiner Emigration in Chicago, war Präsident der Amerik. Psychoanalytischen Vereinigung, distanzierte sich aber von der Triebpsychologie der klassischen Psychoanalyse und entwickelt einen Ansatz, der auf dem Konzept des Selbst gründet

> Psychoanalyse umfasst eine Reihe von Strömungen, die auf einem Kontinuum liegen, mit einem Pol wie im klassischen Modell, bei dem Konflikt, Sexualität und Aggression als Trieb sowie Fantasie die zentrale Rolle spielen, und einem anderen Pol, bei dem Defizit, Umwelt und die Eigenschaften der realen primären Bezugspersonen im Vordergrund stehen.

Menschenbild

- Widersprüche als zentrales Merkmal
- Konflikt macht Menschen aus: verschiedene Triebe, innere Systeme bzw. Instanzen, die miteinander in Konflikt stehen (daher auch „psychodynamisch")
- Mensch ist kaum Herr im eigenen Haus (Betonung unbewusster Prozesse, Triebdeterminismus) → täuscht sich selbst mit Erklärungen über wahre Gründe hinweg
- Psychoanalyse kann Konflikte in ein produktiveres, weniger destruktives Gleichgewicht bringen, den Menschen aber nie ganz von inneren Widersprüchen befreien; in der Selbstpsychologie ist dabei die Rede von einem vitaleren, kohärenteren und positiveren Selbsterleben

- *Psychoanalytische Trieblehre:* Es gibt zwei entgegengesetzte Grundtriebe des Menschen: Sexualität und Aggression
  - *Lebenserhaltungstrieb* („Eros"): Sexualität und Schutz des eigenen und fremden Lebens → Triebenergie ist „Libido"
  - Bei reifem Menschen sollte Libido auf andere Menschen bezogen werden können → wenn nicht, handelt es sich um einen problematischen Narzissmus (krankhafte Selbstbezogenheit)
  - *Todes- oder Zerstörungstrieb* („Thanatos"): richtet sich gegen andere Personen oder sich selbst → Triebenergie ist „Destrudo" (Zerstörungsenergie)

Persönlichkeits- und Entwicklungstheorie

Persönlichkeitstheorie

- *Topografisches Modell*
  - *Bewusst:* alles, was im Moment gerade präsent ist
  - *Vorbewusst:* nicht bewusste psychische Elemente, die aber leicht wieder ins Bewusstsein gebracht werden können → Inhalte sind bewusstseinsnah
  - *Unbewusst:* Inhalte unserer Psyche, zu denen wir keinen bewussten Zugang haben; triebhafte Impulse zeigen sich im Verbund mit Erfahrungen aus früher Kindheit und Abwehrprozessen in Fehlleistungen, Träumen oder Störungen → wirkt sich stark auf unser Erleben und Verhalten aus; großer Einfluss des Unbewussten
- *Instanzenmodell (Strukturmodell)*
  Psyche mit verschiedenen Funktionen:
  - *ES:* von Geburt an vorhanden, umfasst Triebe, Wünsche und Ängste → drängt nach Bedürfnisbefriedigung und Spannungsabbau → *Lustprinzip*
  - *ICH:* vermittelt als zentrale Entscheidungsinstanz zwischen dem Es, Über-Ich und der Realität (*Realitätsprinzip*); steuert bewusstes Handeln in Form von Selbstkontrolle; dem Ich kommen wichtige Aufgaben (u. a. Urteilsfunktion Realitätsprüfung) zu, welche für die psychische Stabilität wichtig sind
  - *ÜBER-ICH:* beinhaltet moralische und ethische Wertvorstellungen und Normen der Gesellschaft und Bezugspersonen sowie Gewissensfunktionen und Ich-Ideale („So will ich sein") → *Moralitätsprinzip*
- *Abwehrmechanismen:* zählen zu den wichtigsten Ich-Funktionen; unbewusste Vorgänge, die dazu dienen, ein inneres Gleichgewicht herzustellen. Angst als Signal für drohende Gefahr, z. B. durch einander

widersprechende Es- und Über-Ich-Impulse, wird vom Ich mittels Abwehrmechanismen zu bewältigen versucht
- Dazu zählen beispielsweise:
  - *Verdrängung:* Konflikt wird in das Unbewusste verschoben; es handelt sich um einen einfachen und häufigen Abwehrmechanismus, meist nicht alleine wirksam
  - *Projektion:* Unerträgliche eigene Regungen werden nach außen bzw. auf andere verlagert, z. B. „Du bist wütend" → *Projektive Identifizierung:* interpersonale Abwehrform, bei der eigene unerträgliche Gefühle in einer destruktiven Art einer anderen Person aufgezwungen werden, die diese Gefühle dann auch als etwas Eigenes übernimmt
  - Konversion, Verschiebung, Reaktionsbildung, Verneinung, Verleugnung, Intellektualisierung, Regression, Isolierung etc.
- *Jeder* Mensch verwendet solche Abwehrmechanismen täglich → erst dann problematisch, wenn sie im übertriebenen Ausmaß eingesetzt werden und dadurch psychische Störungen nach sich ziehen können (s. Störungstheorie)
- *Selbst* (nach Kohut): bildet als energetisches Kontinuum Kern der Persönlichkeit; dient als narzisstisches Regulationssystem dazu, Gefühle von innerer Sicherheit, Kohärenz und Kontinuität aufrechtzuerhalten; es konfiguriert sich um drei frühe (narzisstische) Entwicklungsbedürfnisse: nach Spiegelung der Grandiosität (= grandioses Selbst), nach Verschmelzung mit einem idealisierten Selbstobjekt (= idealisierte Elternimago) und nach Erfahrung von Gleichheit (= Alter Ego)

Entwicklungstheorie

- *Psychosexuelle Entwicklung* (nach der klassischen psychoanalytischen Theorie): Entdeckung der kindlichen Sexualität, d. h. Bedeutung erogener Zonen sowie sexueller Wünsche und Fantasien von Säugling und Kleinkind; Sexualität dient körperlichem Lustgewinn und Zuneigung → Entwicklung der Libido wird in mehrere Phasen unterteilt:
  - *Orale Phase:* Erstes Lebensjahr, Mund ist erogene Zone → Angenehmes und Nützliches wird verbunden
  - *Anale Phase:* 2. und 3. Lebensjahr, Ausscheidungsorgan ist erogene Zone → stolz, Ausscheidungen kontrollieren zu können, erweitert Selbstständigkeit und Machtgewinn
  - *Phallische (klitorale) Phase:* zwischen 4. und 6. Lebensjahr, Geschlechtsunterschied wird relevant → Mädchen erkennen, dass „ihnen

etwas fehlt, was die Jungen haben" → „Penisneid", Jungen haben „Kastrationsangst" → Angst, ihnen könnte man auch den Penis wie den Mädchen wegnehmen

- *Ödipuskomplex:* libidinöse Wünsche, das Für-sich-allein-haben-Wollen des gegengeschlechtlichen Elternteils, rivalisierende Impulse gegenüber dem gleichgeschlechtlichen Elternteil; Konflikte lösen sich, wenn sich Kinder mit gleichgeschlechtlichem Elternteil identifizieren → Es erfolgt die Über-Ich-Bildung
- *Latenzphase:* Grundschulalter, Libido-Entwicklung tritt in den Hintergrund, Ekel- und Schamgefühle übernehmen die Oberhand → Soziale Stellung außerhalb der Familie wird wichtiger
- *Genitale Phase:* ab der Pubertät, Sexualität im engeren Sinne → Partnerschaft, Fortpflanzung
- Für die Frühentwicklung des Kindes unterscheidet Melanie Klein eine paranoid-schizoide Position (Kind kann nur Teilobjekte erkennen, hat Angst vor invasiver Feindseligkeit) von einer reiferen depressiven Position (erst hier kann Mutter als ganze Person wahrgenommen werden; Angst, sie durch destruktive Impulse beschädigt zu haben); frühe Phasen sind durch primitive Abwehrmechanismen (z. B. Spaltung) charakterisiert
- Nach der Auffassung der Selbstpsychologie entwickelt sich das Selbst zeitlebens in sich verändernder Beziehungsmatrix (Selbst-Selbstobjektmatrix); *Selbstobjekte* sind die von empathisch eingestimmten Fürsorgepersonen bereitgestellten formativen Funktionen für grundlegende Entwicklungsbedürfnisse (narzisstische Bedürfnisse) des Selbst; optimale Responsivität führt im Laufe der weiteren Entwicklung zu umwandelnder Verinnerlichung (Strukturierung) dieser Erfahrungen (z. B. Erwerb von Selbstberuhigungskapazität); Bedürfnis nach spiegelnder, idealisierender und Alter-Ego-Erfahrung bleibt lebenslang aufrecht
- *Narzissmus:* Begriff wurde von Freud als Erklärung für schwere Störungen entwickelt → Rückzug der Libido von den Objekten in das Ich führt zu Realitätsverlust; gesunder Narzissmus dagegen drückt sich in einem realistischen Selbstwertgefühl aus, welches sich aus Selbstvertrauen, Selbstachtung und Selbstliebe zusammensetzt und der Fähigkeit zu realistischer Wahrnehmung von anderen Menschen und Bezogensein auf diese
- *Objektbeziehungstheorien:* psychoanalytische Theorieansätze, welche die Entwicklung psychischer Strukturen als Folge und als Ergebnis von Internalisierungsprozessen verstehen: Das Subjekt bildet sich unter dem Einfluss seines Trieberlebens, seiner Bindungserfahrungen, Vorstellungen von sich (dem Selbst) und den Menschen (Objekten), mit denen es

die Erfahrungen macht; Selbst und Objekte werden durch erfahrungs-
bedingte Gefühle verbunden → Etablierung der Selbst-Objekt-Grenzen
meistens im Alter von 18 Monaten abgeschlossen; anschließende Phase
der Integration der zuvor gespaltenen Selbst- und Objektvorstellungen
dauert bis zum 36. Lebensmonat an → Es entwickeln sich sogenannte
Selbst- und Objekt-Repräsentanzen
- *Bindungstheorie:* Starke Bedürftigkeit nach sicherer Bindung und Nähe
  beim Säugling, vor allem in für ihn als bedrohlich wahrgenommenen
  Situationen; bereits ab den ersten Lebenstagen bildet sich zwischen Säugling und der Hauptbezugsperson ein bestimmter Bindungsstil heraus,
  der dadurch geprägt ist, wie die Hauptbezugsperson emotional und
  atmosphärisch auf die Bedürfnisse nach Schutz und Geborgenheit des
  Babys reagiert → Je nach Erfahrungsmuster mit der frühesten Bezugsperson unterscheidet man folgende vier *Bindungsstile:* sichere, unsicher-ver-
  meidende, unsicher-ambivalente und desorganisiert/desorientierte Bindung

---

Konzept der Psychodynamik

Aus prägenden, intrapsychisch bewusst/vorbewusst/unbewusst aufbewahrten
Beziehungserfahrungen, Triebimpulsen, Abwehrkräften und Affekten entstehen vielfältige motivationale Kräfte, die als unbewusste, objektgerichtete
Schemata mit kognitiven, emotionalen und handlungsbereiten Aspekten
dynamisch interagierend und konfligierend, innerseelisch und zwischen-
menschlich lebenslang wirksam sind.

Störungslehre

- Keine strikte Grenze zwischen „normalem" und „gestörtem" Verhalten
  und Erleben
- *Ätiologiemodell:* Gestörtes Erleben und Verhalten bzw. psychische Leiden
  haben ihren Ursprung in der kindlichen Entwicklung (vor allem in
  den ersten sechs Lebensjahren); ausgehend von Konflikten zwischen
  Triebansprüchen und Abwehr, zwischen Es, Ich und Über-Ich, die im
  infantilen Leben entstehen und ungelöst ins Erwachsenenleben weiter-
  getragen werden und dort Störungen verursachen
- *Wiederholungszwang:* Fixierungen entstehen neben vererbter Anlage durch
  übermäßige Befriedigung, z. B. Verwöhnung oder übermäßige Frustration in
  einer bestimmten Entwicklungsstufe; führen dazu, dass alte (Befriedigungs-)

Muster wiederholt werden → ungelöste Konflikte und Regression – damit
können zudem verschiedene psychische Störungen erklärt werden

- Diagnostiziert wird psychodynamisch (welche Konflikte zwischen
  Instanzen, welche Abwehrmechanismen), von der Entstehung her (welche
  infantile Fixierung oder Trauma ist vorhanden), strukturell (Ich-Struktur,
  Selbst, Objektbeziehungen)
- *Störungskategorien,* die durch die genannten Störungsursachen auftreten
  können, sind z. B.:
  - Mangelnde Ich-Funktionen bzw. ein mangelhaft integriertes Selbst
    bedingen Störungen der Struktur der Psyche (Unterscheidung
    zwischen Fantasie und Realität nicht möglich) → Folge sind u. a.
    Borderlinestörungen, Psychosen
  - Angstdurchbrüche und Phobien → Objektverlust-, Trennungs-,
    Kastrations-, Über-Ich-Angst (Angst vor Bestrafung) bis hin zur Angst
    vor dem Ich-Zerfall
  - Bindungsstörungen → Falls frühe Bedürfnisse nach Nähe und Schutz
    in Bedrohungssituationen und bei ängstlicher Aktivierung nicht
    adäquat, unzureichend, unempathisch oder widersprüchlich sowie
    mit verschiedenen Formen von Gewalt beantwortet werden → Im
    Erwachsenenalter wird dann in als subjektiv oder objektiv gefähr-
    lich wahrgenommenen Situationen auf bereits früh entwickelte, dys-
    funktionale Bindungsmuster zurückgegriffen
  - Mentalisierungsstörungen → bereits früh entwickelter Mangel oder
    Unfähigkeit, sich in andere bzw. in deren Denken und Erleben hinein-
    zuversetzen, kann ebenso zu schwerwiegenden psychischen Störungen
    führen
  - Selbststörungen → Nach der selbstpsychologischen Theorie liegt die
    Ursache dafür in defizitären Selbstobjekterfahrungen → Pathologie
    ist abhängig von Zeitpunkt und Ausmaß der Störung im Selbstobjekt-
    bereich: je früher und umfassender (= mehrere Selbstobjektbereiche
    betreffend), umso schwächer und fragmentierungsanfälliger ist das
    Selbst; diagnostiziert wird danach, ob stabile Selbstobjektübertragung
    etabliert werden kann
- „Ergänzungsreihen" als Gegensatz zu einem monokausalen Denken →
  keine feste Zuordnung von Symptomen zu einer bestimmten Ursache

Therapietheorie

- Bearbeitung lebensgeschichtlich begründeter pathogener unbewusster Konflikte und krankheitswertiger Störungen der Persönlichkeitsentwicklung in der therapeutischen Beziehung unter besonderer Berücksichtigung von Übertragung, Gegenübertragung und Widerstand
- *Therapeutisches Ziel:* Aufdecken von Zusammenhängen zwischen manifestem Verhalten und den unbewussten und vorbewussten Motiven sowie den biografischen Erfahrungen
- Verändernde Wirkung des Sprechens → verzichtet auf körperliche oder aktionistische Interventionen
- Arbeit an den unbewussten Anteilen der Patient:innen trägt u. a. zur Verminderung von Symptomen, vor allem aber zu strukturellen Veränderungen der Persönlichkeit der Patient:innen bei; identitätsstiftende Sinnperspektive durch biografisches Verstehen
- *Übertragung:* Gefühle, die aus früheren Beziehungen stammen, werden von Patient:in auf Analytiker:in übertragen und in der therapeutischen Situation neu belebt
- *Gegenübertragung:* Gesamtheit der Reaktionen der Analytiker:in, insbesondere deren Reaktion auf die Übertragung der Patient:in; vor allem dabei auftretende Gefühle werden als therapeutisches Instrument genutzt
- *Intersubjektive Ansätze:* betonen, dass sich Erfahrung von Geburt an im mitmenschlichen Kontext zu organisieren beginnt, so auch in der therapeutischen Situation. Es wird daher nicht nur auf die Welt der inneren Objekte verwiesen, sondern den Auswirkungen realer Beziehungen, auch zu Therapeut:in, auf das Erleben größere Bedeutung beigemessen
- Für die Selbstpsychologie ist das therapeutische Ziel die Wiederaufnahme von gehemmten Entwicklungsbedürfnissen, wobei die empathische Resonanz zur Stärkung des Selbst bzw. Abschwächung der Abwehr beitragen soll; zudem authentische Haltung innerhalb des Rahmens eines empathischen Nachvollzugs; Abstinenz und Neutralität werden als Ausdruck eines Eine-Person-Verständnisses des analytischen Prozesses kritisch gesehen
- *Indikation:* eher nach subjektiven Kriterien, vor allem, inwieweit beide Partner des analytischen Dialogs fähig sind, zusammen eine emotionale Erfahrung zu machen, die Voraussetzung dafür ist, dass Deutungen ihre Wirksamkeit entfalten können; dies bedingt tragfähige Beziehung im Sinne einer unbewussten Kommunikation, die emotional spürbar ist, bzw. eine stabile Übertragungsdynamik

- *Kontraindikation für das klassische Setting:* Psychosen, Suchterkrankung, antisoziale Persönlichkeit, maligner Narzissmus; dafür gibt es jeweils spezielle Verfahren Psychoanalytisch orientierter Psychotherapie wie z. B. die „Übertragungsfokussierte Psychotherapie" nach Kernberg

Methoden/Techniken/Settings

Psychoanalyse:

- *Klassisches Setting:* Patient:in liegt auf Couch, Analytiker:in sitzt dahinter, außerhalb des Blickfeldes von Patient:in → fördert regressive Tendenzen und somit das Erinnern entsprechenden Materials; Aussprechen von schambesetzten und belastenden Assoziationen soll durch fehlenden Blickkontakt erleichtert werden; es dauert, so lange es dauert
- *Frequenz:* 3- bis 5-mal wöchentlich
- *Grundlagen der therapeutischen Haltung:*
  - *Abstinenz:* Analytiker:in kommt der direkten Befriedigung der Wünsche von Patient:innen nicht nach, sondern versucht diese zu verstehen und anschließend zu deuten → Therapeutisches Arbeiten besteht aus klärenden, konfrontierenden und deutenden Äußerungen – Erlebnisse, Verhalten, Äußerungen von Patient:in sollen durch Deutung in ihren unbewussten Sinnzusammenhang gestellt und damit verändert werden, es benötigt eine längere Zeit des Durcharbeitens, bis sich psychische Struktur verändert
  - *Therapeutische Neutralität* → Eigene Werturteile, Vorlieben und Einstellungen werden suspendiert und das, was von Patient:innen kommt, wird wertfrei aufgenommen
- *Methoden und Techniken*
  - *Freie Assoziation:* Patient:in ist aufgefordert, möglichst ohne Zensur alles zu sagen, was ihm/ihr in den Sinn kommt – Analytiker:in bemüht sich in einem Zustand *gleichschwebender Aufmerksamkeit* (= Empfänglichkeit für alle Aspekte im gleichen Ausmaß) zu folgen; es soll eine traumähnliche Situation geschaffen werden, in der das Auftauchen von unbewusstem, verdrängtem Material ermöglicht wird
  - *Deutungen:* um Aspekte aus dem Unbewussten zugänglich zu machen und Veränderung und Verarbeitung zu erzielen; zentrifugale Deutungen (v.a. genetische Bezüge) rücken die äußere Realität in den Hintergrund → den wichtigsten Stellenwert in der modernen Psychoanalyse nehmen dabei Übertragungsdeutungen ein; für die Selbst-

psychologie basiert die Deutung auf dem stellvertretend-introspektiven Nachvollzug des Erlebens im narzisstischen Bereich
- *Traumdeutung:* „Königsweg" bzw. Quelle zur Erforschung des Unbewussten; → muss erst entschlüsselt werden → vom manifesten Inhalt (dem tatsächlichen Traumbild) zum latenten Inhalt (der zugrunde liegenden Bedeutung, z. B. Äußerung von unbefriedigten Wünschen), „Traumzensur" lässt nicht einmal im Schlaf zu, dass Wünsche oder Ängste ihr „wahres Gesicht" zeigen → Verschlüsselung notwendig durch:
  Verschiebung: Inhalt wird in harmlosen Zusammenhang gestellt
  Verdichtung: Unterschiedliche Elemente werden in einem Bild zusammengedrängt
- *Übertragungs- und Gegenübertragungsanalyse:* Systematisches Augenmerk liegt auf Erhellung von Beziehungsmustern und -erwartungen, wie sie in der Beziehungsgestaltung in der analytischen Situation zum Tragen kommen bzw. sichtbar werden; durch neue, positive Beziehungserfahrungen im Hier und Jetzt soll ermöglicht werden, bestehende innere Bilder zu korrigieren
- *Widerstandsanalyse:* Arbeit an den Gründen der Vermeidung, unbewusste Konflikte bewusst zu machen: Form des Widerstands kann sehr unterschiedlich sein, z. B. Schweigen, Zuspätkommen, Mitteilen von Wichtigem am Stundenende; in der Selbstpsychologie werden Widerstand und Abwehr als Schutz vor antizipierten Verletzungen des Selbst verstanden und gedeutet; die Grundregel, alles sagen zu sollen, was einfällt, wird in Hinblick auf diese Schutzbedürfnisse als unangemessene, den Widerstand verstärkende Aufforderung verworfen

Psychoanalytisch orientierte Psychotherapie:

- Ist ein von der Psychoanalyse abgeleitetes Therapieverfahren → 1- bis 2-mal wöchentlich im Sitzen
- *Angewendete Methoden und verwendete Konzepte:*
  - Freie Assoziation
  - Deutungen
  - Abwehr und Widerstand
  - Beachtung von Übertragung und Gegenübertragung
- *Unterschiede zur klassischen Psychoanalyse:*
  - Therapie hat kürzere Dauer und geringere Frequenz
  - Vereinbarung der Rahmenbedingungen spielt größere Rolle (Dauer, Ziel, Methode)

- Rekonstruktion von biografischen Ereignissen spielt geringere Rolle
- Klärung und Konfrontation nehmen mehr Raum ein
- Deutungen fokussieren mehr das „Hier und Jetzt" → Es wird durch zentripetales Deuten (d. h. in Bezug auf die Übertragungssituation) eine Verdichtung des therapeutischen Prozesses angestrebt
- Bei bestimmten Indikationen können auch übende, imaginative und selbstwertunterstützende Interventionen eingesetzt werden
- Das Gegenwarts-Unbewusste ist im Vordergrund, das Vergangenheits-Unbewusste im Hintergrund der Therapie
- *Indikationen:* persönlichkeitsgestörte Patient:innen auf niedrigem oder mittlerem Strukturniveau, Patient:innen auf neurotischem Strukturniveau mit abgrenzbarem aktuellem psychischem Konflikt, Patienten:innen, die aus inneren oder äußeren Gründen keine Möglichkeit oder Bereitschaft für eine hochfrequente analytische Psychotherapie mitbringen; auch bei Patienten:innen mit psychotischen Störungen oder solchen mit Intelligenzverminderung sind jeweils angepasste Varianten mit stärker stützenden Elementen indiziert
- Gibt auch spezielle Verfahren einer Kurzzeittherapie (10–20 Sitzungen)

Praxisbeispiele

Psychoanalyse: Biografiearbeit und Neurorientierung

„Ein 40-jähriger Architekt war als Kind über seine eigene Identität im Unklaren gelassen worden (er hatte erst in der späteren Kindheit entdeckt, dass der vermeintliche Vater gar nicht sein Vater, sondern sein ‚Onkel' war). Gebunden an eine mütterliche Partnerin, zweifelte er in höchstem Grade an sich selbst. Seine Selbstzweifel fanden darin Nahrung, dass er nur langsam und mit Mühe denken, nicht frei sprechen konnte, sich in der Öffentlichkeit gänzlich verunsichert fühlte und darüber hinaus wegen ‚Herz-Kreislauf-Störungen' immer wieder glaubte, den täglichen Anforderungen nicht gewachsen zu sein. Alle seine Symptome ließen sich auf mangelnde Zuwendung in der Kindheit, Unverständnis der Erwachsenen und manche seelischen Verletzungen zurückführen. Während des analytischen Prozesses war es interessant zu verfolgen, wie das eigene Denken und Handeln, das eigene Fühlen und Erleben zum Mittelpunkt der Betrachtungen beider beteiligter Personen wurden. Dabei konnte der Patient das nachholen, was er als Kind versäumt hatte, und erfahren, dass sich der andere für ihn interessierte, für seine Gedanken, sein Handeln, sein Fühlen und seine Körperwahrnehmung. Mit großer Instinktsicherheit suchte er sich in Ergänzung zur Analyse, die ja im Wesentlichen auf Sprache beschränkt ist, zusätzliche Möglichkeiten, sodass man sich mit ihm befasste: Eine Yogalehrerin verhalf ihm über Yoga zu einem neuen

Selbsterleben, ein Skilehrer zu neuer Körperbeherrschung, und ein Bademeister brachte ihm das Schwimmen bei, vor dem er sich als Kind gefürchtet hatte. Dabei war es über viele Stunden wesentlich, dem Patienten in seinen Erzählungen über seine neuen Selbst- und Körpererfahrungen aufmerksam zuzuhören, sich in ihn einzufühlen, Worte und Sätze für seine Erlebnisse zu finden und ihm das Gefühl zu vermitteln, dass er dabei etwas Lebenswichtiges nachholte. Dieser Patient entwickelte sich über die Stabilisierung seines gesunden Narzissmus in ungeahnter Weise weiter. Er fand nicht nur eine neue Partnerin, mit der er eine Beziehung gegenseitiger Achtung aufbauen konnte, sondern entfaltete eine reiche künstlerische Tätigkeit mit großer Produktivität. Der Verlauf dieser Analyse ist ein Beleg dafür, dass durch genügend lange, geduldige, nachträgliche Einfühlung echte Nachentwicklung möglich ist, die wir früher in der Psychoanalyse nicht für möglich gehalten hätten." [aus: Kutter, P. & Müller, T. (2008). *Psychoanalyse. Eine Einführung in die Psychologie unbewusster Prozesse.* Klett-Cotta, S. 225.; mit freundlicher Genehmigung des Verlags].

Psychoanalytisch orientierte Psychotherapie: Fokussierte Arbeit an den Hintergründen der Angstproblematik bzw. des Autonomiemangels eines jungen Mannes

„Ein 23-jähriger Student im 9. Semester, dem das Sprechen im Erstkontakt sichtlich schwerfällt. Er vermeidet alle Seminare mit Mitarbeitscharakter, in denen er sich also zu Wort melden oder referieren müsste, hat aber keine Probleme bei mündlichen Prüfungen. Wenn er in einer Gruppe sprechen soll, hat er einen trockenen Mund und kann keinen klaren Gedanken fassen. Er meidet in letzter Zeit auch Menschenmengen und fährt nicht mehr mit öffentlichen Verkehrsmitteln. Er ist völlig überrascht von den starken Gefühlen in diesem Gespräch, weint, bittet um ein Glas Wasser und schämt sich offensichtlich sehr für diese Schwäche. Bisher habe er Hilfe in einer Übungsgruppe, einer Art sozialen Trainings gesucht – davon erzählt er deutlich entwertend. Das Thema Entwertung kommt im zweiten Gespräch auch mir gegenüber kurz in die Szene, um in den weiteren Terminen einer wachsenden Idealisierung zu weichen. In der Unterstufe des Gymnasiums wurde er für seine großen Ohren gehänselt und konnte sich wenig wehren. Damals – er war ca. zwölf – habe er sich selbst aus der Gleichaltrigengruppe ausgeschlossen und dabei den Anspruch gehabt, moralisch besser zu sein als die anderen Burschen. Er onanierte viel in dieser Zeit, aber im Gegensatz zu den anderen Jungen, die unverblümt über ihre Onanie und sexuellen Erfahrungen sprachen, durfte das bei ihm niemand bemerken. Er fühlte sich ausgeschlossen, konnte nicht mithalten. Auch eine sehr peinliche Erinnerung aus diesem Alter fällt ihm ein: Er hat seine ältere Schwester beim Duschen beobachtet und wurde von ihr dabei bemerkt. Dazu hätten seine Eltern immer große Verachtung für junge Männer, die Alkohol konsumieren und Mädchen nachstellen, gezeigt. Schon nach dem zweiten Termin biete ich ihm an, bis Semesterende (fünf Monate) an der

Thematik zu arbeiten. Ich würde ihm zwar keine Übungsmöglichkeit bieten (wie er es als Erwartung formuliert hatte), aber ich ginge davon aus, dass es ihm sehr schwerfalle, sich zu präsentieren, und dass der Grund für die Angst, die dabei entstehe, nicht in den äußeren Umständen liege, sondern darin, welche Bedeutung die Situation (großteils unbewusst) für ihn annehme; wir könnten versuchen, etwas davon herauszufinden, worin diese Bedeutung besteht. Herr L. nimmt an. Was einen möglichen Fokus betrifft, kristallisieren sich schnell einige Linien heraus; eine verdichtete Formulierung, in der die Hauptstränge Sexualität und Entwertung vereinigt sind, ist aber erst nach sieben Terminen möglich: ‚Ich habe Angst, mich zu präsentieren, und schäme mich dabei, weil ich befürchte, dass die anderen mich so verachten wie ich sie, wenn sie meine Erregung und Triebhaftigkeit bemerken.‘ Die Symptome bessern sich rasch, er kann bei einem Seminar mitmachen und sich zu Wort melden, spürt dabei überraschend wenig Scham. Auch sonstige Ängste verringern sich. Von all dem erzählt er aber in eher deprimiertem Ton, als ob ihm etwas fehlte. Darauf weise ich ihn hin und äußere dazu die Vermutung, dass ihn Gedanken an Abschied und Trennung beschäftigen: Wenn er nun erfolgreich studiere, komme das Studienende in Sicht, und auch das Ende der Therapie rücke näher. Ein solcher Verlauf ist nicht untypisch, bei ihm aber besonders stark ausgeprägt: Etwa ab der Mitte der vereinbarten Zeit tritt der Fokus rund um das Leitsymptom zugunsten einer Abhängigkeits- und Autonomiethematik in den Hintergrund. Letztere zeigt sich in vielen Varianten: Nachdem ich eine Woche weg bin, entschuldigt Herr L. sich kurzfristig für den Folgetermin. Er markiert nun öfter selber den Schluss der Stunde, manchmal bis zu zwei Minuten davor, indem ihm nichts mehr einfällt – er möchte selbst beenden, nicht weggeschickt werden. Er erzählt, dass er in Beziehungen nie Trauer und Anhänglichkeit verspüre. Auch wenn er von zu Hause weg nach Wien fahre, spüre er keine Abschiedsgefühle. Ich sage ihm, es sei wohl bestürzend für ihn, sich so bedürftig und abhängig zu erleben wie hier schon in der ersten Stunde, und es falle ihm wahrscheinlich schwer, diese Seite von sich nicht zu verachten. Ihm wird klar, dass er sich immer gesagt habe, er brauche nicht viele Freunde, brauche sich nicht um andere zu bemühen – Erlebnisse des Verlassenseins fallen ihm ein: Als Kind wachte er einmal auf und stellte fest, dass die Eltern weg waren; als noch kleineres Kind waren bei einem Ausflug plötzlich die Eltern weg gewesen (er war den Tauben nachgelaufen). In der Abschlusssitzung bestätigt er noch einmal die starke symptomatische Besserung bei Referaten und bezüglich Angst in öffentlichen Verkehrsmitteln. Er möchte weiter Psychotherapie machen: Jetzt erst bemerke er seine Probleme im zwischenmenschlichen Kontakt, merke, wie sehr er gehemmt sei und sich wünsche, mehr Kontakt zulassen zu können, was mit einem Risiko verbunden sei. Fast zwei Monate später bittet er mich um eine Empfehlung zu einer langfristigen Psychotherapie.“ [aus: Oberlehner, F. (2018). Psychoanalytische Kurz- und Fokaltherapie (PAKT). In W. Burian & B. Grossmann-Garger (Hrsg.) (2018). *Psychoanalytisch orientierte Psychotherapie. Bd. IV: Anwendungen.* Mandelbaum, S. 721 ff.; mit freundlicher Genehmigung des Verlags].

Verwendete Literatur* und Literaturempfehlungen

*Blüml, V. & Doering, S. (2017). Psychoanalyse. In T. Slunecko (Hrsg.), *Psychotherapie. Eine Einführung.* 2. Aufl. (S. 91–124). Facultas WUV.

Burian, W. & Grossmann-Garger, B. (Hrsg.) (2018). *Psychoanalytisch orientierte Psychotherapie. Ein Lehrbuch.* Mandelbaum.

Freud, S. (2010). *Abriss der Psychoanalyse.* Reclam.

*Kriz, J. (2014). Psychoanalyse. In ders., *Grundkonzepte der Psychotherapie.* 7. vollst. überarb. u. erw. Aufl. (S. 37–54). Beltz.

Mertens, W. (Hrsg.) (1993). *Schlüsselbegriffe der Psychoanalyse.* Verlag Internationale Psychoanalyse.

Milch, W. (2023). *Lehrbuch der Selbstpsychologie.* 2. erw. Aufl. Kohlhammer.

*Oberlehner, F. (2011). Psychoanalyse. In G. Stumm (Hrsg.), *Psychotherapie. Schulen und Methoden* (S. 41–55). Falter.

*Prinz, G. & Schipflinger, S. (2011). Psychoanalytische Selbstpsychologie. In G. Stumm (Hrsg.), *Psychotherapie. Schulen und Methoden* (S. 56–63). Falter.

Schuster, P. & Springer-Kremser, M. (1997). *Bausteine der Psychoanalyse. Eine Einführung in die Tiefenpsychologie.* 4. überarb. Aufl. WUV.

Thomä, H. & Kächele, H. (1992). *Lehrbuch der psychoanalytischen Therapie. Bd. 2: Praxis.* Korr. Nachdruck. Springer.

Ausbildungsmöglichkeiten in Österreich
Psychoanalyse/Psychoanalytische Psychotherapie
(Siehe Tab. 4.10)
Psychoanalytisch orientierte Psychotherapie
(Siehe Tab. 4.11)

Tab. 4.10 Informationen zur Fachausbildung für Psychoanalyse/Psychoanalytische Psychotherapie

	Wiener Arbeitskreis für Psychoanalyse (WAP)	Wiener Kreis für Psychoanalyse und Selbstpsychologie (WKPS)	Wiener Psychoanalytische Vereinigung (WPV)
Ausbildungsort	Wien	Wien	Wien
Voraussetzungen und Aufnahmeverfahren	Eine mind. seit 1 Jahr dauernde Psychoanalyse bei Lehranalytiker:in + Lebenslauf und begründete Motivation + 4 Vorstellungsgespräche	50 h absolvierte Gruppenselbsterfahrung + 3 Aufnahmegespräche, in denen Eignungskriterien überprüft werden + Verfügbarkeit von Lehranalyse	Gespräch mit Leitung + 3 weitere Rundgangsgespräche; kostenfrei
Mindestdauer bzw. realistischer Durchschnittswert	5–8 Jahre	Mind. 4 Jahre, durchschnittlich 6 Jahre	6 Jahre
Selbsterfahrung/ Lehrtherapie	Mind. 300 h Lehranalyse 4-mal/Woche; bis zum Ende des ersten Kontrollfalles empfohlen	Mind. 350 h Lehranalyse → über mind. 3 Jahre mit 3- bis 4-mal/Woche	Meist 4 Jahre mit ca. 600 h, 4-mal/ Woche (keine vorgeschriebene Stundenanzahl, da es um psychoanalytischen Prozess geht)

(Fortsetzung)

Tab. 4.10 (Fortsetzung)

	Wiener Arbeitskreis für Psychoanalyse (WAP)	Wiener Kreis für Psychoanalyse und Selbstpsychologie (WKPS)	Wiener Psychoanalytische Vereinigung (WPV)
Theorie	3 12 h zu folgenden Themen: Freuds Schriften, psychoanalytische Entwicklungs- und Krankheitslehre, Technikseminare etc. + 80 h Wahlseminare	Mind. 300 h zu folgenden Themen: Theorie des Unbewussten, Entwicklungspsychologie aus psychoanalytischer Sicht, psychoanalytische Psychopathologie, psychoanalytische Diagnostik und Behandlungstechnik, Vertiefung in psychoanalytisch-selbstpsychologischer Theorie; wissenschaftliche Schiene im Ausmaß von 255 h ist ebenso verpflichtender Teil des Curriculums, unabhängig davon, ob ein Masterabschluss angestrebt wird	Ein Jahr Lehranalyse, bevor mit Theorie begonnen werden kann; mind. 315 h zu folgenden Themen: Grundlagen der Psychoanalyse (drei Semester 90 UE), psychoanalytische Entwicklungstheorie (30 UE); Krankheitslehre der Psychoanalyse und Diagnostik (60 UE), Erstgespräch Seminar (2 Se, 30 UE), Behandlungstechnik, inkl. Modifikationen der psychoanalytischen Technik und des Settings (vier Semester/60 UE)
Psychotherapeutische Tätigkeit unter Supervision	Nach erfolgreicher Absolvierung des Zulassungskolloquiums (ca. nach 1,5 Jahren); 2 Fälle mit je 4-mal/Woche, ein 2-stündiger Fall	Analysen mit mind. 2-mal/Woche; von 600 h mind. 400 h im Zweiersetting	Nach mind. 4 Semestern bzw. Absolvierung von Theorieseminaren + Erstgesprächsseminar nach einem Kolloquium 2 Analysen 4-mal/Woche, ev. zusätzlich 1 psychoanalytische Psychotherapie

(Fortsetzung)

Tab. 4.10 (Fortsetzung)

	Wiener Arbeitskreis für Psychoanalyse (WAP)	Wiener Kreis für Psychoanalyse und Selbstpsychologie (WKPS)	Wiener Psychoanalytische Vereinigung (WPV)
Supervision der eigenen Praxis	Mind. 150 h im dyadischen Setting 1-mal pro Woche (die 2 Fälle mit je 4-mal/Woche je mind. 60 h, ein 2-stündiger Fall mit 30 h)	Mind. 120 h → davon mind. 60 h Kontrollanalyse im dyadischen Setting, gesamte Supervision erstreckt sich über einen Zeitraum von mind. 2 Jahren	Mind. über 2 Jahre wöchentliche Supervision im dyadischen Setting je Ausbildungsfall → ca. 160 h; zusätzliche Teilnahme an einem kontinuierlichen Fallseminar
Format der Ausbildung	Ausbildungsbeginn jeweils zu Semesterbeginn (März, Oktober); keine kontinuierliche Ausbildungsgruppe	Ausbildungsbeginn jederzeit möglich; Start der Ausbildungsgruppe (gem. mit Österr. Verein für Individualpsychologie) im Rahmen des ULG an der Uni Wien alle 2 Jahre	Ausbildungsbeginn jederzeit möglich; in den Theorieseminaren keine kontinuierliche Ausbildungsgruppe
Abschluss	Abschließende Fallpräsentation + wissenschaftlicher Vortrag	Schriftliche Arbeit + Falldarstellung	Fallvortrag + Diskussion: damit auch Aufnahme in die WPV und in die IPV
Möglichkeiten der Akademisierung	Optional MSc über Kooperation mit MedUni Wien	Ausbildung findet in Kooperation mit der Universität Wien und ÖVIP statt; kann aber auch ohne Masterarbeit (stattdessen Abschlussarbeit) abgeschlossen werden	Optional MSc über Kooperation mit MedUni Wien
Kosten	Mind. € 60.000 + € 8000 für MSc	Mind. € 48.000 (darin enthalten € 15.000 für ULG)	Ca. € 60.000 + € 8000 für MSc Stipendienfonds
Website	www.psychoanalyse.or.at	www.selbstpsychologie.at	www.wpv.at

(Fortsetzung)

Tab. 4.10 (Fortsetzung)

	Arbeitskreis für Psychoanalyse Linz/Graz (APLG)	Innsbrucker Arbeitskreis für Psychoanalyse (IAP)	Psychoanalytisches Seminar Innsbruck (PSI)	Salzburger Arbeitskreis für Psychoanalyse (SAP)
Ausbildungsort	Linz, Graz	Innsbruck Seminare überwiegend in Salzburg (Kooperative der Arbeitskreise für PA)	Innsbruck und Wien	Salzburg (Theorieseminare auch in Graz, Linz sowie Innsbruck im Rahmen der Kooperative der Arbeitskreise für PA)
Voraussetzungen und Aufnahmeverfahren	Ausführlicher Lebenslauf + 3 Aufnahmegespräche	Ausführlicher Lebenslauf + 3 Aufnahmegespräche mit Lehranalytiker:innen	Ausführlicher Lebenslauf + 3 Aufnahmegespräche mit verschiedenen Lehranalytiker:innen	Universitätsabschluss als Voraussetzung für Zulassung zur Ausbildung; Lebenslauf + Motivationsschreiben + positive Aufnahmegespräche mit Lehrgangsleitung + 3 weiteren Lehranalytiker:innen
Mindestdauer bzw. realistischer Durchschnittswert	6–9 Jahre	6–8 Jahre	Mind. 5–6 Jahre, im Schnitt eher 6–7 Jahre	5–7 Jahre
Selbsterfahrung/Lehrtherapie	Lehranalyse: mind. 400 h mit 3-mal/Woche + 60 h analytische Gruppe	Lehranalyse mit mind. 400 h über 3 Jahre mit 3-mal Woche + 30 h Gruppe	Mind. 300 h Lehranalyse mit 2- bis 3-mal/Woche	Mind. 400 h Lehranalyse und 60 h Gruppenanalyse

(Fortsetzung)

Tab. 4.10 (Fortsetzung)

	Arbeitskreis für Psychoanalyse Linz/Graz (APLG)	Innsbrucker Arbeitskreis für Psychoanalyse (IAP)	Psychoanalytisches Seminar Innsbruck (PSI)	Salzburger Arbeitskreis für Psychoanalyse (SAP)
Theorie	Mind. 300 h zu folgenden Themen: Persönlichkeitsentwicklung, Methodik, Technik, Persönlichkeits- und Interaktionstheorien, psychotherapeutische Literatur	Mind. 495 h zu folgenden Themen: u. a. Freuds Schriften, Neurosenlehre, Traumlehre, Entwicklungstheorie, Psychosenlehre, Methoden und Techniken in unterschiedlichen Settings; Kolloquium I (mit Theoriebezug) plus Evaluationsgespräch	In Form von 24 Seminaren im Ausmaß von jeweils 15 Seminareinheiten zu Themen wie u. a. Diagnostik, Behandlungstechnik, Erstgespräche, psychoanalytische Grundkonzepte, Psychopathologie sowie modifizierte Verfahren und Kurzzeittherapie	Mind. 400 h
Psychotherapeutische Tätigkeit unter Supervision	Nach 200 h Lehranalyse und 200 h Theorieseminare	Teilnahme an der Psychoanalytischen Ambulanz mit Schwerpunkt Erstinterview, Diagnostik und Indikation für die verschiedenen Settings; Kolloquium II (mit Fallbezug) plus Evaluationsgespräch eine Analyse über mind. 200 h, mit mind. 2-mal/Woche (Abschlussfall)	Frühestens nach 4 Semestern, 5 supervidierten Anamnesen und einem Kolloquium mit 2 Lehranalytiker:nnen	Nach 225 h Theorie sowie Praxisseminar
Supervision der eigenen Praxis	Mind. 150 h bei 3 verschiedenen Kontrollanalytiker:innen	Mind. 120 h	Mind. 150 h, davon mind. 100 h Supervision im Zweiersetting	Mind. 160 h

(Fortsetzung)

Tab. 4.10 (Fortsetzung)

	Arbeitskreis für Psychoanalyse Linz/Graz (APLG)	Innsbrucker Arbeitskreis für Psychoanalyse (IAP)	Psychoanalytisches Seminar Innsbruck (PSI)	Salzburger Arbeitskreis für Psychoanalyse (SAP)
Format der Ausbildung	Ausbildungsbeginn ist jederzeit möglich; keine kontinuierliche Ausbildungsgruppe	Einstieg in die Ausbildung ist jederzeit möglich, beginnt üblicherweise mit der Lehranalyse	Anfragen und Aufnahmeverfahren sind jederzeit möglich; Neuaufnahmen immer nur im Wintersemester	Ausbildungsbeginn ist jederzeit möglich; keine kontinuierliche Ausbildungsgruppe
Abschluss	Präsentation einer Falldarstellung (schriftlich + mündlich)	Schriftliche Arbeit über Abschlussfall + Präsentation und Diskussion	Abschlussarbeit, die eine ausführliche psychoanalytische Falldarstellung beinhaltet und zweites Kolloquium	Vorstellung einer wissenschaftlichen Arbeit + Präsentation eines Behandlungsfalls
Möglichkeiten der Akademisierung	–	–	Optional BA und MA über Kooperation mit SFU Wien	–
Kosten	Ca. € 65.000	Ca. € 50.000	Mind. € 44.000 + Kosten für Bachelor bzw. Magister	Ca. € 50.000
Website	www.psychoanalyse-linz-graz.at/der-arbeitskreis/	www.psychoanalyse-innsbruck.at	www.psi-innsbruck.at	www.sap.or.at

Tab. 4.11 Informationen zur Fachausbildung für Psychoanalytisch orientierte Psychotherapie

	Wiener Psychoanalytische Akademie (WPA)	Innsbrucker Arbeitskreis für Psychoanalyse (IAP)	Salzburger Arbeitskreis für Psychoanalyse (SAP)
Ausbildungsort	Wien	Innsbruck	Salzburg
Voraussetzungen und Aufnahmeverfahren	Besuch von Informationsveranstaltung + schriftliche Bewerbung + 2 Bewerbungsgespräche	Ausführlicher Lebenslauf + 3 Aufnahmegespräche mit Lehrtherapeut:innen	Ausführlicher Lebenslauf + Motivationsschreiben + 3 Aufnahmegespräche mit Lehrtherapeut:innen + Teilnahme am Aufnahmeseminar
Mindestdauer bzw. realistischer Durchschnittswert	Mind. 4 Jahre	3–5 Jahre	Mind. 4 Jahre
Selbsterfahrung/Lehrtherapie	Mind. 250 h Lehrtherapie, davon zumindest die ersten 125 h im Setting der Psychoanalytisch orientierten Psychotherapie (PoP) 2-mal pro Woche im Sitzen, danach kann optional im psychoanalytischen Setting (3- bis 4-mal/ Woche im Liegen) fortgesetzt werden	Lehrtherapie im Zweiersetting von 250 h, zumindest 100 als PoP-Lehrtherapie (sitzend, max. 2 h pro Woche), ein Teil kann als Psychoanalyse erfolgen (liegend, 3- bis 4-mal/Woche). Gruppenselbsterfahrung mind. 15 Doppelstunden	Mind. 250 h Lehranalyse, wovon zumindest 100 h als PoP-Lehrtherapie (sitzend, max. 2-mal/ Woche), ein Teil kann auch als Psychoanalyse erfolgen (liegend, 3- bis 4-mal/ Woche) + 30 h Gruppenselbsterfahrung

(Fortsetzung)

Tab. 4.11 (Fortsetzung)

	Wiener Psychoanalytische Akademie (WPA)	Innsbrucker Arbeitskreis für Psychoanalyse (IAP)	Salzburger Arbeitskreis für Psychoanalyse (SAP)
Theorie	Mind. 300 h: 4 Semester berufsbegleitende Theorieseminare, organisiert als Präsenzwochenenden: moderne psychoanalytische Therapieansätze, gruppiert um die psychoanalytischen Objektbeziehungstheorien	Teilnahme an mind. 3 Kongressen/ Symposien + mind. 300 h zu folgenden Themen:psychoanalytische Grundlagenliteratur, Psychodynamik und Krankheitslehre, Träume, psychoanalytische Entwicklungs-, Persönlichkeits- und Interaktionstheorien, Methodik und Techniken in diversen Settings etc. Kolloquium I (PoP-Grundlagenliteratur) plus Evaluationsgespräch	330 h berufsbegleitende Wochenendseminare zu folgenden Themen: psychoanalytische Literatur, Psychodynamik und Krankheitslehre, Träume, psychoanalytisches Verstehen, psychoanalytische Entwicklungs-, Persönlichkeits- und Interaktionstheorien, Methoden und Techniken in diversen Settings etc. +Teilnahme an mind. 3 Kongressen/ Symposien
Psychotherapeutische Tätigkeit unter Supervision	600 h Psychoanalytisch orientierte Psychotherapie inkl. 2 Kontrollfälle (2-mal/Woche, je ein Jahr und 40 Einheiten Supervision)	Teilnahme an der Psychoanalytischen Ambulanz mit dem Schwerpunkt Erstinterview, Diagnostik und Indikation für die verschiedenen psychoanalytischen Settings. Kolloquium II (mit Fallbezug) plus Evaluationsgespräch. Durchführung einer Kurztherapie, einer Fokaltherapie sowie einer länger dauernden Therapie im Umfang von mind. 120 h (Abschlussfälle)	Nach Praxisseminar 600 h in verschiedenen PoP-Settings, davon mind. eine Therapie über 120 h mit 2-mal/Woche

(Fortsetzung)

Tab. 4.11 (Fortsetzung)

	Wiener Psychoanalytische Akademie (WPA)	Innsbrucker Arbeitskreis für Psychoanalyse (IAP)	Salzburger Arbeitskreis für Psychoanalyse (SAP)
Supervision der eigenen Praxis	Mind. 200 h → davon mind. 140 h Lehrsupervision im Zweiersetting (Kontrollfälle) und mind. 40 h im Gruppensetting (inkl. 2 Falldarstellungen zu den Kontrollfällen)	Mind. 120 h	Mind. 120 h → davon mind. 60 h Lehrsupervision im Zweiersetting, 60 h Supervisionsgruppe
Format der Ausbildung	Theorie kann nach Beginn der Lehrtherapie begonnen werden	Einstieg in die Ausbildung ist jederzeit möglich und beginnt üblicherweise mit der Lehrtherapie	Beginn in einer geschlossenen Ausbildungsgruppe an der Uni Salzburg (max. 20 Tln.) alle 2 Jahre im Februar/März
Abschluss	Schriftliche Abschlussarbeit: theoretische fundierte Falldarstellung (mit abschließender Präsentation)	Schriftliche Abschlussarbeit über die Abschlussfälle + Kolloquium	Wissenschaftliche Arbeit, schriftliche Falldarstellung + Kolloquium
Möglichkeiten der Akademisierung	Optional MSc über Kooperation mit MedUni Wien	–	MSc über Kooperation mit Universitätslehrgang der Universität Salzburg
Kosten	Ca. € 42.000 + € 8.000 für MSc	Ca. € 40.000	Ca. € 48.000 (inkl. MSc)
Website	www.psy-akademie.at	www.psychoanalyse-innsbruck.at	www.sap.or.at www.pop.or.at

4.11 Transaktionsanalytische Psychotherapie[11]

Zur Geschichte der Methode

- Die Transaktionsanalyse (TA) wurde vom kanadisch-amerikanischen Psychiater Eric Berne (1910–1970) in den 1950er-Jahren vor dem Hintergrund der Psychoanalyse und der Sozialpsychiatrie entwickelt; sie integriert psychodynamische und phänomenologische Aspekte des Erlebens und Handelns
- Berne stützte die Fundamente der TA vor allem auf anthropologische, kybernetische und informationstheoretische Erkenntnisse, auf die er seine Interaktions- und Persönlichkeitstheorie sowie die Behandlungsansätze aufbaute → Auf dieser Basis wurde eine Fülle von Methoden und Techniken mit spezifisch therapeutischen Wirkungen für Psychosen, Neurosen, Persönlichkeitsstörungen, Suchterkrankungen u. a. m. entwickelt
- Folgende Aspekte waren Berne dabei wichtig: einfache Sprache, Ich-Stärkung und dadurch Symptomkontrolle als erster Schritt in der Behandlung, Einbeziehen der Patient:innen in die Behandlung, Transparenz und Offenheit (Mitarbeiterkonferenzen auch gemeinsam mit Patient:innen)
- In der Nachfolge von Berne entwickelten sich verschiedene Richtungen der TA: klassisch, Neuentscheidungstherapie, Cathexis-Schule, Tiefenpsychologische Transaktionsanalyse → Heute fließen diese Strömungen wieder zusammen

> **Methodenverständnis und Schwerpunkte der Ausbildungseinrichtungen**
>
> Während der Schwerpunkt bei ÖATA (Österreichischer Arbeitskreis für Tiefenpsychologische Transaktionsanalyse) und WITA (Wiener Institut für Transaktionsanalyse) auf tiefenpsychologisch-analytischer Fundierung liegt, wird diese bei itap (Institut für Transaktionsanalytische Psychotherapie) mit verhaltens-, erlebnisorientierten und humanistischen Konzepten verbunden.

---

[11] Text mit Unterstützung von Berthold Kager und Manfred Hartmann erstellt.

Menschenbild

- Die TA sieht die menschliche Subjektivität in eine Ganzheit höherer Ordnung eingebettet, beispielsweise in das Beziehungsgefüge einer Familie; die Beziehung zwischen zwei Menschen ist die kleinste psychosoziale Ganzheit; Subjektivität und Individualität entwickeln sich daher für die TA ausgehend von der Beziehung zum „Du"
- Der Mensch wird als offenes, sich selbst regulierendes System verstanden, das die Fähigkeit zu denken hat, damit über eine Lern- und Veränderungsfähigkeit verfügt, und ein Leben lang Zuwendung und Beachtung in unterschiedlichsten Formen bedarf (Zuwendungs- oder Stimulushunger)
- Der Mensch ist grundsätzlich in Ordnung, so, wie er ist (Ich bin o.k. – Du bist o.k. – realistisch)
- Autonomie als zentrales Element des Menschen steht im Zusammenhang mit dem jeweiligen Lebensskript einer Person und bedeutet auch Selbstständigkeit im Kontakt zu anderen

Persönlichkeits- und Entwicklungstheorie

- TA geht konzeptuell von Teilung der Psyche in einen bewussten Anteil (Neopsyche oder Erwachsenen-Ich-Zustand) und unbewusste Anteile (Exteropsyche oder Eltern-Ich-Zustand, Archeopsyche oder Kind-Ich-Zustand) aus
- Es wird zwischen einem *(Ich-)Zustands-Modell* (Persönlichkeitsstruktur) und einem *Funktions-Modell* (im sozialen Kontext) unterschieden; dieses hat Einfluss darauf, inwieweit zwischenmenschliche Beziehungen gelingen oder misslingen
- *Ich-Zustände* sind ein in sich geschlossenes Erlebensmuster, das in einem direkten Zusammenhang mit einem Verhaltensmuster steht; sie können über die Analyse von Denken, Fühlen, Körperempfindungen und Handeln erschlossen werden
  - *Erwachsenen-Ich-Zustand:* Die Person fühlt und handelt so, wie es der Realität im Hier und Jetzt angemessen ist → sie ist von Selbstständigkeit, Flexibilität, gesunder Selbstkritik, Reife, Autonomie, Verantwortung, Realitätsprüfung und Gegenwartsbezogenheit geprägt; Handlungen basieren auf der Berücksichtigung der sozialen Umwelt und auf dem aktuellen Entwicklungsstand der Person

- *Eltern-Ich-Zustand:* Die Person nutzt von früheren Autoritäten übernommene Denk-, Fühl- und Verhaltensweisen gemäß deren Vorschriften, Normen, ungeschriebenen Gesetzen, Glaubenssätzen und Regeln → daher fremdbestimmt, handelt im Hier und Jetzt nicht oder nur teilweise angemessen
- *Kind-Ich-Zustand:* Die Person wendet Denk-, Fühl- und Verhaltensweisen an, wie sie es früher – auf einer kindlichen Entwicklungsstufe aus persönlichem Erleben heraus getan hätte → sind der Realität im Hier und jetzt nicht oder nur teilweise angemessen

- Durch Internalisierung von Handlungs- und Wertestrukturen manifestiert sich die spezifische Struktur der Ich-Zustände in den ersten sieben bis zwölf Lebensjahren
- *Kommunikationsmodell* beruht auf der Analyse der Transaktionen in Beziehungen – was, wie und warum Menschen „etwas" miteinander austauschen
- Eine *Transaktion* ist definiert als kleinste sinnvoll unterscheidbare Kommunikationseinheit, bestehend aus einem verbalen, nonverbalen und/oder taktilen Stimulus („Botschaft") und der darauffolgenden Reaktion („Response"). Unterschieden wird dabei in Komplementär-Transaktionen, nicht komplementäre (Überkreuz- oder gekreuzte) Transaktionen sowie verdeckte Transaktionen
- Wiederkehrende Beziehungsmuster werden von Eric Berne als *psychologische Spiele* bezeichnet, sie haben einen klar definierten Ablauf und einen Ausgang, der Glaubenssätze, festgefahrene Gefühle und alte Trübungen bestätigt

Störungslehre

- Die Zustände von gesund und krank werden auf einem fließenden Kontinuum betrachtet
- Als Ursache für Störungen werden einschränkende Umweltbedingungen verbunden mit kindlichen *Skriptentscheidungen* gesehen; diese enthalten Generalisierungsleistungen und dienen dazu, Sicherheit und Strukturen zu erzeugen, sie stellen die bestmögliche Strategie des Kindes zum psychischen Überleben in einer verletzenden und eingeschränkten Welt von damals dar → Art und Zeitpunkt der Entscheidungen, das motivationale Fürsorgesystem, in dem das Kind aufwächst, und die individuellen Ressourcen determinieren den Schweregrad einer Störung

> Das Modell vom (Lebens-)Skript zeichnet die individuelle lebensgeschichtliche Entwicklung des Menschen – seinen Lebensplan – nach und lässt verstehen, warum Menschen sich so und nicht anders verhalten und erleben. Das Skript als Umriss des Selbst- und Weltbildes lässt Leitlinien der zukünftigen Lebensgestaltung erkennen und eröffnet dadurch Möglichkeiten zur therapeutischen Veränderung. Damit wird Genese und Dynamik psychischer und/oder psychosomatischer Leidenszustände erklärt.

- Bei einer gesunden Persönlichkeitsentwicklung existiert eine Vorherrschaft des integrierten und integrierenden Erwachsenen-Ich-Zustandes; realtypisch ist der Mensch jedoch auch von Trübungen aus dem Eltern- und dem Kind-Ich-Zustand beeinflusst, was die Grundlage für pathologische Zustände darstellt. Sichtweisen aus früheren Ich-Zuständen „trüben" also den Blick in der Gegenwart, Übertragungen beeinflussen das Hier und Jetzt

Therapietheorie

- *Persönlichkeitsanalyse:* Wer bin ich? Wie bin ich so geworden? Wie kann ich mich ändern? → Strukturmodell; die *Dynamik und Struktur der Persönlichkeit* lässt verstehen, warum Menschen so und nicht anders denken, fühlen und handeln. Beziehungserfahrungen aus der Vergangenheit hinterlassen seelische „Abdrücke" im Ich-System. Sie entfalten sich im transaktionalen Geschehen: entweder als der Realität angemessene Erwachsenen-Ich-Zustände oder aber als unangemessene, getrübte bzw. pathologische Kind- bzw. Eltern-Ich-Zustände. Diese können analysiert und bearbeitet werden, um so den integrierten und integrierenden Erwachsenen-Ich-Zustand zu fördern
- *Beziehungsanalyse:* Wie gehe ich mit mir und anderen um? Wie kann ich Beziehungen befriedigend gestalten? (Funktionsanalyse, Kommunikationsmodell, Spielemodell)
- *Bedürfnisanalyse:* Stroke-Modell (definiert Anerkennung und Zuwendung als Grundbedürfnis des Menschen), Abwertungsmodell und passive Verhaltensweisen
- *Lebensplananalyse (Skriptanalyse):* Warum passiert das immer mir? Wie ist mein Leben verlaufen, wie wird es enden? Wie kann ich meine Lebensumstände verändern? → Skriptmodell; Ziel ist es, ungünstige Lebensskripte aufzudecken und neue Möglichkeiten zu erarbeiten sowie phasenspezifische Defizite durch korrigierende emotionale Erfahrungen in der therapeutischen Beziehung auszugleichen

- Im therapeutischen Prozess werden die Ich-Zustandsanteile dem Bewusstsein zugänglicher; pathologische Ich-Zustandsanteile werden neu verstanden und in Folge verändert → Das Ergebnis ist im Idealfall ein guter Kontakt zu sich und zu anderen im Hier und Jetzt
- Förderung von Autonomie, Bewusstheit, Spontaneität und Fähigkeit zu Intimität als bedeutsame Ziele der psychotherapeutischen Arbeit
- *Indikation/Kontraindikation:* für breites Spektrum von Störungsbildern, zugeschnitten auf den Grad der psychischen Störung

Angewendete Methoden/ Techniken/ Settings

- *Frequenz, Setting und Dauer* je nach Bedarf:
  - *Kurze transaktionsanalytische Beratung:* einige Stunden
  - *Mittelfristiges therapeutisches Setting:* mehrjährige Therapie mit Frequenz von ca. eine Stunde pro Woche → Übertragungsintensität wird dabei nicht aktiv gefördert
  - *Langfristiges hochfrequentes Setting:* mehrjährige Therapie mit Frequenz von 2- bis 3-mal wöchentlich → Therapie ist gekennzeichnet von Skriptanalysen sowie Übertragungs- und Gegenübertragungsanalyse
  - *Gruppentherapie:* wird häufig in Form einer Jahresgruppe angeboten; unter Berücksichtigung der Gruppenprozesse steht die therapeutische Einzelarbeit mit Therapeut:in im Vordergrund, jedoch ergänzt durch Beiträge der Gruppenmitglieder; gleichzeitig gibt es Modelle, die Gruppe als Ganzes zu sehen und zu behandeln
- Psychotherapeut:in stellt sich zur Verfügung durch Begegnung und Beziehung (= Anteilnahme, einfühlendes Verstehen, liebevolle Konfrontation, Deutung) und eröffnet dadurch einen transaktionalen Raum der Begegnung
- Vorgangsweisen werden an Problemstellung, Diagnose und vereinbartem Kontakt angepasst → Je länger der therapeutische Kontakt, desto mehr rückt die Beziehungsarbeit zwischen Patient:in und Psychotherapeut:in in den Vordergrund
  - *Vertragsarbeit:* Behandlungsvertrag dient dazu, dass Ziele definiert werden, die Aufgabenverteilung angesprochen sowie festgehalten wird, wie die Veränderung bemerkt werden kann – es kann sich dabei um konkrete Probleme, aber auch um scheinbar nicht fassbare Defizite innerhalb von Beziehungen handeln; im Verlauf der Psychotherapie können neue Inhalts- oder Beziehungsverträge erarbeitet werden → Technik lädt zur aktiven Mitarbeit und Ressourcenaktivierung ein

– *Analyse der Ich-Zustände:* Klient:in analysiert mit Beteiligung von
  Therapeut:in ihre Ich-Struktur. Das Ziel ist die Etablierung des reali-
  tätsprüfenden Erwachsenen-Ich-Zustandes, der sich seiner ehemals
  un- oder vorbewussten Ich-Anteile mehr und mehr bewusst wird. Die
  sogenannte „Enttrübungsarbeit" stellt dabei einen therapeutischen
  Schwerpunkt dar. Trübung bedeutet eine Einschränkung des
  Erwachsenen-Ich; typisches Beispiel dafür sind die sogenannten
  „Glaubenssätze" (auch kognitive Irrtümer oder irrationale Über-
  zeugungen genannt)
– *Analyse der Transaktionen:* Reflexion der Beziehungsgestaltung eines
  Klienten mit anderen beteiligten Personen; geachtet wird dabei vor
  allem darauf, ob verbalisierte Aussagen (soziale Ebene) mit nicht
  verbalen Inhalten (psychologische Ebene) übereinstimmen
– *Analyse der psychologischen Spiele:* Dabei werden wiederkehrende
  Beziehungsmuster in Hinblick auf Glaubenssätze, Gefühle und alte
  Trübungen reflektiert. Dazu zählen komplexe Transaktionsmuster,
  die aus drei unterschiedlichen „Rollen" durchgeführt werden (Retter–
  Opfer–Verfolger). Diese Kommunikationsmuster bestätigen pathologische Dynamiken und Grundüberzeugungen, enden also stets mit
  unangenehmen Gefühlen
– *Skriptanalyse:* Es werden die zumeist elterlichen Einflüsse und ihre
  pathologischen Anteile identifiziert und von den konstruktiven
  Anteilen unterschieden sowie die Bedingungen betrachtet, auf-
  grund derer Patient:in als Abwehr gewisse Überlebensentscheidungen
  getroffen hat
– *Analyse von Übertragung- und Gegenübertragungsprozessen:* Durch das
  Beleuchten von Transaktionen können Übertragungs- und Gegen-
  übertragungsphänomene aufgedeckt und durchgearbeitet werden.
  Grundlage dabei bilden die von Berne festgelegten Interventionstechniken nach Berne: Befragung, Spezifizierung als Probedeutung,
  Konfrontation, transaktionsanalytische Deutung, Veranschaulichung,
  Bestätigung und erlebnisgeschichtliche Deutung
– *Eltern-Interview:* elterliche Verinnerlichung im Eltern-Ich-Zustand
  von Patient:in wird in einem Rollenspiel regressiv wiederbelebt,
  besteht aus einem Dialog zwischen Patient:in als Kind und der Eltern-
  figur; dabei wird das „innere Kind" der Elternfigur sowie deren
  eigene Problematiken und Lebensgeschichte thematisiert; dies soll bei
  Patient:in emotionales Verständnis für Eltern hervorrufen, um in der
  Folge eine Ablösung zu erzielen

- *Punktuelles Beeltern:* destruktive Situation in der Kindheit wird durch Begleitung von Psychotherapeut:in erneut emotional durchlebt und es werden Alternativen entwickelt → Funktionale und gesunde Botschaften sollen als Gegenpol zu den verinnerlichten destruktiven elterlichen Botschaften geschaffen werden
- *Eltern-Ich-Lösung:* Eltern-Ich-Zustand soll Patient:in zugänglich gemacht werden; von früheren Personen übernommene Haltungen werden aufgedeckt und neue Informationen und Berechtigungen („permission") bereitgestellt, um introjizierte unerledigte elterliche Gefühle in Patient:in aufzulösen
- *Weitere Techniken:* Konfrontationen, Erklärungen, Illustrationen, Interpretationen etc.

Praxisbeispiel

Ich-Zustands-Diagnostik

„Mrs. Primus, eine junge Hausfrau, war von ihrem Hausarzt für ein diagnostisches Erstgespräch überwiesen worden. Sie saß ein oder zwei Minuten angespannt mit niedergeschlagenen Augen da und begann dann plötzlich zu lachen. Einen Augenblick später hörte sie auf zu lachen, schaute verstohlen herüber, wandte ihre Augen wieder ab und begann noch einmal zu lachen. Diese Sequenz wiederholte sich drei- oder viermal. Dann hörte sie ziemlich plötzlich auf zu kichern, setzte sich aufrecht hin, zog ihren Rock glatt und wandte ihren Kopf nach rechts. Nachdem [der Psychotherapeut] diese neue Haltung eine kurze Zeit lang beobachtet hatte, fragte er sie, ob sie Stimmen höre. Sie nickte, ohne ihren Kopf zu wenden, und hörte weiter hin. Der [Psychotherapeut] unterbrach sie wieder, um zu fragen, wie alt sie sei. Sein sorgfältig gewählter Tonfall errang nun endgültig ihre Aufmerksamkeit. Sie wandte ihm das Gesicht zu, nahm sich zusammen und beantwortete seine Frage.

Danach beantwortete sie eine Reihe weiterer gezielter Fragen bündig und ohne Umschweife. Innerhalb kurzer Zeit konnte [der Psychotherapeut] sich Aufschlüsse über einige der auslösenden Faktoren und über wesentliche Aspekte ihrer Kindheitserlebnisse verschaffen. Danach wurden für eine Weile keine weiteren Fragen gestellt und bald versank sie in ihren Anfangszustand. Der Ablauf aus kokettem Kichern, verstohlener Begutachtung ihres Gegenübers und affektiertem Hinwenden zu ihren Halluzinationen wiederholte sich, bis sie gefragt wurde, wessen Stimmen es seien und was sie sagten. […]

Diese Patientin ließ mit ziemlicher Deutlichkeit drei verschiedene Ich-Zustände erkennen. Diese unterschieden sich durch Abweichungen in der Körperhaltung, dem Benehmen, dem Gesichtsausdruck und anderen körperlichen Charakteristika. Der erste war gekennzeichnet durch eine kichernde Schüchternheit, die an ein kleines Mädchen in einem bestimmten Alter erinnerte; der zweite bestand in einer affektierten Selbstgerechtigkeit [...]; im dritten war sie in der Lage, Fragen zu beantworten als die Erwachsene, die sie war, und zu demonstrieren, dass in diesem Zustand ihr Verstand, ihr Gedächtnis, ihre logischen Fähigkeiten ganz intakt waren." [aus: Berne, E. (2001). *Die Transaktions-Analyse in der Psychotherapie. Eine systematische Individual- und Sozial-Psychiatrie.* Junfermann, S. 27 f.; mit freundlicher Genehmigung des Verlags].

Verwendete Literatur* und Literaturempfehlungen

Berne, E. (1995). *Was sagen Sie, nachdem Sie „Guten Tag" gesagt haben? Psychologie des menschlichen Verhaltens.* Fischer.

Berne, E. (2005). *Grundlagen der Gruppenbehandlung: Gedanken zur Gruppentherapie und Interventionstechniken.* Junfermann.

*Hagehülsmann, U. (2012). *Transaktionsanalyse – wie geht denn das? Transaktionsanalyse in Aktion.* 6. überarb. Aufl. Junfermann.

*Hennig, G. & Pelz, G. (2007). *Transaktionsanalyse. Lehrbuch für Therapie und Beratung.* 2. Aufl. Junfermann.

Jecht, G., Pelz, G. et al. (2022). *Transaktionsanalyse.* Beltz.

Kouwenhoven, M., Kiltz, R. & Elbing, U. (2002). *Schwere Persönlichkeitsstörungen. Transaktionsanalytische Behandlung nach dem Cathexis-Ansatz.* Springer.

*Kriz, J. (2014). Transaktionsanalyse. In ders., *Grundkonzepte der Psychotherapie.* 7. vollst. überarb. u. erw. Aufl. (S. 99–109). Beltz.

Schlegel, L. (1995). *Die Transaktionale Analyse. Eine Psychotherapie, die kognitive und tiefenpsychologische Gesichtspunkte kreativ miteinander verbindet.* 4. Aufl. UTB.

*Springer, G. (2011). Transaktionsanalytische Psychotherapie. In G. Stumm (Hrsg.), *Psychotherapie. Schulen und Methoden* (S. 98–108). Falter.

Stewart, I. & Joines, V. (2000). *Die Transaktionsanalyse. Eine Einführung.* Herder.

Ausbildungsmöglichkeiten in Österreich
(Siehe Tab. 4.12)

Tab. 4.12 Informationen zur Fachausbildung für Transaktionsanalytische Psychotherapie

	Institut für Transaktionsanalytische Psychotherapie (itap)	Österreichischer Arbeitskreis für Tiefenpsychologische Transaktionsanalyse (ÖATA)	Wiener Institut für Transaktionsanalyse – (WITA)
Ausbildungsorte	Wien, Graz, Klagenfurt	Salzburg, Oberösterreich, Kärnten, Krems, Wien	Wien, Graz
Voraussetzungen und Aufnahmeverfahren	Aufnahmegespräch mit 2 Lehrtherapeut:innen + Aufnahmeseminar	3 Aufnahmegespräche bei Lehrtherapeut:innen	Aufnahmeseminar + Aufnahmegespräch mit 2 Lehrtherapeut:innen + 10–15 h Lehranalyse
Mindestdauer bzw. realistischer Durchschnittswert	Mind. 5 Jahre	4 Jahre, meistens jedoch 5–7 Jahre	Mind. 5 Jahre
Selbsterfahrung/Lehrtherapie	Mind. 200 h, davon 120 im Zweiersetting und 80 Gruppenselbsterfahrung	Mind. 200 h Lehranalyse, davon 160 h im Zweiersetting und 40 h im Gruppensetting	Mind. 250 h, davon 180 h Lehranalyse im Zweiersetting und 70 h im Gruppensetting
Theorie	325 h; u. a. Neurosenlehre und Diagnostik, Ich-Zustandsdiagnostik, Ich-Zustandstheorien, Ich-Zustandspathologie, Struktur- und Funktionspathologie, Theorie der Transaktionen, Theorie der Spiele, Theorie des Skriptes, Übertragung und Gegenübertragung.	550 h; u. a. transaktionaler Austausch und Beziehungsanalyse, Dynamik und Struktur der Persönlichkeit, Skriptanalyse, Theorie und Technik der Traumarbeit, therapeutische Arbeit mit Introjekten und Fixierungen, Übertragung und Gegenübertragung, dem Szenischen Dreieck, Gruppenarbeit	410 h; u. a. spezifische Theorien wie Ich-Zustandsdiagnostik, Arbeit mit Ich-Zuständen, Differenzialdiagnostik und Vertragsarbeit, Übertragung und Gegenübertragung; Therapieplanung, Krisenintervention

(Fortsetzung)

Tab. 4.12 (Fortsetzung)

	Institut für Transaktionsanalytische Psychotherapie (itap)	Österreichischer Arbeitskreis für Tiefenpsychologische Transaktionsanalyse (ÖATA)	Wiener Institut für Transaktionsanalyse – (WITA)
Psychotherapeutische Tätigkeit unter Supervision	Voraussetzung ist die Zulassung der Ausbildungskommission auf Empfehlung von Lehrgangsleitung und ein aufrechter Ausbildungsvertrag	Voraussetzung ist die Ablegung einer Prüfung (ab dem 5. Semester möglich)	Voraussetzung ist die erfolgreiche Absolvierung der Theorieprüfung und die Empfehlung von zwei Lehrenden (nach ca. 2,5 Jahren möglich)
Supervision der eigenen Praxis	Mind. 120 h im Zweier- oder Gruppensetting	Mind. 120 h im Zweiersetting	Mind. 150 h Einzel- und Gruppensupervision
Format der Ausbildung		Feste Ausbildungsgruppen, jedoch nicht jedes Jahr Einstieg möglich	Keine feste Ausbildungsgruppe, Einstieg ist jederzeit möglich, da Theorieausbildung in einem Modulsystem absolviert wird
Abschluss	Schriftliche Fallstudie (35–65 Seiten) + mündliche Prüfung	Abschlussarbeit + Abschlussprüfung	Schriftliche Einzelfallstudie + kommissionelle Abschlussprüfung
Möglichkeiten der Akademisierung		Optional MSc über Kooperation mit Universität für Weiterbildung Krems (UWK)	Optional MA über Kooperation mit Bertha von Suttner Privatuniversität
Kosten	€ 30.000	€ 38.550 (davon 16.450 für UWK)	€ 34.400 + € 15.600 für MA (4 Semester à € 3900)
Website	www.itap.at	www.oeata.at	www.ta-wita.at

5

Humanistische Orientierung

Diese Orientierung hat ihre Wurzeln in besonderem Maße in der Existenz-philosophie und Humanistischen Psychologie. Dementsprechend dient als Leitmotiv ein Menschenbild, das die *Entfaltung von Potenzialen* unter günstigen *Wachstumsbedingungen* betont. Dabei lassen sich bei den einzelnen Verfahren humanistische und existenzielle Färbungen unterscheiden, wes-wegen es durchaus angebracht wäre, von einer humanistisch-existenziellen Orientierung zu sprechen.

Methodisch liegt der Fokus auf dem *Erleben im Hier und Jetzt* im Rahmen einer therapeutischen Beziehung, die sich durch empathische Begleitung *("Alter-Ego-Beziehung")* und authentische Begegnung *("Dialog-beziehung")* auszeichnet. Die Minderung von psychischem Leiden wird vor allem über persönliche Entwicklung angestrebt *(Entwicklungsorientierung)*, dies auch im Kontrast zu einer Symptomorientierung.

Selbsterfahrung und Lehrtherapie sind daher für die persönliche Ent-wicklung von Ausbildungskandidat:innen von großer Bedeutung, wenngleich deren Dauer in der Regel nicht so ausgedehnt ist wie in den ana-lytischen Verfahren.

5.1   Existenzanalyse und Logotherapie[1]

Vorausgeschickt sei, dass in den beiden Ausbildungseinrichtungen, die auf die Arbeit von Viktor Frankl zurückgehen, unterschiedliche Ansätze mit voneinander abweichenden Schwerpunkten vermittelt werden.

Inhaltlich folgt das „Ausbildungsinstitut für Logotherapie und Existenzanalyse (ABILE)" dem „klassischen" Ansatz mit dem Schwerpunkt auf der Sinnlehre und einem anthropologischen Verständnis, das die Einmaligkeit und Einzigartigkeit bzw. Sinnstrebigkeit der Person betont. Ein zentrales Anliegen Frankls war die Re-Humanisierung der Psychotherapie, was eine Abkehr von reduktionistischen Sichtweisen auf den Menschen, wie z. B. den Psychologismus, meint.

Die „Gesellschaft für Logotherapie und Existenzanalyse (GLE)" folgt dem Ansatz nach Alfried Längle, in dem die offene, „phänomenologisch-verstehende" Zugangsweise betont wird bzw. die biografische Perspektive, Emotionalität, psychodynamische Gesichtspunkte und die Beziehungsebene einen großen Stellenwert haben.

Demnach lassen sich zwei Strömungen unterscheiden:

1. „Originäre Logotherapie": vertritt Frankls traditionelle Sichtweise; die Behandlung erfolgt sinnzentriert und ist vom Motivationskonzept des „Willens zum Sinn" geleitet.
2. „Existenzanalyse" nach Alfried Längle: geht von vier „existenziellen Grundmotivationen" aus, wovon das Sinnmotiv nur eine davon ist (siehe Menschenbild weiter unten).

Während ABILE die Zusatzbezeichnung **„Existenzanalyse und Logotherapie (EL)"** gewählt hat, lautet diese für die GLE **„Existenzanalyse (EA)".**

Zur Geschichte der Methoden

- Begründer: Viktor Frankl (1905–1997), Wiener Psychiater, Neurologe und Philosoph; Ursprünge in den 1930er-Jahren → „Dritte Wiener Richtung der Psychotherapie" neben der Psychoanalyse Freuds und Individualpsychologie Adlers
- Frankl selbst war jüdischer Abstammung und wurde während des Zweiten Weltkriegs in mehrere Konzentrationslager deportiert → dort Bestätigung für die Frage nach dem Sinn

---

[1] Text mit Unterstützung von Manfred Fede und Alfried Längle erstellt

- Nach seiner Befreiung aus dem Konzentrationslager rege Publikations-
tätigkeit; internationales Ansehen nahm zu, nicht zuletzt durch Vorträge
an über 200 Universitäten auf allen Kontinenten → Besondere Verbreitung fanden seine Ideen in Nord- und Südamerika
- 1983 wurde in Wien eines der ersten Logotherapie-Institute der Welt
eröffnet und die Gesellschaft für Logotherapie und Existenzanalyse (GLE)
gegründet, die Frankl 1991 verließ, weil er mit den von Alfried Längle
eingebrachten Neuerungen (siehe oben) nicht einverstanden war; dies
führte in der Folge zur Aufspaltung in zwei Ausbildungseinrichtungen
(siehe auch die Informationen zur Ausbildung am Ende des Beitrags)
- Theoretisches Gerüst beruht auf Existenzphilosophie und Phänomenologie, namentlich unter anderem auf Scheler, Jaspers und Buber
- Seit Beginn der 80er-Jahre entwickelte Alfried Längle, Arzt und Psychologe in Österreich, auf der Basis von Frankl seinen davon abweichenden
Ansatz der Existenzanalyse, der auf dem phänomenologischen Paradigma
beruht

Menschenbild

- Der Mensch ist nicht aus sich selbst heraus „ganz", sondern vor allem
dort, wo er ganz aufgeht in einer Sache oder ganz hingegeben ist an eine
andere Person (Selbsttranszendenz) → Er bedarf der Andersheit und des
Dialogs mit ihr, um zur Fülle zu kommen
- Der Mensch wird durch den *„Willen zum Sinn"* bewegt → ausgerichtet
auf Sinnhaftigkeit, Streben nach einem größeren Zusammenhang, in
welchem sich der Mensch verstehen kann, konstituiert er die primäre
Motivationskraft des Menschen
- Ausweitung durch Längle in Form von *vier Grundmotivationen* (=
Strukturmodell der Existenzanalyse nach Längle):
  1. *Grundfrage der Existenz* → Sein-Können in der Welt (Grundaktivität:
  annehmen und lassen; vertrauen)
  2. *Grundfrage des Lebens* → Leben-Mögen durch Beziehungen (Grundaktivität: zuwenden und fühlen; Wertempfinden)
  3. *Grundfrage der Person* → Sich-selbst-sein-Dürfen als Person (Grundaktivität: ansehen und begegnen; authentisch und ethisch sein)
  4. *Sinndimension der Existenz* → Fruchtbarwerden durch Zugehörigkeit
  zu größeren Kontexten, durch Einsatz für Werte im Tätigkeitsfeld,
  Aufgaben, Antworten-Sollen im Welt- und Zeitkontext (Grundaktivität: sich abstimmen und einlassen; Sinn finden)

- Der Mensch wird innerhalb seiner Lebensumstände betrachtet, weshalb er nur in Verbindung mit seinen Beziehungen, Werten und Haltungen verstanden werden kann
- Der Mensch ist im Sinne der Dimensionalontologie Frankls körperlich, seelisch und geistig zugleich, wobei die geistige Dimension die Ganzheit des Menschen konstituiert und eine antagonistische Stellung gegenüber der Physis und der Psyche überhaupt erst ermöglicht. Diese Fähigkeit zur Stellungnahme ist besonders mit Blick auf die Leidensfähigkeit des Menschen von Bedeutung
- Der Mensch ist mehr als sein Körper und psychische Triebkräfte → Er ist vor allem eine Person (= entscheidungs-, liebes- und verantwortungsfähig)
- Der Mensch hat einen *freien Willen*, der ihm eine (relative) Freiheit gibt
- Er ist zwar nicht frei von Bedingungen, aber er verfügt über die Wahlmöglichkeit, wie er sich zu seinen Bedingungen einstellt und was er aus ihnen (und sich) macht

Persönlichkeits- und Entwicklungstheorie

- Für die Logotherapie steht die fortwährende Suche des Menschen nach Sinnmöglichkeiten im Mittelpunkt der Persönlichkeitstheorie → Sinn wird durch das eigene Gewissen (= angeborenes Sinnorgan) entdeckt, wobei (situative) Sinnmöglichkeiten immer schon vorfindbar sind
- Die Existenzanalyse nach Längle geht davon aus, dass Sinn in Form innerer Resonanz erspürt werden muss → Dabei geht es zentral um das Finden der inneren Stimmigkeit, also der Übereinstimmung mit sich selbst und der gefühlten Bejahung seines eigenen Handelns („Leben mit *innerer Zustimmung*")
- Gemäß der Logotherapie nach Frankl erhält sich der Mensch vor allem dann gesund, wenn er die Sinnanfragen und Sinnangebote der Situation mithilfe seines Gewissens verstehen und seine persönliche Antwort dazu zu geben vermag → Das setzt voraus, dass der Mensch in der Lage ist, sich (mitunter in humorvoller Weise) von sich selbst zu distanzieren *(Selbstdistanzierung)* und auf dieser Basis auch über sich selbst hinausgehen kann und sich angesichts des Erlebens von Sinn und der Ausrichtung auf Werte selbst hintanstellen und letzten Endes ein Stück weit vergessen kann *(Selbsttranszendenz)*
  In der Existenzanalyse nach Längle geschieht Entwicklung durch inneren und äußeren Dialog, der vor allem einen gefühlten, offenen Zugang zu sich selbst und – auf dieser Basis – die Begegnung mit anderen ermöglicht

- Es wird zwischen Person, Ich und Selbst unterschieden:
  - *Person:* Aktzentrum in der geistigen Dimension (Frankl); phänomenologische Resonanzfähigkeit („Spürigkeit" des Menschen) bei Längle; konstituiert Einmaligkeit und Einzigartigkeit des Menschen und seine Würde
  - *Ich:* faktisch-entscheidende Instanz, die den Willen ausbildet und handelt; wenn das Ich gewissenhaft handelt, ist es mit sich identisch
  - *Selbst:* Im Gegensatz zum faktischen Ich ist es fakultativ, d. h. es repräsentiert die Möglichkeiten des Ich wie Sinnerfüllung und Werteverwirklichung

Störungslehre

- Die Logotherapie Frankls folgt den gängigen Klassifikationen psychischer Störungen und anerkennt die Komplexität der ursächlichen Faktoren der psychischen Störungen. Sie anerkennt zugleich, dass Menschen seelisch leiden können, auch wenn sie nicht seelisch krank sind, sondern am Gefühl leiden, ein sinnloses oder fremdbestimmtes Leben zu führen
- In der Existenzanalyse nach Längle: Psychopathologie entsteht durch Defizite, Deprivation und Traumatisierungen in den Grundbedingungen der Existenz, wenn sie den Menschen hindern, zu einer personalen Abstimmung mit sich selbst und den Anfragen und Angeboten der Situation zu kommen → Der Mensch erkrankt als Folge einer partiellen Isolierung (= gestörter Dialog und Austausch im Innen und Außen), begleitet von einem gestörten Gleichgewicht zwischen Eigenem und dem von anderen sowie einer Begegnungsarmut → Wenn das Ich nicht mehr in der Lage ist, die Belastungen, Verletzungen und Defizite ursächlich zu bewältigen, setzen psychische Schutzreaktionen ein; bei Chronifizierung kommt es zu psychischer Störung bzw. Krankheit; es setzen psychodynamische Coping-Reaktionen ein, die zwar einen akuten Schutz bieten, aber die weitere Entwicklung hemmen

Therapietheorie

- Die Logotherapie geht primär nicht auf die Vergangenheit ein, sondern behandelt durch Ausrichtung auf die Zukunft bzw. darauf, was in jeder Situation jeweils als sinnvoll und wertvoll erkannt wird → Immer wieder kann aber bereits Gelungenes aus der Vergangenheit reflexiv geborgen werden und einen Perspektivenwechsel anregen

- In der Existenzanalyse nach Längle wird vor dem Hintergrund der Vergangenheit am Gegenwärtigen angesetzt und die zukünftige Lebensgestaltung betrachtet → Es werden jene Problembereiche und Haltungen betrachtet, die sich im heutigen Leben als hinderlich zeigen, und es wird kein *systematisches* Aufarbeiten der Vergangenheit angestrebt
- Therapieziele:
  - *Logotherapie:* sinnvolle Lebensgestaltung; „trotzdem Ja zum Leben sagen", d. h. den Umständen die Stirn bieten und an den Problemen vorbei sich dem Sinn-Anspruch hingeben, aber nicht permanent problemorientiert rückwärtsgewandt die Vergangenheit bearbeiten
  - *Existenzanalyse* (nach Längle): sucht nach einem sinnvollen, in Freiheit und Verantwortung gestalteten Leben in der jeweils eigenen, konkreten Welt → an konkreter Situation so arbeiten, dass mit *innerer Zustimmung* gelebt werden kann, wodurch das Commitment (Ja-sagen-Können) und die Hingabefähigkeit in authentischer Weise mobilisiert werden
- *Indikation für Logotherapie:* bei vorliegender Orientierungs- und Sinnlosigkeit, Suchterkrankungen, Angst- und Zwangsstörungen, affektiven Störungen, sexuellen Funktionsstörungen, Trauer und der Begleitung von schweren/unheilbaren Erkrankungen (z. B. Krebs)
- *Indikation für Existenzanalyse nach Längle:* alle psychischen, psychosomatischen und psychosozialen Behinderungen und Störungen auf der Ebene von Reaktionen, Episoden, „neurotischen" Störungen, Persönlichkeitsstörungen, Sucht, psychotischen Erkrankungen
- *Kontraindikation:* fehlende Therapiemotivation

Angewendete Methoden/Techniken/Settings

- *Setting:* primär sitzend
- *Frequenz:* in der Regel 1-mal wöchentlich
- LT vor allem in Einzelgesprächen, seltener in Gruppen, jedoch Familientherapie nach Elisabeth Lukas; EA in Einzelgesprächen, in der Arbeit mit Paaren und Familien und in Gruppen; Arbeit vorwiegend mit verbalen Elementen, EA auch mit Körperarbeit, Imaginationen, kreativen Elementen
- Das Vorgehen der Logotherapie zielt darauf ab, über einen Sokratischen Dialog Sinnmöglichkeiten zu erhellen, ohne Deutungen vorzunehmen. Die Existenzanalyse geht phänomenologisch vor (= von der Aussage der Patient:in geleitet, nicht deutend, sondern verstehend) und dialogisch, wodurch der Austausch zwischen Patient:in und deren Welt gefördert werden soll

- Psychotherapeut:in in der LT und EA versteht sich als Dialogpartner:in, die bei Bedarf auch ihre Ideen und Eindrücke im Sinne eines unterstützenden Gegenübers mitteilt

Methoden und Techniken im Ansatz von ABILE:

- *Logotherapie* („logos" = Sinn): *sinnzentrierte Behandlung* einer Störung durch konkrete Sinnfindung und Sinnrealisierung → Logotherapie ist die therapeutische Ausgestaltung der anthropologischen Theorie, die Frankl Existenzanalyse nannte
- *Paradoxe Intention:* Patient:in wird von Therapeut:in in möglichst humorvoller Weise angeleitet, Symptome bewusst zu intendieren bzw. in übertriebener Weise herbeizuwünschen → Dies führt in vielen Fällen zu einer unwillkürlichen und spontanen Reduktion der bestehenden Symptomatik. Die Anwendung dieser Methode stellt hohe Anforderungen an die therapeutische Kompetenz, um ihre volle Wirksamkeit entfalten zu können
- *Dereflexion:* Abzug der Aufmerksamkeit weg von der Symptomebene, sie wird auf etwas Wertvolles gelenkt → Austausch des befürchteten Vorstellungsinhalts, auf dem vorher die Aufmerksamkeit lag; z. B. bei Schlafstörungen soll Patient:in sich nicht um das Einschlafen bemühen, sondern auf etwas Angenehmes fokussieren (z. B. ein schönes Erlebnis) oder gedanklich etwas Bildhaftes fixieren
- *Selbstdistanzierung:* Menschliche Fähigkeit, (reflexiv) Abstand von sich selbst zu gewinnen, sich mit anderen Augen betrachten zu können, Perspektivenwechsel
- *Selbsttranszendenz:* „Selbstüberschreitung". Sie gelingt nur mithilfe der Selbsttranszendenz und meint die Ausrichtung auf etwas, das mehr ist als die Person selbst, z. B. die Hingabe an eine Aufgabe oder an einen anderen Menschen
- *Einstellungsmodulation* (nach Elisabeth Lukas): Durch das existenzanalytische Gespräch, den Sokratischen Dialog und die narrative Logotherapie (Arbeit mit relevanten Geschichten und Metaphern, ggf. Bibliotherapie) entwickelt Patient:in zunehmend eine Haltung, Leid in konstruktiver Weise zu begegnen und Handlungsspielräume neu zu entdecken
- *Wechseldiagnostik* (nach Elisabeth Lukas): Im Rahmen der therapeutischen Arbeit wechseln sich die Bezugnahme auf aktuelle Schwierigkeiten, Probleme und dysfunktionale Einstellungen sowie die Ausrichtung hin auf Ressourcen und persönliche Stärken in einem prozessorientierten Wechselspiel ab

- *Logodrama:* In Anlehnung an das Psychodrama Morenos kann im szenischen Handeln (spielerisch und interaktiv) die Suche nach persönlichen Freiräumen, Handlungsmöglichkeiten und Sinnangeboten aufgenommen werden
- *Existenzanalytische Traumdeutung und logotherapeutische Meditation:* In Träumen regt sich die Stimme des (geistig) Unbewussten und/oder das Gewissen oftmals in Form von Bildern oder einem starken emotionalen Erleben; auch können Bezüge zur Intuition hergestellt werden, die wichtige Hinweise für die Handlungsebene haben können; zusätzlich können Imaginationsübungen genutzt werden, um Handlungsvollzüge vorzubereiten und den Willen zum Sinn zu stärken

Methoden und Techniken der EA im Ansatz der GLE:

- *Existenzanalytisches Gespräch* als Standard: tiefes, empathisches Verstehen dessen, was Patient:innen bewegt, mit dem Ziel, dass sie sich selber besser verstehen können – ohne Erklärungen und Interpretationen, sondern auf das Verstehen von Patient:in anhand deren Schilderung und der Art ihres Sprechens ausgerichtet
- *Biografische Methode:* Es werden zunächst die derzeit aktuellen Lebensthemen gesammelt, phänomenologisch verdichtet und ggf. auf biografische Inhalte fokussiert; anschließend wird der Inhalt mithilfe der Personalen Existenzanalyse durchgearbeitet und in Hinblick auf Selbst-, Fremdverständnis und Aktualitätsbezug betrachtet
- *Personale Existenzanalyse (PEA):* Etappen des psychotherapeutischen Prozesses (= Prozessmodell):
  1. Arbeit an Wahrnehmung und sachlicher Schilderung
  2. Eindruck: Gefühle und subjektives Erleben des Inhalts
  3. Integrativ-biografisches Erarbeiten personaler Stellungnahmen
  4. Finden des authentischen und situationsbezogenen Ausdrucks und Handelns
- *Personale Positionsfindung:* soll zu einer Aktivierung der Person und zur Festigung des Willens durch das Einnehmen von Stellungnahmen („Positionierungen") zur jeweiligen Thematik führen, insbesondere bei Ängsten und Depressionen
- *Sinnfindungsmethode:* Durch Fragen sollen schrittweise Sinnmöglichkeiten in einer bestimmten Situation gesucht und ausprobiert werden
- *Weitere spezifische Methoden:* Wahrnehmung, existenzanalytische Körperarbeit, Willensstärkung (z. B. bei Suchtproblemen) sowie störungsspezifische Vorgangsweisen (Angst, Trauma …)

> Es besteht bei beiden Ansätzen eine grundsätzliche Offenheit für den Einsatz
> von Methoden und Techniken, die in anderen Therapierichtungen entwickelt
> wurden.

Praxisbeispiele

Logotherapie: „Es gibt nichts Schöneres, als eingesperrt zu werden"[2]

„Zur Behandlung einer Zwangsstörung eines 56-jährigen Rechtsanwalts mittels paradoxer Intention. Mr. M. P. ist ein 56-jähriger verheirateter Rechtsanwalt aus Amerika, Vater eines 18-jährigen College-Studenten. Vor 17 Jahren (sic!) überkam ihn ‚ganz plötzlich wie ein Blitz aus heiterem Himmel, die entsetzliche Zwangsvorstellung', er könne seine Einkommenssteuer um 300 Dollar zu niedrig eingeschätzt und dadurch den Staat betrogen haben – obzwar er sein Steuerbekenntnis nach bestem Wissen und Gewissen ausgearbeitet hatte. ‚Diese Idee konnte ich dann nicht mehr loswerden – so sehr ich mich auch bemühte', sagte er zu seinem behandelnden Arzt. Er sah sich schon wegen Betrugs staatsanwaltlich verfolgt, eingesperrt, die Zeitungen voll mit Artikeln über ihn und seine berufliche Position verloren. Er begab sich nun in ein Sanatorium, wo er erst psychotherapeutisch und dann mit 25 Elektroschocks behandelt wurde – ohne Erfolg. Inzwischen verschlimmerte sich sein Zustand dermaßen, dass er seine Rechtsanwaltskanzlei schließen musste. In schlaflosen Nächten musste er gegen Zwangsvorstellungen ankämpfen, die sich von Tag zu Tag mehrten. ‚Kaum, dass ich eine los war, entwickelte sich auch schon eine andere', sagte er zu seinem Arzt. Alles begann er immer wieder zu überprüfen – sogar die Räder seines Wagens. Im Besonderen plagte ihn die Zwangsvorstellung, seine diversen Versicherungsverträge könnten abgelaufen sein, ohne dass er es gemerkt hatte. Immer wieder musste er sie überprüfen – und dann wieder in den speziellen stählernen Safe sperren, jeden Vertrag x-mal verschnürend. Schließlich ging er bei einer Versicherungsgesellschaft eine für ihn ausgearbeitete Spezialversicherung ein, die ihn vor den Folgen irgendeines unbewussten und unbeabsichtigten Fehlers bewahren sollte, den er im Rahmen seiner Gerichtspraxis hätte begehen können. Bald war es aber auch mit dieser Gerichtspraxis aus; denn der Wiederholungszwang wurde derartig arg, dass der Patient in eine psychiatrische Klinik aufgenommen werden musste. Nun wurde aber auch die Behandlung mittels paradoxer Intention gestartet. Vier Monate hindurch wurde er im

---

[2] Anm.: Der Text wurde sprachlich leicht angepasst und an aktuelle Begrifflichkeiten angeglichen.

Sinne der Logotherapie dreimal pro Woche behandelt. Wiederkehrend wurde er angewiesen, folgende paradox intentionalen Formulierungen zu verwenden: ‚Ich pfeif auf alles. Der Teufel soll den Perfektionismus holen. Mir ist alles recht – von mir aus soll man mich einsperren. Je früher, desto besser! Mich fürchten vor den Folgen eines Fehlers, der mir unterlaufen könnte? Soll man mich doch verhaften – jeden Tag gleich dreimal! Wenigstens krieg ich auf diese Art mein Geld zurück, das schöne Geld, das ich den Herren für die Spezialversicherung in den Rachen geworfen hab …‘ Und nun begann er im Sinne paradoxer Intention sich geradezu zu wünschen, möglichst viele Fehler begangen zu haben und sich vorzunehmen, noch mehr Fehler zu machen, seine ganze Arbeit durcheinanderzubringen und seinen Sekretär:innen zu beweisen, dass er ‚der größte Fehlermacher der Welt‘ sei. Und der behandelnde Arzt zweifelte nicht daran, dass die völlige Abwesenheit irgendwelcher Besorgnis auf seiner Seite – wie sie doch hinter seinen Instruktionen stehen musste – mit im Spiel war, wenn der Patient nun imstande war, nicht nur paradox zu intendieren, sondern eben diese Intentionen auch möglichst humoristisch zu formulieren – wozu der Arzt selbstverständlich beitragen musste, beispielsweise, indem er ihn in seiner Ordination etwa wie folgt begrüßte: ‚Was – um Himmels willen! Sie laufen noch immer frei herum? Ich dachte, Sie sitzen schon längst hinter Gittern – und ich hab schon in den Zeitungen nachgeschaut, ob die denn noch immer nicht über den großen Skandal berichten, den Sie verursacht haben.‘ Daraufhin pflegte der Patient in lautes Gelächter auszubrechen – und in zunehmendem Maße diese ironisierende Haltung selber und seinerseits einzunehmen, sich selbst und seine eigene Neurose/ Störung zu ironisieren, z. B. indem er sagte: ‚Mir ist alles wurscht – soll'n sie mich einsperren; höchstens geht die Versicherungsgesellschaft bankrott.‘ Nun ist es über ein Jahr her, dass die Behandlung abgeschlossen ist. ‚Diese Formeln – was Sie da paradoxe Intention nennen, Herr Doktor – das hat bei mir eingeschlagen; das hat wie ein Wunder gewirkt, kann ich Ihnen nur sagen! In 4 Monaten ist es Ihnen gelungen, aus mir einen ganz anderen Menschen zu machen. Freilich, hie und da kommt mir irgendeine von den alten blödsinnigen Befürchtungen in den Sinn; aber wissen Sie, jetzt kann ich damit sofort fertig werden – jetzt weiß ich eben, wie ich mit mir umzugehen hab!‘ Und lachend setzt er hinzu: ‚Und vor allem eines, Herr Doktor: Es gibt nichts Schöneres, als – einmal so richtig und tüchtig eingesperrt zu werden …‘“ [aus: Frankl, V. (2005). Ärztliche Seelsorge. Grundlagen der Logotherapie und Existenzanalyse (Letztauflage). In A. Batthyány, K. Biller & E. Fizzotti (Hrsg.), *Viktor E. Frankl. Gesammelte Werke. Band 4* (S. 503–504). Böhlau; mit freundlicher Genehmigung des Zsolnay-Verlags, der über die Rechte verfügt].

Existenzanalyse: Die Sehnsucht nach dem Tod

„Eine 40-jährige, alleinstehende Frau leidet seit Jahren an Depressionen. ‚Eines Tages werde ich mich sicher umbringen. Der Tag ist nicht mehr fern. Es nutzt eh alles nichts.' Wir sprechen lange über ihre Verzweiflung. Dabei fällt das ‚nutzt nichts' auf. Sie glaubt, dass nur Sinn hat, was nützlich ist. Nützlich für wen? Nützlich ist für sie, was ihren eigenen Vorstellungen entspricht, wie Leben zu sein hat. Leben also als Dienstleistung für die Vorstellungen? Die Spur greift und fördert ihre ‚vorexistenzielle' Lebenshaltung zutage: ‚Das Leben muss gefälligst so sein, wie ich es will: Sonst mache ich nicht mit.' In ihrem Ärger und Trotz kommt sie auf Selbstmordgedanken. Zeigt diese Haltung nicht eine depressive ‚Vergewaltigung des Lebens' auf, die Unmöglichkeit, wegen ihrer Erwartungen und Vorstellungen zum Leben zu kommen? Denn wer l(i)ebt schon, was er vergewaltigt?

Wir sprechen darüber, dass das Leben sich unseren Bedingungen nicht beugt. Es steht nicht zu meinen Diensten; denn eigentlich bin ich für das Leben da — bin ich da, um mein Leben anzugehen, statt auf es zu warten (‚existenzielle Wende'). ‚Es ist fürchterlicher Ärger in mir, dass das Leben so ist. Denn ich habe mich ja nicht selbst in die Welt gebracht. Das ist unerhört: Jetzt bin ich da, ungefragt, und kann nicht einmal etwas erwarten.' Wir ringen um eine neue Lebenseinstellung. Da sind seit zwanzig Jahren ihre Bedingungen, um das Leben annehmen zu können: Sie will einen Partner haben. Sie wartet noch immer. Und Kinder natürlich. Inzwischen ist sie in ihrer Verärgerung erstarrt. Nach den langen Jahren der Enttäuschung sucht sie Ruhe in Alkohol und Tranquilizern, und da selbst diese die Ruhe nicht geben, sehnt sie sich nach dem Tod. Die existenzanalytische Arbeit bemüht sich in Fällen solch massiver Verfestigung zunächst um das Verstehen der Lebensgeschichte und der Erfahrungen, die zu dieser Lebenshaltung geführt haben. Es ist heilsam, wenn die Frau selbst verstehen kann, warum sie so geworden ist. Wie sollte sie sonst diese Haltung aufgeben können, mit der der Großteil ihres Lebens und Scheiterns auf Engste verbunden ist? Wesentlich bei dieser existenzanalytischen biografischen Arbeit ist das Herausschälen ihres eigenen Ringens um den Wert des Lebens. Es geht um die Fundierung der zweiten Grundmotivation — um das Fühlen des Lebenswerts und die Wiederherstellung der Beziehung zum Leben, die in der Depression verlorenging. Dass dieses ihr nicht wirklich gelang, ist nun erstmals kein einseitiges ‚Versagen' von ihr, sondern wird verstehbar ob der vielen Schläge und Schicksalsschläge. Großer Respekt wird ihr entgegengebracht dafür, dass sie nicht aufgegeben hat in ihrem Kampf fürs Leben. In vielen Passagen gilt es, konkrete Verletzungen und Verluste mit der Personalen Existenzanalyse durchzuarbeiten. Durch das Aufgreifen des persönlich Berührenden und Schmerzlichen wird langsam sichtbar, wie ihr Leben aus der persönlichen Berührung gelingen kann.

Um die lebensnotwendige Distanz zu den eigenen Forderungen zu bekommen, wird auch paradox gearbeitet. ‚Was würden Sie tun, wenn Sie von dieser Stunde an wüssten, dass Ihre Forderung nie in Erfüllung gehen wird?' – Das ist der Zündfunke für ihre neue Beziehung zum Leben: ‚Ich habe eigenartigerweise öfters den Gedanken: Wenn ich wüsste, ich müsste mein Leben lang allein sein, dann könnte ich besser leben. Manchmal ärgere ich mich darüber, dass die Forderungen so stark in mir sind.' Zögernd und tastend lässt sich die Patientin an die neue und phänomenologisch offene Einstellung heranführen, dieses Leben erst einmal zu nehmen, wie es ist, und es in seiner Qualität anzufühlen. Dazu braucht es eine Haltung und einen Entschluss der Zuwendung: ‚Möchten Sie heute einmal versuchen, zu diesem Leben ‚Ja' zu sagen – dieses Ihr Leben, wie es gerade ist, mit Ihrem ‚Ja' gleichsam zu Ihrem langersehnten Partner zu machen?' Der zunächst zögernde Entschluss, nur für einen Tag auf jeglichen Mann zu verzichten und bewusst für sich allein zu leben, schaffte ihr Luft. Aus dem einen Tag werden bald mehrere Tage. Sie beginnt jene Ruhe zu spüren, nach der sie sich gesehnt hat. Es ist nicht die Ruhe in der Auslöschung, sondern eine Ruhe im Schutz vor der Bedrängnis ihrer unbedingten Wünsche und ihrer leidvollen Lebensgeschichte. Durch diese abwehrend-fordernde Haltung hatte sie Leben verdrängt. Die nun neu erlangte innere Gelassenheit lässt endlich Leben zu." [aus: Längle, A. (2011). Existenzanalyse und Logotherapie. In G. Stumm (Hrsg.), *Psychotherapie. Schulen und Methoden. Eine Orientierungshilfe für Theorie und Praxis.* 3. überarb. Aufl. (S. 236–244). Falter, S. 241 f.; mit freundlicher Genehmigung des Autors].

Verwendete Literatur* und Literaturempfehlungen

*Frankl V.E. (2007). *Theorie und Therapie der Neurosen.* 9. Aufl. Ernst Reinhardt.

Frankl, V. (2017). *Der Mensch vor der Frage nach dem Sinn.* Piper.

Frankl, V. (2017). *Ärztliche Seelsorge.* DTV.

Frankl, V. (2018). *…trotzdem Ja zum Leben sagen. Ein Psychologe erlebt das Konzentrationslager.* Penguin.

Längle, A. (2011). Existenzanalyse und Logotherapie. In G. Stumm (Hrsg.), *Psychotherapie. Schulen und Methoden. Eine Orientierungshilfe für Theorie und Praxis.* 3. vollst. überarb. u. erw. Aufl. (S. 236–244). Falter.

Längle, A. (2013). *Lehrbuch zur Existenzanalyse – Grundlagen.* Facultas-WUV.

*Längle, A. (2021). *Existenzanalyse und Logotherapie.* Kohlhammer.

*Längle, A. & Holzhey-Kunz, A. (2008). *Existenzanalyse und Daseinsanalyse.* Facultas.

Lukas, E. (2014). *Lehrbuch der Logotherapie. Menschenbild und Methoden.* Profil.

Kriz, J. (2014). Logotherapie und Existenzanalyse. In ders., *Grundkonzepte der Psychotherapie.* 7. vollst. überarb. u. erw. Aufl. (S. 221–226). Beltz.

Wiesmeyr, O. & Batthyány, A. (2006). *Sinn und Person. Ausgewählte Beiträge zu Logotherapie und Existenzanalyse.* Beltz.

Ausbildungsmöglichkeiten in Österreich
(Siehe Tab. 5.1)

Tab. 5.1 Informationen zur Fachausbildung für Existenzanalyse bzw. Existenzanalyse und Logotherapie

	Gesellschaft für Logotherapie und Existenzanalyse (GLE) – (EA)	Ausbildungsinstitut für Logotherapie und Existenzanalyse (ABILE) & Universität für Weiterbildung Krems (UWK)– (EL)
Ausbildungsort	Hauptsitz Wien – Ausbildungsgruppen in mehreren Bundesländern	Krems
Voraussetzungen und Aufnahmeverfahren	2 Aufnahmegespräche + 2-tägiges Selbsterfahrungsaufnahmeseminar	Online-Assessment + Aufnahmegespräch + Auswahlseminar
Mindestdauer bzw. realistischer Durchschnittswert	Mind. 5 Jahre	Studiendauer mind. 4 Semester, Ausbildungsdauer 4-5 Jahre
Selbsterfahrung	Mind. 295 h, davon mind. 245 im Gruppen- und 50 im Zweiersetting	Mind. 260 h, 190 davon in Gruppen- und 70 im Zweiersetting
Theorie	470 h; u. a. die vier Grundmotivationen der Existenz und ihre Bedeutung für das gelingende Leben, phänomenologische Dialogführung, existenzanalytische Diagnostik, Psychopathologie, spezifische therapeutische Vorgangsweisen	Mind. 300 h; klassische Lehre nach Frankl mit u. a. folgenden Inhalten: Modelle psychischer Gesundheit sowie Vorsorge und Nachbetreuung, Humor in der Psychotherapie, Person – Begriff und Persönlichkeitsentwicklung, Der Wille zum Sinn, Sinnorientierung, Logotherapeutische Techniken, Anwendungsmöglichkeiten, logotherapeutische Diagnostik, Logodrama

(Fortsetzung)

Tab. 5.1 (Fortsetzung)

	Gesellschaft für Logo-therapie und Existenz-analyse (GLE) – (EA)	Ausbildungsinstitut für Logo-therapie und Existenzanalyse (ABILE) & Universität für Weiter-bildung Krems (UWK)– (EL)
Psycho-therapeutische Tätigkeit unter Supervision	Nach Grundausbildung (im 3. Jahr der Ausbildung)	Nach erfolgreichem Screening-Gespräch
Supervision eigener Praxis	Mind. 150 h, in Gruppen von 4–7 Personen sowie im Zweiersetting	120 h (Gruppen- und Zweier-setting)
Format der Aus-bildung	Geschlossene Ausbildungs-gruppe	Kontinuierliche Ausbildungs-gruppe
Abschluss	Abschlussarbeit (mind. 30 Seiten) oder Projektarbeit	Master-Thesis
Möglichkeiten der Akademisierung	Optional MSc über Kooperation mit Uni-versität Salzburg oder Bertha von Suttner Uni-versität oder Sigmund Freud Privat Universität Wien	Master of Science (CE)
Kosten	Mind. € 24.100 für Fach-spezifikum +€ 20.900 für MSc Uni-versität Salzburg +€ 42.000 für Bachelor und Master an der Bertha von Suttner Universität + Kosten für Bakk.- und Mag.-Studium an der SFU	€ 12.800 (Studienbeitrag) + ca. € 19.000, für nichtuniversitäre Aus-bildungsanteile (Lehrtherapie, Gruppenselbsterfahrung, Super-vision etc.)
Website	www.existenzanalyse.at www.existenzanalyse.org	www.abile.org; https://www. donau-uni.ac.at

5.2 Gestalttheoretische Psychotherapie[3]

Zur Geschichte der Methode

- Vertreter der Gestalttheorie: Max Wertheimer (1880–1943), Wolfgang Köhler (1887–1967), Kurt Koffka (1886–1941)
- Die Gestalttheorie erforschte vor allem das Wahrnehmen, Erinnern, Denken und Problemlösen; Kurt Lewin (1890–1947) erweiterte dies auf das Verhalten, Kurt Goldstein (1878–1965) auf die gesamte Funktionsweise des Organismus
- „Gestalttheorie der Berliner Schule" entwickelte sich zur führenden psychologischen Schule im deutschsprachigen Raum, doch es kam durch die Machtübernahme der Nationalsozialisten zu einem abrupten Ende, da viele aus dieser Gruppe in die USA emigrierten
- Ende der 1970er-Jahre konzipierte der deutsche Psychotherapeut Hans-Jürgen Walter (1944*) die Gestalttheoretische Psychotherapie und legte den Grundstein für eine eigenständige Psychotherapiemethode, die Theorien und Praxeologie konsequent auf der Basis gestaltpsychologischer und gestalttheoretischer Metatheorien aufbaut

Menschenbild

- Humanistisches Menschenbild
  - Mensch hat Fähigkeit ethisch richtig zu handeln und in Freiheit das Richtige zu tun (Sachlichkeit)
  - Individuum als unteilbar und einzigartig
  - Menschen wird Intentionalität (= Streben nach Entfaltung) zugeschrieben
  - Mensch ist auf Beziehungen und Dialog angewiesen
- Ausgangspunkt ist eine spezifische erkenntnistheoretische Position → *Kritischer Realismus,* wonach Wirklichkeit in Hinblick auf die phänomenale Welt des Menschen (Mikrokosmos) und die transphänomenale/physikalische Welt (Makrokosmos) unterschieden wird; dies hat eine vielfältige praktische Relevanz, z. B. in der Differenzierung von unterschiedlichen Wirklichkeitsdimensionen, wobei dem unmittelbar Erlebten grundsätzlich der Vorzug eingeräumt wird; ein wesentlicher Punkt besteht auch darin, dass konsequent zwischen dem Erleben von Klient:in und Psychotherapeut:in unterschieden wird

---

[3] Text mit Unterstützung von Doris Beneder

Persönlichkeits- und Entwicklungstheorie

- Die gestalttheoretische Auffassung von Persönlichkeit ist grundlegend eine relationale, d. h. dass von Person immer nur in deren Bezogenheit auf ihre erlebte, psychologische Umwelt und hier vor allem auf die Mitmenschen gesprochen werden kann
- Mensch kann sich grundsätzlich immer wieder bestmöglich an seine Lebensanforderungen anpassen
- Eine bedeutende Stellung nehmen die Konstrukte der *Ichhaftigkeit* und *Sachlichkeit* ein:
  - *Ichhaftigkeit:* situationsunangemessene dynamische Gliederung der phänomenalen Welt im Dienst des Ichs, z. B. unpassende Zentrierung auf die eigene Person; kann aus unterschiedlichen Konstellationen entstehen, z. B. unterstützen eine überfürsorgliche oder zu autoritäre Erziehung die Ausbildung dieser Haltung
  - *Sachlichkeit:* Fähigkeit und Bereitschaft, eine Situation in ihrer sachlichen Ordnung wahrzunehmen und sich situationsangemessen zu verhalten

Störungslehre

- Psychische Störungen entstehen aus der dynamischen Wechselwirkung zwischen der Person und ihrer erlebten Umwelt
- In die Analyse des Lebensraumes werden nicht nur die sozialen Atmosphären im persönlichen Nahraum (Familie, Freunde, Schule etc.) einbezogen, sondern auch die jeweiligen historischen, gesellschaftlichen und politischen Gegebenheiten (z. B. die Analyse der Situation von Minderheiten, soziale Stigmatisierungsprozesse etc.); inner-personale Strukturen und Dynamiken werden in ihrer Rolle in dieser Wechselwirkung und nicht isoliert betrachtet – vielleicht eines der augenfälligsten Unterscheidungsmerkmale zwischen den gestalttheoretischen und anderen Konzepten im Bereich der Psychopathologie
- Am ehesten kann man die vielfältigen Störungen des psychischen Gleichgewichts in der Ich-Welt-Beziehung dann als krankhaft bezeichnen, wenn der betroffene Mensch bereits in einer Art Teufelskreis gefangen ist, der – ohne aktives therapeutisches Eingreifen – in eine destruktive Abwärtsspirale zu münden droht

Therapietheorie

- In der Psychotherapie geht es darum, einen Menschen über einen längeren Zeitraum beim Erkennen und Verstehen seiner persönlichen Situation und seiner Möglichkeiten zu unterstützen und diesen Prozess mit dem Veränderungsprozess selbst zu verbinden → An diesem Geschehen sind Therapeut:in und Klient:in gleichermaßen beteiligt

- Die zwei grundsätzlichen Arbeitsmethoden bestehen im *Phänomenologie-Treiben* und in der damit verbundenen *Kraftfeldanalyse.* Beim „Phänomenologie-Treiben" wird versucht, Klient:in anzuregen, sich auf das Erleben ernsthaft einzulassen und es gemeinsam möglichst vorbehaltlos zu ergründen. Das schlichte Erkennen und Anerkennen dessen, was ist, stellt die Grundvoraussetzung jeder Problembewältigung und Heilung dar, und im Erleben finden sich auch wichtige Hinweise auf die darin wirkenden Kräfte, mit denen sich die Kraftfeldanalyse beschäftigt
- Die therapeutische Beziehung trägt wesentlich dazu bei, die Selbstheilungskräfte der Klient:innen anzuregen über die Heilung angeregt werden kann. Grundsätzliches Therapieziel besteht in der Unterstützung der Fähigkeit und Bereitschaft zur Sachlichkeit
- *Indikation:* grundsätzlich für alle relevanten Problemlagen anwendbar, doch geht es vor allem darum, die spezifische Passung von Klient:in und Psychotherapeut:in zu prüfen und verantwortlich damit umzugehen
- *Kontraindikation:* keine, solange eine sachgemäße Haltung und Transparenz im Umgang mit Klient:innen gegeben ist

Angewendete Methoden/Techniken/Settings

- *Setting:* grundsätzlich in allen Settings, wobei der Gruppe ein besonderer Stellenwert zukommt
- *Frequenz:* abhängig von der Problemlage von Klient:in und von Möglichkeiten von Therapeut:in; in der Regel wird 1-mal wöchentlich als sinnvoll erachtet
- In der Psychotherapie finden vor allem die *„Kennzeichen der Arbeit mit dem Lebendigen"* Beachtung:
  1. *Wechselseitigkeit des Geschehens* → Psychotherapie ist ein gemeinschaftliches Entdeckungs- und Veränderungsverfahren – wird als Feldgeschehen aufgefasst → Psychotherapeut:in wird Teil des Lebensraums von Patient:in und umgekehrt; somit bildet sich ein umfassendes phänomenales soziales Feld; Erleben und Verhalten beider Menschen stehen im Feldzusammenhang
  2. *Gestaltung aus inneren Kräften* → Klärung und Veränderung können nur stattfinden, wenn Patient:in eigene innere Kräfte nützt; Patient:in soll unterstützt werden, in konstruktiver Weise Diagnostiker:in und Therapeut:in für sich selbst zu werden

3. *Nicht-Beliebigkeit der Form* → Es kann nur das entfaltet werden, was auch in Person vorhanden ist; Vorgangsweise in der Therapie muss folglich die individuellen Möglichkeiten und Fähigkeiten der beteiligten Personen berücksichtigen

4. *Nicht-Beliebigkeit der Arbeitszeiten* → Dieses Prinzip besagt, dass Personen unterschiedliche Zeiten für Entdeckungen und Veränderungen benötigen, weshalb ein planmäßiges Vorgehen in der Psychotherapie nicht nach einem starren Schema verlaufen kann, da dies individuell betrachtet werden muss

5. *Nicht-Beliebigkeit der Arbeitsgeschwindigkeit* → Auch die Ablaufgeschwindigkeit diagnostischer Entdeckungs- und therapeutischer Veränderungsprozesse ist individuell zu berücksichtigen

6. *Duldung von Umwegen* → In der Therapie sollen Umwege geduldet werden und als notwendiger Zwischenschritt im Verlauf betrachtet werden, da nicht alle bedeutsamen Fragen direkt thematisiert werden können

- Diesen sechs Kennzeichen werden *sechs weitere Merkmale* zur Seite gestellt, die auf Lewin und Rogers zurückgehen: Beziehungscharakter der verursachenden Faktoren, Konkretheit der wirkenden Faktoren, Gegenwärtigkeit der wirkenden Faktoren, Authentizität und Transparenz von Therapeut:in, Akzeptierung und Wertschätzung von Klient:in, Einfühlung

- In der Therapie ist die Beachtung dieser Kennzeichen und Merkmale vorrangig, nicht gezielte Interventionen, Methoden und Techniken

- Gestalttheoretische Psychotherapie geht davon aus, dass bei der Beachtung der Kennzeichen die Psychotherapie als *Ort der schöpferischen Freiheit* genützt werden kann → Folglich suchen Psychotherapeut:in und Patient:in gemeinsam passende Vorgangsweisen, um den Lebensraum und die dynamisch wirksamen Faktoren zu erörtern und die nächsten Veränderungsschritte zu setzen

- Dies passiert durch eine *erlebnisaktivierende Gesprächsführung* oder *passende „Experimente"*: z. B. Leerer Stuhl, psychodramatische Inszenierung, Spiegelübungen, Übungen zur Veränderung der Bewusstseinszustände u.v.a.m. Es können alle Interventionstechniken, die mit dem gestalttheoretischen Ansatz kompatibel sind, und deren Wirkungen Psychotherapeut:in persönlich erfahren hat, angewandt werden

Praxisbeispiel

Klient mit Somatisierungsstörung

„Hans, wie wir den Klienten hier nennen wollen, kam nach einem stationären Aufenthalt auf einer psychosomatischen Abteilung und zwei ambulanten Therapieversuchen zum Erstgespräch. Seit Herbst hatte er zunehmend die Kontrolle über seine willkürliche Muskulatur verloren und eine ausgesprochene Gehschwäche entwickelt, die ihn zunehmend ans Bett fesselte. Zu Therapiebeginn war er deshalb bereits mehrere Monate im Krankenstand. Obwohl die umfangreichen organmedizinischen Untersuchungen keinen pathologischen Befund ergeben hatten, war er davon überzeugt, an einer degenerativen Muskelerkrankung zu leiden, die schließlich zum frühzeitigen Tod führen werde. Hans bezeichnet seinen Zustand als ‚Burnout' und verbindet diese ‚Diagnose' mit folgender Selbstbeschreibung: Er sei ein Mensch, der sich selbst überfordere, um die Ansprüche, die von der Arbeitswelt und von anderen an ihn gerichtet werden, zu erfüllen. Er hätte sich nur dann als ‚gut' erleben können, wenn er diesen Ansprüchen ‚mit einem Höchstmaß an Qualität und Quantität' entsprochen habe. Er hatte damals die Verantwortung abgegeben, zu den zunehmenden beruflichen Anforderungen ‚nein' zu sagen. Seine Muskelschwäche, die sich zunehmend auch auf seine unwillkürliche Muskulatur ausgebreitet hatte, bringt er damit in Zusammenhang: ‚Ich habe mich zu keinem Schritt in der Lage gefühlt – weder zu einem physischen noch zu einem mentalen.' Festgefahren in einem organischen Erklärungsmodell habe er erst im Verlauf der Therapie eine neue Sichtweise auf seine Probleme erlangen können. ‚Mein vollkommener Kontrollverlust war so erschreckend und bedrohlich für mich, dass ich nur mehr auf mein Erleben der Schwäche, Kraftlosigkeit und des Unvermögens hingestarrt, permanent in mich hineingehorcht habe. Und was um mich herum gewesen ist, habe ich gar nicht mehr wahrgenommen.' Gegenteilige organmedizinische Befunde hätten ihn damals nicht überzeugen können, sondern ihn nur zu weiteren Untersuchungen veranlasst.

Retrospektiv beschreibt er seinen ersten Eindruck von der Therapeutin als ‚richtige Mischung aus Fürsorglichkeit, mich einmal auffangen, und einer gewissen Kraft, im Sinne von Zuversicht, sodass ich den Eindruck hatte: Da ist jemand, der ist nicht gleich völlig überfordert von meiner für mich real leiblich erlebten Erkrankung oder der das gleich in die Ecke stellt – ist ja ohnehin alles psychosomatisch, so ein Hirngespinst da oben. Wichtig war für mich, dass ich nicht gleich ‚anders' sein musste, ich mich nicht unter Druck fühlte oder man mich irgendwo hin manövrieren wollte, wozu ich mich noch nicht in der Lage fühlte.' Während die Therapeutin sich zu diesem Zeitpunkt eher als ‚Container' für den Klienten wahrgenommen hat, wirkten die Haltung der Fürsorge, des Vertrauens und Zutrauens für den Klienten von Anfang an als richtungs- und haltgebend. Die Haltung der Hoffnung und Zuversicht in seine Fähigkeit, die Zukunft zu bewältigen, half ihm, sich am Bewältigen seiner Lebensprobleme zu orientieren. Ermutigt vom Zutrauen wichtiger Bezugspersonen, zu denen auch die Therapeutin zählte, konnte er langsam ‚nach außen' gehen.

Hans steht heute wieder sicher im Leben, hat viele Veränderungen in Angriff genommen, sich beruflich verändert und nimmt wieder aktiv am familiären und sozialen Leben teil. Insbesondere hat sich sein Verhältnis zu seinem Körper verändert, der nicht ‚funktionieren muss', sondern der ihm achtsamer Begleiter und Wegweiser durchs Leben geworden ist, dessen ‚Ansprüchen' und Bedürfnissen er dieselbe Bedeutung zugesteht, wie denen anderer." [aus: Beneder, D. & Lindorfer, B. (2022). Gestalttheoretische Psychotherapie. In C. Höfner & M. Hochgerner (Hrsg.), *Psychotherapeutische Diagnostik. Kompendium für alle in Österreich anerkannten Therapieverfahren.* Springer, S. 284 ff.; mit freundlicher Genehmigung des Verlags].

Verwendete Literatur* und Literaturempfehlungen

*Metz-Göckel, H. (2016). *Gestalttheorie und kognitive Psychologie.* Springer.

Metzger, W. (2022). *Schöpferische Freiheit. Gestalttheorie des Lebendigen* (hrsg. von M. Soff und G. Stemberger). Krammer. (erhältlich auch über info@oeagp.at)

Stemberger, G. (2018). Therapeutische Beziehung und therapeutische Praxis. Teil 1. *Phänomenal – Zeitschrift für Gestalttheoretische Psychotherapie, 10,* 2, 20–28. (Erhältlich info@oeagp.at)

*Stemberger, G. (2011). Gestalttheoretische Psychotherapie. In G. Stumm (Hrsg.), *Psychotherapie. Schulen und Methoden. Eine Orientierungshilfe für Theorie und Praxis* (S. 218–227). Falter.

Zabransky, D. Wagner-Lukesch, E., Stemberger, G. & Böhm, A. (2018). Grundlagen der Gestalttheoretischen Psychotherapie. In M. Hochgerner, H. Hoffmann-Widhalm, L. Nausner & E. Wildberger (Hrsg.), *Gestalttherapie* (S. 132–169). Facultas.

Ausbildungsmöglichkeit in Österreich
(Siehe Tab. 5.2)

Tab. 5.2 Informationen zur Fachausbildung für Gestalttheoretische Psychotherapie

	Österreichische Arbeitsgemeinschaft für Gestalt-theoretische Psychotherapie (ÖAGP)
Ausbildungsort	Wien, Niederösterreich
Voraussetzungen und Aufnahmeverfahren	Informationsgespräch + 2 Aufnahmegespräche mit Lehrtherapeut:innen
Mindestdauer bzw. realistischer Durch-schnittswert	Mind. 4 Jahre, durchschnittlich 5–6 Jahre
Selbsterfahrung/Lehr-therapie	450 h in unterschiedlicher Form: Gruppe (348 h), Analyse im Zweiersetting (60 h)
Theorie	468 h mit u. a. folgenden Inhalten: gestalttheoretische Grundlagen in der Psychotherapie, Interventions-formen und Techniken in der Gestalttheoretischen Psychotherapie, Gestalttheoretische Psychotherapie mit Kindern und Jugendlichen, Psychotherapie als Beziehungstherapie, Ich - Person - Persönlichkeit, Literaturseminare
Psychotherapeutische Tätigkeit unter Super-vision	Nach mind. 2 Jahren
Supervision der eigenen Praxis	310 h im Zweier- und Gruppensetting
Format der Ausbildung	Konstante Ausbildungsgruppe (max. 10 Tln., meist 6–8)
Abschluss	Schriftliche Abschlussarbeit: Reflexion eines therapeutischen Prozesses aus der eigenen Praxis in Ver-bindung mit Theorie
Möglichkeiten der Akademisierung	–
Kosten	Mind. € 28.500
Website	www.oeagp.at

5.3   Integrative Gestalttherapie[4]

Zur Geschichte der Methode

- Begründer:innen:
  - Fritz Perls (1893–1970) studierte Medizin in Berlin, spezialisierte sich im Fachbereich Psychiatrie und begann eine psychoanalytische Ausbildung, zog nach Frankfurt, um dort nach seiner eigenen, traumatisierenden Kriegsteilnahme im Ersten Weltkrieg hirnverletzte Soldaten zu behandeln
  - Lernte dort seine zukünftige Frau Laura Perls (1905–1990) kennen; diese hatte ebenfalls eine psychoanalytische Ausbildung absolviert; vor dem aufkommenden Nationalsozialismus entschloss sich das Ehepaar, da beide jüdischer Abstammung waren und als Antifaschisten bekannt waren, nach Johannesburg auszuwandern und gründeten dort das erste psychoanalytische Institut in Südafrika (1934–1947), allerdings ohne Zustimmung Freuds → große Kränkung für F. Perls, die nicht unwesentlich zu seiner Abkehr von der Psychoanalyse beitrug
  - Mit dem Aufkommen der Apartheid übersiedelten sie nach New York, wo sie 1952 gemeinsam mit Paul Goodman (1911–1972) das „New York Institute for Gestalt Therapy" ins Leben riefen; Goodman beeinflusste die Gestalttherapie nachhaltig, wobei sein Schwerpunkt auf der politisch=emanzipatorischen Dimension der Gestalttherapie lag

> Aufbauend auf tiefenpsychologischen Wurzeln über die klinische Arbeit von Laura Perls („Ostküstenstil der Gestalttherapie"), die Integration der gestaltpsychologischen Wahrnehmungstheorie („Berliner Schule der Gestaltpsychologie") und das Konzept der Selbstorganisation des Organismus hat sich der gestalttherapeutische Ansatz zu einem phänomenologisch-hermeneutischen sowie dialogischen Verfahren entwickelt.

Menschenbild

- Person als verkörpertes Selbst macht die Verknüpfung von kognitiven, gefühlsmäßigen und leiblichen Erfahrungen aus → Der Begriff Gestalt soll diese sinnvoll organisierte Ganzheit ausdrücken
- Körper, Geist und Seele als untrennbare Einheit kann nur in Beziehung zu sozialer und ökologischer Umwelt betrachtet werden

---

[4] Text mit Unterstützung von Markus Hochgerner erstellt

- Mensch wird in seiner existenziellen Verbundenheit mit anderen betrachtet unter dem Blickwinkel seiner Einzigartigkeit und seiner Suche nach Orientierung und Entwicklung der dem Selbst innewohnenden Potenziale
- Mensch als ein zur Verantwortung fähiges, auf soziale Begegnung und Beziehung ausgerichtetes Wesen, das in einem lebenslangen Wachstums- und Integrationsprozess in Ko-respondenz mit dem Umfeld seine Potenziale verwirklichen kann

Persönlichkeits- und Entwicklungstheorie

Persönlichkeitstheorie

- *Selbst* als dem Menschen innewohnendes Entwicklungspotenzial ist als Prozess konzipiert; entsteht aus den Wechselwirkungen und Interaktionen einer Person mit deren Umfeld
- Es werden drei Strukturen bzw. Funktionen unterschieden:
  - *Es-Funktion:* Körperprozesse, kreative Prozesse, verschiedene Wahrnehmungen, Bedürfnisse des Organismus → *Was nehme ich wahr? Was brauche ich?*
  - *Ich-Funktion:* Abgrenzung, gerichtetes Bewusstsein, zielgerichtete Handlungsintentionen gegenüber der Umwelt → *Was will ich? Was lehne ich ab?*
  - *Persönlichkeitsfunktion:* Verantwortungsstruktur des Selbst, die sich aus der verinnerlichten Erfahrung in bisherigen Sozialbeziehungen ergeben hat → *Wie bin ich geworden?*
- Durch die Verarbeitung von inneren und äußeren Reizen konstruiert jede Person ihre subjektiv erlebte Wirklichkeit zu sinnvollen *Gestalten* (= Erfahrungsphänomene, die ganzheitlich, strukturiert und dynamisch sind), dabei ist der aus der Physiologie der Bedürfnisprozesse (z. B. Hunger, Durst etc.) abgeleitete *Kontaktzyklus* von Bedeutung:
  - *Vorkontakt* → aus Organismus oder Umwelt taucht ein Verlangen bzw. Reiz auf, der zur Figur wird (der übrige Körper bzw. Umwelt werden zum Hintergrund); die Wahl der Figur wird durch viele Faktoren bestimmt, die unter dem Begriff „Interesse" subsumiert werden können
  - *Kontaktnahme* → Das Verlangen wird zum Hintergrund und ein „Suchbild" als Figur entsteht, um Befriedigung zu erzielen; Möglichkeiten werden differenziert und ausgewählt (hier kommt den Funktionen des Ich eine zentrale Bedeutung zu)
  - *Kontaktvollzug* → Im Kontakt sind Körper und Umwelt Hintergrund, die Figur und der Kontakt selbst werden intensiv erlebt; die ganze Person ist nun vom Erleben (Wahrnehmen, Fühlen) erfasst

- *Nachkontakt* → Kontaktprozess ist zu Ende, die Figur verblasst und rückt in den Hintergrund; im Optimalfall fand Wachstum durch einen Zugewinn des Selbst in Beziehung zu sich und wichtigen anderen statt, der Organismus ist nun bereit für den nächsten Kontaktzyklus
- Die Beziehung zwischen wahrgenommener Figur und stützendem dazugehörendem Hintergrund gibt unseren Erfahrungen Bedeutung
- Figur drängt auf eine Schließung hin → Ist Kontaktaufnahme zur Umwelt gelungen, so wird die Gestalt geschlossen, tritt in den Hintergrund und schafft Raum für eine neue Figur
- *Organismische Selbstregulation:* permanente Aufeinanderfolge solcher Kontaktzyklen mit flexiblen und intakten Gestaltbildungsprozessen bilden die Grundlage für lebenslanges Wachsen und Reifen

Entwicklungstheorie

Wurde erst im Laufe der Zeit entwickelt:
- Menschliche Entwicklung als feldbezogener Prozess (Wheeler): Das sich entwickelnde Feld des Kindes umfasst Wünsche, Bedürfnisse und Persönlichkeitseigenschaften der Bezugspersonen sowie des erweiterten Umfelds – interaktiver Bestandteil ist das Kind selbst
- Intersubjektive Bindung sowie Angenommensein als Grundvoraussetzungen für Entwicklung
- Sinn für sich selbst (Identität) und der Sinn für andere (Beziehung) sind aufeinander bezogene und wechselseitige Entwicklungsprozesse
- Fokus liegt einerseits auf dem subjektiven Selbst und dessen Entwicklung (= System der Kontaktprozesse; ermöglicht das Verständnis der eigenen Person und der Welt), andererseits sollen die Umweltbedingungen für die Entwicklung des Kindes berücksichtigt werden

Störungslehre

- Störungen entstehen, wenn Kontaktzyklus unterbrochen wird, da dann eine unvollendete Gestalt bzw. Situation nach Schließung drängt → Gemäß dem Zeigarnik-Effekt tauchen nicht geschlossene Gestalten immer wieder im Bewusstsein auf
- Psychische Störungen entstehen auch daher, dass äußere Einflüsse (das soziale Umfeld, wichtige Bezugspersonen) die genügende und nachhaltige Entfaltung des Entwicklungspotenzials des Individuums verhindern

- Was als gesund oder krank betrachtet wird, ist abhängig vom Leidensdruck der Person und von der Bedeutungsgebung der jeweiligen Situation
- Aktuelle Probleme werden in Bezug zu früheren Erfahrungen betrachtet, die damals nicht verarbeitet werden konnten und sich nun als Störung, Konflikte, Defizite oder Traumata äußern
- Generell wird in der Gestalttherapie die prozessuale Diagnostik angewendet → Sie bezieht sich auf einzelne dysfunktionale Verhaltensabläufe von Personen in spezifischen Situationen und erfordert gemeinsame Bedeutungsfindung zur Ableitung therapeutischer Ziele und Schwerpunkte, an denen therapeutisch gearbeitet wird
- Diagnosen sind momentane Arbeitshypothesen, in denen dialogisch das an dysfunktionalen Erlebens- und Verhaltensformen Offensichtliche vor dem Hintergrund der Lebensgeschichten von Therapeut:in und Patient:in berücksichtigt wird

Therapietheorie

- Alle Aspekte der menschlichen Erfahrungen werden betrachtet: Gedanken, Emotionen, Körperhaltung, Bewegung, Einstellungen, Gewohnheiten
- Beschränkt sich nicht nur auf den verbalen Dialog
- Fokus liegt auf dem Hier und Jetzt → Wie und Was im aktuellen Moment rücken in den Vordergrund, das Warum (Finden kausaler Erklärungsmodelle) in den Hintergrund
- Hauptaugenmerk liegt auf offensichtlichen Phänomenen der aktuellen Begegnung unter Berücksichtigung des hermeneutischen Verstehens der Person und ihrer Lebenssituation → Wahrnehmung der aktuellen Situation, Erfassen des jeweils Wesentlichen, Verstehen und Benennen der wirkmächtigen Umstände sowie Bildung eines Erklärungsmodelles als Ausgangspunkt erneuter und damit erweiterter Wahrnehmung, die den nächsten hermeneutischen Kreislauf aktiviert
- Dialogischer Erforschungsprozess orientiert sich am unmittelbaren Erleben → Neue Herangehensweisen werden als Chance für befriedigende Handlungsalternativen gesehen sowie für das Erhöhen des Verständnisses gegenüber einer Situation
- Therapeut:innen ermutigen Patient:innen, sich mit Problemen und Leiden unmittelbar auseinanderzusetzen; es soll eine Auseinandersetzung mit allen Sinnen stattfinden → Oft ist es bereits hilfreich, das Bekannte aus einer neuen oder ungewohnten Perspektive heraus zu betrachten → Die Einsicht wird als Anstoß für Veränderung betrachtet

- Phasen, die in der Therapie vor allem mit konfliktneurotischen Problematiken bearbeitet werden sollen:
  - *Klischeephase:* Dazu zählt erste oberflächliche Kontaktaufnahme, Höflichkeit dominiert Individuum; diese ist aktuell zu keiner intensiven Begegnung fähig, Floskeln, Rituale, Klischees stehen im Vordergrund
  - *Rollenspielphase:* Strenge Rollenmuster und geringe Spontaneität, da so ein zu intensiver Kontakt mit sich selbst und der Umwelt vermieden werden kann; Bedürfnisse werden teilweise schon erkannt, aber meist nicht akzeptiert; Awareness (= Bewusstheit) ist noch sehr gering
  - *Blockierungsphase:* Schützende Handlungen der ersten Phasen fallen weg, Leere sowie Rat- und Ausweglosigkeit treten hervor
  - *Implosionsphase:* Hier wird auf bestimmte Programme aus dem Selbstkonzept zurückgegriffen, die jedoch noch zu stark nach innen gerichtet sind, Gefühle von Leblosigkeit und Todesangst können im Vordergrund stehen
  - *Explosionsphase:* Bisher vermiedene, abgespaltete Bedürfnisse und Gefühle werden nun voll und situationsadäquat zum Ausdruck gebracht, Lebendigkeit tritt ein
- *Indikation:* alle psychischen Störungsbilder
- *Kontraindikation:* Suizidalität, aktuelle schwere Suchtproblematik

Angewendete Methoden/Techniken/Settings

- *Setting:* Therapeut:in und Patient:in sitzen einander gegenüber → Mimik, Gestik und Körperhaltung werden in die Reflexion miteinbezogen
- *Frequenz:* 2- bis 4-mal monatlich
- Zahlreiche Methoden: Dabei ist die Entwicklung von personen- und situationsangemessenen Experimenten (= Interventionen) bedeutsam; sie sollen das Bewusstwerden des momentanen Erlebens erleichtern:
  - *Therapeutischer Dialog* → Fokus liegt dabei auf der Lebenssituation von Patient:in sowie deren Erleben und Verhalten im Umfeld; es findet ein Wechselspiel von Unterstützung (durch Empathie, Kooperation, Ermutigung, Haltgeben) und Konfrontation (Spiegelung, Hinweis auf logische Brüche und Widersprüche in Aussagen) statt
  - *Bearbeitung von Träumen* → Darin zeigen sich oft abgelehnte, entfremdete Anteile, aber auch Entwicklungspotenziale des Selbst; Patient:in soll probeweise Kontakt mit diesen aufnehmen, z. B. durch Identifikation mit jeweiligen Personen oder innerpsychischen Persönlichkeitsanteilen

- *Arbeiten mit kreativen Medien*, z. B. Farben, Gegenstände, Fotos, Musik, Naturmaterialien, Puppen, Märchen
- Arbeiten mit *Bewegung oder Imaginationen*
- *Körperarbeit* → unterstützt den Zugang zu tiefgehenden Erfahrungsbereichen mittels Körperinterventionen (z. B. das Bewusstmachen der Haltung, Angebote zur achtsamen Erkundung von Atmung und Bewegung) oder fokussierten Interventionen (z. B. mit direkter Berührung oder zur Ausdrucksförderung)
- *Rollenspiele* mit konkreten Personen aus der Gegenwart und Vergangenheit mit inneren Anteilen und symbolisch bedeutsamen Imaginationen
- *Hausaufgaben* → zur weiteren Erprobung der neuen Handlungsweisen in Selbstbegleitung

Spezielle Techniken:

- *Leerer Stuhl* → Patient:in platziert Bezugspersonen oder einen physischen/psychischen Teil von sich auf einen leeren Stuhl, nimmt im Rollenspiel dazu Kontakt auf und versucht einen Dialog zu führen
- *Zwei-Stühle-Arbeit* → vor allem, um verschiedene Selbstanteile in Form eines inneren Dialogs zu explizieren
- *Bestimmte sprachliche Formulierungen* → z. B. „Ich-Sätze" anstatt in dritter Person, Übertreibungen, um etwas zu verdeutlichen etc.
- *Identifikation* → mit Körperimpulsen, Traumelementen etc.
- *Wiederholung und Verstärkung* → um Bedeutung und Verstehen anzuregen; kann sich auf einzelne Sätze, Bewegungen etc. beziehen

Deutlich andere Vorgangsweisen im Sinne einer mehr begleitenden und stützenden therapeutischen Haltung und Intervention sind bei nachhaltiger Einschränkung wesentlicher Ich-Funktionen (Wahrnehmen, Differenzieren, Erinnern, Kommunizieren etc.) im Sinne einer strukturellen Einschränkung anzuwenden, da die oben beschriebenen Vorgangsweisen eine an sich intakte, jedoch konflikthaft verschränkte Persönlichkeit voraussetzen.

Praxisbeispiel

Traumarbeit

„Ein Patient, der in der Vergangenheit wegen unerlaubten Drogenbesitzes eine Haftstrafe absolvieren musste, befindet sich in Therapie. Die Therapiebeziehung gestaltet sich schwierig, da es für ihn mehr als unüblich war, über seine Gefühls-

*welt zu sprechen und dies sogar mit einem für ihn fremden Menschen. Gleich-
zeitig war deutlich spürbar, wie sehr er leidet und wie sehr er sich wünscht, ,ein
normales Leben zu leben'. In der 15. Sitzung, die Therapiebeziehung hatte sich
schon deutlich gebessert, berichtet er, ganz unüblich für ihn, von einem Traum,
der ihn nicht mehr loslasse. Daraufhin ergibt sich folgende Interaktion: [...].*

Pat.: ,Also, ich träumte, dass ich an ein Kreuz genagelt war, wie Jesus, aber
da waren keine Nägel, sondern überall an meinen Körper waren Spritzen
und diese Spritzen hielten mich am Kreuz fest ...'

Th.: ,O.k. Gibt es noch mehr an Inhalt in diesem Traum?'

Pat.: ,Nein. Das war's eigentlich schon ...'

Th.: ,Sind Sie einverstanden, dass wir uns den Traum genauer anschauen?'

Pat.: ,Ja!'

Th.: ,Gut. Als Erstes möchte ich Sie bitten, mir den Traum noch einmal zu
erzählen, aber nicht so, als ob er in der Vergangenheit spielt, sondern so,
als ob sie ihn jetzt im Moment, also ,live', erleben würden. Ist das in
Ordnung für Sie?'

Pat.: ,Ja, das kann ich machen ... Also, ich hänge am Kreuz, wie Jesus, nur
anstatt mit Nägeln bin ich mit Spritzen am Kreuz festgenagelt ...'

Th.: ,Bemerken Sie eine Veränderung, wenn Sie es so erzählen? Gibt es einen
Unterschied zu vorher?'

Pat.: ,Nun, ich bekomme ein mulmiges Gefühl ...'

Th.: ,O.k., mein Eindruck ist, was sie geträumt haben, erleben Sie nun direkter.
Ist das so?'

Pat.: ,Ja, das stimmt ...'

Th.: ,Welche Elemente in Ihrem Traum sind wichtig? Woraus besteht der Traum
eigentlich?'

Pat.: ,Nun ja, aus mir, dem Kreuz und den Spritzen.'

Th.: ,Verstehe. Ich möchte Ihnen nun einen Vorschlag machen, und zwar möchte
ich Sie bitten, dass sie nacheinander die verschiedenen Elemente Ihres
Traums, die Sie eben aufgezählt haben, d. h. sie selbst, das Kreuz und die
Spritzen, ,spielen'. M.a.W., dass Sie so tun, als wären Sie Sie selbst im
Traum, das Kreuz im Traum und die Spritzen im Traum. Sind Sie damit
einverstanden?'

Pat.: ,Das klingt ungewöhnlich, aber ich kann das versuchen.'

Th.: ,Wunderbar – das freut mich sehr! Womit möchten Sie anfangen?'

Pat.: ,Ich würde gerne mit den Spritzen anfangen.'

Th.: ,O.k.! Seien Sie die Spritzen. Beschreiben Sie bitte in der Ich-Form, wie es
Ihnen geht, wie Sie sich fühlen, alles, was Ihnen in den Sinn kommt. Wenn
es für Sie in Ordnung ist, fangen Sie bitte mit dem Satz an ,Ich bin die
Spritzen ...' und machen Sie dann so weiter, wie es für Sie passt.'

Pat.: ‚Ich bin die Spritzen … wir sind viele … wir sind spitz … wir können weh tun… uns wird man nicht so leicht los wir bringen etwas von außen nach innen … wir können helfen … wir können aber auch mächtigen Ärger machen …'

Th.: ‚Sie machen das sehr gut! Wie fühlen Sie sich, wenn Sie die Spritzen sind?'

Pat.: ‚Ungewohnt … ich merke, wie mächtig diese Dinger sind! Sie sind so klein und gleichzeitig haben sie so viel Kraft … Das Idiotische ist, dass man sich diese Spritzen selbst in den Körper reinjagt …'

Th.: ‚Man?'

Pat.: ‚Na, ich …!'

Th.: ‚Mein Eindruck ist, dass Sie über sich und Ihren Drogenkonsum nun den Kopf schütteln …'

Pat.: ‚Ja … natürlich weiß ich, wie schädlich das ist, aber wenn ich die Spritzen spiele, dann ist es nochmal krasser …'

Th.: ‚Verstehen Sie mich nicht falsch, aber diese Erkenntnis, auch wenn sie für Sie schmerzhaft ist, freut mich sehr!'

Pat.: ‚Ist schon richtig angekommen, Doc …'

Th.: ‚Wollen sie weitermachen? Womit?'

Pat.: ‚Ich nehme das Kreuz …'

Th.: ‚O.k. Fangen Sie bitte mit ‚Ich bin das Kreuz …' an …'

Pat.: ‚Ich bin das Kreuz … ich bin aus Holz … ich bin fest … ich bin stabil … ich trage den Körper … die Stiche mache mir nichts aus …'

Th.: ‚O.k.! Wie fühlt sich das an?'

Pat.: ‚Anders als vorher … irgendwie bekomme ich Mitleid mit dem Kreuz …'

Th.: ‚Haben Sie eine Ahnung oder eine Idee, wofür dieses Kreuz in Ihrem Traum steht? Welche ist die nächste Assoziation, die in Ihnen aufkommt, wenn Sie an das Kreuz denken?'

Pat.: ‚Mein Leben …'

Th.: ‚Ich verstehe Sie richtig: Durch die Spritzen sind Sie an Ihrem Leben angenagelt?'

Pat.: ‚Ja, so muss man das dann wohl sagen …'

Th.: ‚Wie geht es Ihnen mit dieser Erkenntnis?'

Pat.: ‚Schei…'

Th.: ‚Was meinen Sie genau damit?'

Pat.: ‚Offenbar brauche ich die Spritzen, die Drogen, um leben zu können …'

Th.: ‚Sie machen auf mich den Eindruck, als wären Sie von sich enttäuscht; stimmt das so?'

Pat.: ‚So kann man es wohl sagen …'

Th.: ‚Haben Sie schon mal über das Wort ‚enttäuscht' nachgedacht?'

Pat.: ‚Nein, was meinen Sie?'

Th.: ,*Nun ja, im üblichen Sprachgebrauch hat es einen negativen Sinn, aber wenn man betrachtet, was es genau aussagt, dann ist es eigentlich ein positives Wort. Enttäuscht bedeutet im Grunde genommen nichts anderes, als ,ent-täuscht', d. h., von einer Täuschung befreit. Ist das für Sie nachvollziehbar?'*

Pat.: ,*Ja …'*

Th.: ,*Von welcher Täuschung hat Sie dieser Traum befreit?'*

Pat.: ,*Ich dachte bisher, ich hätte die Kontrolle über die Drogen …'*

Th.: ,*Und nun?'*

Pat.: ,*Na ja, offenbar stimmt das nicht …'*

Th.: ,*Da es Ihnen nun klarer geworden ist: Welche Konsequenz ergibt sich daraus?*

Pat.: ,*Ich muss etwas ändern …' "*

[aus: Maragkos, M. (2017). *Gestalttherapie.* Kohlhammer, S. 136–139; mit freundlicher Genehmigung des Verlags].

Verwendete Literatur* und Literaturempfehlungen

*Amendt-Lyon, N. (2011). Gestalttherapie. In G. Stumm (Hrsg.), *Psychotherapie. Schulen und Methoden. Eine Orientierungshilfe für Theorie und Praxis.* 3. vollst. überarb. u. erw. Aufl. (S. 204–217). Falter.

*Hartmann-Kottek, L. (2012). *Gestalttherapie.* Springer.

Hochgerner, M., Hoffmann-Widhalm, H., Nausner, L. & Wildberger, E. (2018). *Gestalttherapie.* Facultas.

*Hutterer-Krisch, R., Klampfl, P. & Stadler, B. (2017). Integrative Gestalttherapie. In T. Slunecko (Hrsg.), *Psychotherapie. Eine Einführung.* 2. vollst. überarb. Aufl. (S. 202–239). Facultas-Universitätsverlag.

*Kriz, J. (2014). Gestalttherapie. In ders., *Grundkonzepte der Psychotherapie.* 7. vollst. überarb. u. erw. Aufl. (S. 210-220). Beltz.

*Maragkos, M. (2017). *Gestalttherapie.* Kohlhammer.

Neumayr H., Klampfl P. (2016). *Integrative Gestalttherapie im klinischen Feld.* Facultas.

Votsmeier, A. & Wulf, R. (2017). *Gestalttherapie.* Reinhardt.

Ausbildungsmöglichkeiten in Österreich
(Siehe Tab. 5.3)

Tab. 5.3 Informationen zur Fachausbildung für Integrative Gestalttherapie

	Österreichischer Arbeitskreis für Gruppentherapie und Gruppen-dynamik – Fachsektion Integrative Gestalttherapie (ÖAGG – IG)	Institut für Integrative Gestalttherapie Wien (IGW)
Ausbildungsorte	Ausbildungsgruppen in Wien, Salz-burg, Graz, Innsbruck	Wien → Ausbildungs-gruppen können jedoch in ganz Österreich gebildet werden
Voraussetzungen und Aufnahme-verfahren	20 h Selbsterfahrung in Integrativer Gestalttherapie + 2 Zulassungsgespräche mit Lehrtherapeut:innen + Zulassungs-seminar (ein Wochenende)	Absolvierung eines Aus-wahlseminars → Kennen-lernen der Methode und Ausbildner:innen, Ausbildungsleiter:innen machen sich ein Bild von der Eignung von Interessent:innen
Mindestdauer bzw. realistischer Durchschnitts-wert	5–7 Jahre	5–7 Jahre
Selbsterfahrung/ Lehrtherapie	Mind. 350 h, davon mind. 150 h im Zweiersetting + 200 h Gruppen-selbsterfahrung	466 h
Theorie	330 h, u. a. Gestalt- und Feld-theorie, Phänomenologie, Dia-logik, Aspekte der pathologischen und gesunden Entwicklung, prozessuale und strukturbezogene Diagnostik, klinische Inter-ventionstheorie zu mittelgradigen und schweren Krankheitsbildern, Szenisches Arbeiten, kreative Medien, Körperarbeit	604 h, u. a. Basic Skills, Methodik, Familiendynamik, Gestaltdiagnostik, Krisenintervention, Klinische Seminare, Gestaltansatz im beruf-lichen Feld, Körper-diagnostik
Psycho-therapeutische Tätigkeit unter Supervision	Zulassung nach dem dritten Jahr; breite Streuung von Ziel- und Diagnosegruppen gewünscht	Zulassung nach dem zweiten oder dritten Ausbildungsjahr (je nach persönlicher Voraus-setzung) und dem Seminar „Zulassungs-feedback"
Supervision der eigenen Praxis	120 h, davon mind. 30 h im Zweier-setting und mind. 60 h in der Gruppe	Mind. 120 h, davon mind. 30 h im Zweiersetting
Format der Aus-bildung	3-jährige Ausbildungsgruppe (Gruppenselbsterfahrung) sowie Selbsterfahrung im Zweiersetting; fester Lehrplan mit Lehrgangs-gruppe (max. 16 Tln.)	Feste Ausbildungsgruppe und Seminarinhalte auf 5 Jahre ausgerichtet

(Fortsetzung)

Tab. 5.3 (Fortsetzung)

	Österreichischer Arbeitskreis für Gruppentherapie und Gruppendynamik – Fachsektion Integrative Gestalttherapie (ÖAGG – IG)	Institut für Integrative Gestalttherapie Wien (IGW)
Abschluss	Schriftliche Arbeit oder Masterarbeit	Abschlussarbeit + Abschlusskolloquium bei dem die schriftliche Arbeit thematisiert wird
Möglichkeiten der Akademisierung	Optional MSc über Paris-Lodron-Universität Salzburg bzw. MA über Bertha von Suttner-Privatuniversität St. Pölten	Optional MSc über Kooperation mit Sigmund Freud Privatuniversität
Kosten	Ca. € 40.500 + € 6500 für Master	Ca. € 34.550 (exkl. Raummieten und Unterkunftskosten) + Kosten für MSc
Sonstiges	Kooperation mit der Psychotherapeutischen Ambulanz des ÖAGG: Co-Training und Möglichkeit der Durchführung von Therapie im Zweiersetting	Kooperation mit Organisationen in der Schweiz und Deutschland (2-mal zweiwöchiges Kompakttraining mit deutschen und schweizerischen Tln.)
Website	www.gestalttherapie.oeagg.at	wwww.igwien.at

5.4　Integrative Therapie[5]

Zur Geschichte der Methode

- Begründer:in: deutscher Psychologe und Psychotherapeut Hilarion Petzold (1944*) und Johanna Sieper (1940–2020), ab ca. 1965 in Paris
- Ilse Orth (1936*), eine weitere Mitbegründerin der Integrativen Therapie, studierte im gleichen Zeitraum in Paris und arbeitete ab 1974 an der Entwicklung des Verfahrens mit
- Anfang der 1970er-Jahre kam durch die Ärztin Hildegund Heinl (1919–2005) die psychosomatische Orientierung in die Integrative Therapie → Durch ihren Beitrag wurden die leib- und bewegungstherapeutischen Ansätze entscheidend vertieft
- Ausgangspunkt ist die Konzeption einer „Integrativen Humantherapie" des ganzen Menschen in seiner leiblichen, emotionalen, kognitiven, sozialen und mikroökologischen Realität
- Verbindet tiefenpsychologische, humanistische und behaviorale Elemente sowie neuro- und evolutionsbiologische Konzepte und sozialwissenschaftliche Reflexionen zu einer klinischen Theorie

> Wie der Name schon ausweist, handelt es sich um ein integratives Verfahren, das in der Behandlung auf schulenübergreifenden Konzepte (u. a. tiefenpsychologische, humanistische und behaviorale) sowie systematischer Methodenintegration beruht und dabei auf widerspruchsfreie Übereinstimmung achtet. Derzeit wird die Methode innerhalb des humanistischen Clusters eingereiht.

Menschenbild

- Mensch als Körper-Seele-Geist (Leib)-Wesen im sozialen, ökologischen und ökonomischen Kontext im Zeitkontinuum; hat zur Folge, dass Körper (durch bewegungs-, entspannungs- und kreativtherapeutische Ansätze), Seele (durch psychotherapeutische Ansätze), Geist (durch meditative Wege und sokratisches Sinngespräch) in Therapie angesprochen werden sollen
- Mensch als Leibsubjekt ist von bewussten und unbewussten Strebungen bestimmt und steht in Ko-respondenz (= Beziehung) mit seiner „Polyade" (= Mitmenschen)

---

[5] Text mit Unterstützung von Anton Leitner erstellt

Persönlichkeits- und Entwicklungstheorie

- Persönlichkeitsentwicklung ist bestimmt von Sozialisation, Enkulturation und Ökologisierung → Persönlichkeitstheorie verbindet Erkenntnisse entwicklungspsychobiologischer und persönlichkeitspsychologischer Forschung
- Entwicklung wird als lebenslanger Prozess gesehen → *Psychologie der Lebensspanne*
  - Bereits im Uterus entwickelt sich *„archaisches Leib-Selbst"* → Es nimmt wahr, speichert, reagiert
  - Gegen Ende des ersten Lebensjahres entwickelt sich ein *„reflexives Ich"* → Ich sehe mich selbst; ich sehe, wie andere mich sehen
    12 Monate: Erkennen von Mutter im Spiegel
    18 Monate: Erkennen des Selbst
- Zweites, drittes Lebensjahr: Erkennung der Sicht anderer → In diesem Prozess entsteht „Identität"
- Leib-Selbst, das über Ich und Identität verfügt, bezeichnet man als *„reifes Selbst"*
- Identität verändert sich im Laufe des Lebens, wird stark von sozio-kulturellem Kontext bestimmt → Auf diese Weise entsteht Biografie, persönliche Geschichte
- Menschliche Persönlichkeit ist das Resultat aller positiven, negativen und Defiziterfahrungen; wird durch Interaktion von Schutz-, Resilienz- und Risikofaktoren bestimmt

Störungslehre

- Mensch ist eingebunden in soziale Bezüge → Sind diese günstig, kann er sich entfalten – Sind sie belastend oder schädigend, wird er eingeschränkt und krank
- Gesundheit und Krankheit werden nicht isoliert voneinander betrachtet, die Störungslehre ist damit konsequent pathogenese- und salutogeneseorientiert
- Störungen werden philosophisch-anthropologisch als multiple Entfremdung und im Sinne einer aktuellen klinischen Krankheitslehre gefasst, die in drei Modelle unterteilt werden:
  1. *Modell der Entwicklungsschädigungen:* Traumata, Defizite, Störungen, Konflikte können, wenn sie die Ressourcen und Bewältigungsmöglichkeiten des Menschen überschreiten, krankheitsauslösend wirken.
  2. *Modell der multiplen, zeitextendierten Belastung bzw. Überlastung:* Nicht nur ein Ereignis, sondern Ereignisketten – nicht nur eine kurzzeitige Einwirkung, sondern über längeren Zeitraum wirkender (Dis-)Stress sind in der Regel Ursache von Erkrankungen.

3. *Repressions-Dissoziationsmodell der Krankheit:* Wenn expressive Impulse des Organismus (z. B. Zeigen von Gefühlen) permanent gewaltsam unterdrückt oder dissoziiert werden bzw. keine Resonanz erhalten, können diese Situationen zur Ursache von Erkrankungen werden.

* Gesundheits- und Krankheitslehre nimmt individuelle Ursachen, aber auch Situation des sozialen Netzwerkes und des gesellschaftlichen Bedingungsgefüges in den Blick → „erweiterter" Gesundheits- und Krankheitsbegriff

Therapietheorie

* *Grundprinzipien der Integrativen Therapie:*
  1. *Intersubjektivitätsprinzip* → Therapie spielt sich zwischen Subjekten ab, es handelt sich um einen zwischenmenschlichen Prozess, Ko-respondenz (= gemeinsame Beziehung); Mensch existiert nur in Beziehungen
  2. *Bewusstseinsprinzip* → Menschliches Bewusstsein spielt sich auf verschiedenen Ebenen ab; Bewusstsein wird in einem Spektrum gesehen, vom Unbewussten bis hin zu reflexivem Ich-Bewusstsein; menschliches Erleben ist durch reflektiertes Bewusstsein gekennzeichnet
  3. *Sozialitätsprinzip* → Mensch muss als Ganzes und als soziales Wesen in seinem Kontext betrachtet werden (Umwelt, Netzwerk)
  4. *Leiblichkeitsprinzip* → Leib als Grundlage unseres Seins und Erlebens
  5. *Entwicklungsprinzip* → Mensch befindet sich in lebenslangem Entwicklungsprozess, Berücksichtigung der Gesamtheit der Lebensspanne eines Menschen
* Differenzierter Behandlungsplan und Methodenauswahl sind auf die „Lebenskarrieren" der jeweiligen Person abzustimmen
* Schwerpunkte in Therapie: Bearbeitung von biografischen Defiziten, Traumata, Konflikten, Störungen und deren Auswirkungen im gegenwärtigen Leben; Nach- und Neusozialisation bei frühen Schädigungen und Negativkarrieren, Aufdecken unbewusster Problematiken, Bereitstellen alternativer und korrektiver Erfahrungen, Entwickeln kommunikativer Kompetenz, tragfähiger Beziehungsstrukturen und positiver Zukunftsentwürfe
* *Therapie durchläuft idealtypisch folgende Phasen:*
  1. *Initial-Phase* → Wahrnehmen der Situation, Anamnese des Kontextes, Kontakt und Orientierung, vorläufige Konzept- bzw. Hypothesenbildung
  2. *Aktions-Phase* → Auseinandersetzungen aller Beteiligten einer Gruppe oder von Therapeut:in und Patient:in, Er- und Bearbeitung des Themas, Entlastung
  3. *Integrations-Phase* → Veränderungen bewusst machen, Hervorhebung von Bedeutung, kritische Reflexion, Erarbeiten von Lösungsmöglichkeiten und Handlungsperspektiven

4. *Phase der Neuorientierung* → Umsetzungen in Handlungen, Veränderung (auch des Umfelds)

- *4 Wege der Heilung und Förderung:*
  - *Erster Weg:* zentriert auf Sinnerfahrung, Vermittlung von Einsicht
  - *Zweiter Weg:* richtet sich auf emotionale Nachsozialisation, Vermittlung von Grundvertrauen durch „korrigierende emotionale Erfahrungen und Parenting-Prozesse"
  - *Dritter Weg:* zielt auf Erlebnisaktivierung, Ermöglichung „alternativer Erfahrungen"
  - *Vierter Weg:* will Solidaritätserfahrungen und eine „exzentrische Sicht" auf krankmachende gesellschaftliche Zusammenhänge vermitteln; soziotherapeutische Maßnahmen und Netzwerkarbeit sind hier wichtige Instrumente
- *Heil- und Wirkfaktoren* → z. B. Aufbau und Entwicklung sozialer Netzwerke, Eröffnung eines positiven Zukunftshorizontes, Vertiefung des Sinn- und Identitätserlebens, des Problemlösungs- und Bewältigungsverhaltens
- *Indikation:* Durch Vielfältigkeit des Ansatzes finden sich „spezifische Indikationen" mit möglichst passgenau ausgewählten Methoden, Techniken und Medien
- *Kontraindikation:* Schizophrenie, schizotype und wahnhafte Störungen, Intelligenzminderung, schwere depressive Episode mit psychotischen Symptomen

Angewendete Methoden/Techniken/Settings

- *Setting:* gegenübersitzend
- *Frequenz:* in der Regel 1-mal wöchentlich
- Vielfältige Methoden und Techniken
  Methoden: Integrative Leib- und Bewegungstherapie, Integrative Kunsttherapie, Integrative Musiktherapie, Soziotherapie, Poesie- und Bibliotherapie, Landschafts- und Gartentherapie
  Techniken: u. a. Arbeit mit kreativen Medien (z. B. Farben, Puppen, Kollagen, Ton), Imagination, Rollentausch, Identifikations- und Dialogtechnik, Leerer Stuhl, mediengestützte Techniken wie z. B.:
  - *Körperbild, Body Chart* → Patient:in wird angeregt, den eigenen Leib in Umrissen zu zeichnen und all das rein zu malen, was ihr in den Sinn kommt
  - *Panoramatechnik* → Durch projektive Darstellungen retrospektiver, aber auch prospektiver Perspektive ist es möglich, einen Überblick über einzelne Lebensabschnitte oder Themen zu bekommen

- *Selbstbilder* → Patient:in malt frei und projektiv Selbstbild; dabei ist es möglich, externe Einflüsse auf die eigene Innenwelt sichtbar zu machen
- *Identitätsbilder* → Die fünf Säulen der Identität (Leib, soziales Netzwerk, Arbeit/Leistung/Freizeit, materielle Sicherheiten und Werte) werden bildlich dargestellt

Praxisbeispiel

Leibintervention

„Ein Verkäufer hatte eine Auseinandersetzung mit einem Kunden, und ohne es selbst zu bemerken, ballte er die rechte Hand zur Faust und hob den Arm leicht an. Er verspürte seitdem einen stechend-ziehenden Schmerz vom Rücken ausgehend über die Nackenregion bis in die Stirnregion. Eine Leibintervention machte deutlich, dass sich der aggressive Impuls in Form einer Retroflexion äußerte und sich auf diese Art in leibliche Konkretheit transformierte. Mit der Anregung des Therapeuten des Verstärkens der aufkommenden Körperimpulse, Faustschluss und Auswärtsbewegung des Armes, bestand die Leibintervention darin, die vorhin vom Therapeuten wahrgenommene Bewegung auch dem Erleben des Patienten zugänglich zu machen. Nach Einladung durch den Therapeuten im gut geschützten Therapieraum verstärkte der Patient den aufkommenden Impuls und ließ den zurückgehaltenen Ärger zu, indem er kraftvoll mit der Faust auf einen Medizinball schlug.

Im System der Praxisbeschreibung der Integrativen Therapie kann diese Therapiephase theoretisch als Aktionsphase beschrieben werden, als dritte Ebene der therapeutischen Tiefung und als konfliktzentriert aufdeckende Modalität. Der Therapeut ermutigte den Patienten noch in einem weiteren Schritt, sich verbal zu äußern. Daraufhin kam eine Flut von verbalen Attacken gegen den Kunden, danach gegen andere ihm nahestehende Personen. Nach dieser für den Patienten körperlichen Anstrengung fühlte er sich im Moment frei von Schmerz und blieb es auch in der Folgezeit. Er selbst interpretierte das Erlebte so, dass der aggressive Impuls gegen den Kunden im Ansatz steckengeblieben war und sich in einer schmerzhaften Muskelverkrampfung im Bereich des rechten Armes über die Nackenregion ausstrahlend geäußert hatte (Reich 1973). Der Therapeut griff nur das Phänomen Faustschluss und Abduktion des rechten Armes als Signal auf. Das führte den Patienten zum Evidenzerlebnis, wobei die Entschlüsselung der Signale anschließend durch den Patienten selbst geleistet wurde (Integrationsphase). In der nachfolgenden Reflexion überlegte der Patient, wie er sich in einer zukünftigen ähnlichen Situation verhalten könnte, um derartige Schmerzen zu vermeiden. Er beschloss, zu versuchen, dem Impuls in geschütztem Rahmen nachzugeben, Bewegungsansätze aufzugreifen, diese zu verstärken und sich auf diese Weise damit Erleichterung zu verschaffen (Neuorientierungsphase)." [aus: Leitner, A. & Höfner, C. (2020). *Handbuch der Integrativen Therapie.* 2. Aufl. Springer, S. 194; mit freundlicher Genehmigung des Verlags].

Verwendete Literatur* und Literaturempfehlungen

Apfalter, I., Stefan, R. & Höfner, C. (2021). *Grundbegriffe der Integrativen Therapie.* Facultas.
*Leitner, A. & Höfner, C. (2020). *Handbuch der Integrativen Therapie.* 2. Aufl. Springer.
Osten, P. (2019). *Integrative Psychotherapeutische Diagnostik.* UTB.
Petzold, H.G. (2003a). *Integrative Therapie.* 3 Bände. Junfermann.
*Petzold, H.G. (2011). Integrative Therapie. In G. Stumm (Hrsg.), *Psychotherapie. Schulen und Methoden. Eine Orientierungshilfe für Theorie und Praxis.* 3. vollst. überarb. u. erw. Aufl. (S. 267–276). Falter.
Reichel, R. & Hintenberger, G. (2013). *Die Praxis der Integrativen Therapie.* Facultas.

Ausbildungsmöglichkeiten in Österreich
(Siehe Tab. 5.4)

Tab. 5.4 Informationen zur Fachausbildung für Integrative Therapie

	Universität für Weiterbildung Krems (UWK)	Österreichischer Arbeitskreis für Gruppentherapie und Gruppendynamik - Fachsektion Integrative Therapie (ÖAGG - IT)
Ausbildungsorte	Krems, St. Pölten, Graz, Salzburg, Innsbruck	Wien, Innsbruck, OÖ, Salzburg
Voraussetzungen und Aufnahmeverfahren	Bewerbungsbogen + 2-tägiges Auswahlseminar + Aufnahmegespräch bei der Lehrgangs- oder Ausbildungsleitung	Bewerbungsbogen + Auswahlgespräch mit Ausbildungsleitung + 2 weitere Auswahlgespräche mit Lehrtherapeut:innen
Mindestdauer bzw. realistischer Durchschnittswert	Ca. 4–5 Jahre	4–5 Jahre
Selbsterfahrung/ Lehrtherapie	330 h, davon mind. 80 h im Zweiersetting und 250 h in der Gruppe	360 h, davon 280 h im Gruppensetting (14 Wochenenden) + mind. 80 h im Zweiersetting

(Fortsetzung)

Tab. 5.4 (Fortsetzung)

	Universität für Weiterbildung Krems (UWK)	Österreichischer Arbeitskreis für Gruppentherapie und Gruppendynamik - Fachsektion Integrative Therapie (ÖAGG - IT)
Theorie	370 h, u. a. Allgemeine Persönlichkeits- und Interaktionstheorien, Metatheorien, Therapietheorien, Tree of Science, Kreative Medien in der Integrativen Therapie, Leibarbeit in der Integrativen Therapie, Krisenintervention, Durchführung von Einzeltherapien, Erstinterview und prozessuale Diagnostik, Imagination und Traumarbeit, Integrative Therapie mit psychiatrischen Patient*innen und Suchterkrankten	370 h, u. a. Integrative Entwicklungs- und Sozialisationstheorie, Identitäts- und Persönlichkeitstheorien, Geschlecht, Intersektionalität, Sexualität, kreative Medien, Psychotraumatologie und Kriseninvervention, Integrative Leibtherapie, Traumarbeit und Imagination, Integrative Psychotherapeutische Diagnostik (IPD), Metatheorien, Klinische Theorien, Tree of Science, Einzel- und Gruppentherapien, psychosomatische und psychiatrische Störungsbilder
Psychotherapeutische Tätigkeit unter Supervision	Ca. ab dem 3. Ausbildungsjahr nach dem Screening (Einzel- oder Gruppentherapie)	Frühestens ab 7. Selbsterfahrungswochenende nach dem Screening (Einzel- oder Gruppentherapie)
Supervision der eigenen Praxis	Mind. 120 h, davon mind. 30 h im Zweiersetting	Mind. 120 h, davon mind. 30 h im Zweiersetting
Format der Ausbildung	Geschlossene Ausbildungsgruppe (ca. 16 Tln.)	Geschlossene Ausbildungsgruppe (ca. 16 Tln.)
Abschluss	Masterthesis + mündliche Abschlussprüfung + Defensio	Schriftliche Abschlussarbeit + Abschlusskolloquium
Möglichkeiten der Akademisierung	Verpflichtend MSc an der Universität für Weiterbildung Krems (UWK)	–
Kosten	Mind. € 38.000 (inkl. 3 Aufbaumodule)	Ca. € 32.000
Website	www.donau-uni.ac.at/de/studium/psychotherapie-integrative-therapie.html	www.integrativetherapie.oeagg.at/it/home

5.5   Personzentrierte Psychotherapie

> Die unterschiedlichen Zusatzbezeichnungen „Klientenzentrierte Psycho-
> therapie", „Personenzentrierte Psychotherapie" oder „Personzentrierte
> Psychotherapie" sind Synonyme für ein und dieselbe Methode. Sie hängen
> damit zusammen, dass in den Ausbildungseinrichtungen für diese Methode
> jeweils andere Begrifflichkeiten verwendet wurden. Vor einigen Jahren
> wurde jedoch eine Übereinkunft erzielt, dass nur mehr die Zusatzbezeichnung
> „Personzentrierte Psychotherapie" vergeben wird.

Zur Geschichte der Methode

- Begründer: Carl Ransom Rogers (1902–1987) in Chicago, USA, geboren;
  Studium der Agrarwissenschaften, Theologie und Psychologie; 1940 über-
  nahm er seine erste Professur in Ohio; hielt zu diesem Zeitpunkt einen
  Vortrag mit dem Titel „Neuere Konzepte in der Psychotherapie", worin
  er seine revolutionäre These der „non-direktiven" Methode vorstellte, die
  eine Abkehr von direktiven und autoritären Ansätzen anstrebte
- Besonders fruchtbare Phase von 1945 bis 1957 an der „University of
  Chicago", in der die „Client-centered therapy" zu einem umfassenden
  psychotherapeutischen Ansatz weiterentwickelt wurde
- Rogers gilt als Pionier der empirischen Psychotherapieforschung
- Personzentrierter Ansatz: Ausweitung des Anwendungsfeldes auf u. a.
  Pädagogik, Organisationen, Friedensarbeit
- Ab 1964 lebte Rogers in Kalifornien und gründete das „Center for
  Studies of the Person"

Menschenbild

- Gemäß dem optimistischen humanistischen Menschenbild ist der
  Mensch grundsätzlich konstruktiv und prosozial; unter günstigen
  Umständen tendiert er in einem andauernden Veränderungsprozess dazu,
  sich in Richtung größerer Reife und psychischer Funktionsfähigkeit zu
  entwickeln → *Selbstaktualisierung im Sinne von Selbstentfaltung*
- Dies basiert auf der Annahme eines Entwicklungsprinzips, nämlich der
  angeborenen *Aktualisierungstendenz,* die allen Organismen innewohnt; je
  nach Umfeld, Situation bzw. Selbststruktur einer Person überwiegen eher
  erhaltende oder entfaltende Tendenzen
- Mensch kann Verantwortung für die eigenen Ideen, Gefühle und Handlungen übernehmen → *Selbstverantwortlichkeit*

- Mensch ist in der Lage, sich selbst zu steuern und die im Leben auftretenden Probleme unter günstigen Bedingungen selbst zu lösen → *Selbstregulierung*
- Zentrale Aspekte: Erfahrungs-, Beziehungs- und Wachstumsorientierung, Entwicklungsvielfalt des Individuums

Persönlichkeits- und Entwicklungstheorie

- Phänomenologie als Grundlage: Mensch lebt in einer Welt, die sich konstant verändert, und steht im Mittelpunkt dieser; er reagiert auf Umwelt abhängig davon, wie er sie wahrnimmt → wahrgenommene, subjektive Welt ist für das Individuum Realität („phänomenales Feld")
- Konzepte und Begriffe entwickelten sich aus der therapeutischen Praxis → zentrale Bausteine der Persönlichkeitstheorie sind die Konzepte Organismus und Selbst:
  - *Organismus:* steht im Grunde für Person in ihrer Gesamtheit und beinhaltet u. a. auch (nicht bewusste) Gefühle, Impulse und Bedürfnisse
  - *Selbst(-konzept):* Teil der subjektiv erfahrenen Welt, betrifft die eigene Person mit ihren Fähigkeiten und Eigenschaften → Fortlaufende Erfahrungen mit der eigenen Person verdichten sich zum Selbst → Ergebnis der Interaktion und Auseinandersetzung mit der Umwelt, vor allem der sozialen Umwelt; umgekehrt wird durch das Selbstbild bzw. Selbstideal beeinflusst, wie Situationen, Ereignisse und andere Personen wahrgenommen werden bzw. wie sich die Person diesen gegenüber verhält
- Entwicklungstheorie: Gemäß der Annahme, dass der Mensch ein angeborenes *Bedürfnis nach positiver Beachtung* durch andere und ein *Bedürfnis nach positiver Selbstbeachtung* hat, ist die Selbstentwicklung vor allem in der Kindheit abhängig von positiver Beachtung und empathischem (einfühlendem) Verstandenwerden → Je nach Ausmaß der Erfüllung dieser Bedürfnisse kann die Person sich selbst mehr oder weniger verstehen und wertschätzen, was ihre persönliche Entwicklung mehr oder weniger fördert oder hemmt

Störungslehre

- Wird das Erleben einer Person von signifikanten Anderen chronisch nicht unbedingt positiv beachtet, unterliegt es also *Bewertungen oder gravierender Vernachlässigung,* dann führt dies dazu, dass die Person die eigenen Erfahrungen nicht als solche wahrnehmen kann, sich gleichsam von sich selbst entfremdet; d. h., das eigene Erleben wird, um die positive Beachtung wichtiger Bezugspersonen aufrechtzuerhalten, verleugnet oder verzerrt.

Auch traumatische Ereignisse bewirken in aller Regel eine Überforderung der Erlebnisverarbeitung und damit ein fehlendes oder nur fragmentiertes Gewahrsein (Dissoziation) der damit einhergehenden Erlebensprozesse

- Diese Abwehrprozesse bedingen *Inkongruenz,* was eine Nichtüberein-stimmung von eigenem (unterschwelligem) Erleben und der im Selbst repräsentierten Erfahrung bedeutet, beruhend auf einer völlig fehlenden, unvollständigen oder einer verzerrten (unzutreffenden) Symbolisierung der organismischen Erfahrung

- Wenn Erlebensprozesse unberücksichtigt bleiben (müssen), so wird das Selbstkonzept zunehmend starr und unflexibel; ein negatives Selbstbild z. B. hat die Tendenz sich selbst zu verstärken, was zur Verminderung des Selbstwertgefühls beitragen kann → Wenn Person sich als unfähig und wertlos betrachtet, ist es wahrscheinlich, dass Erfahrungen so bewertet werden und Handlungen so vorgenommen werden, dass sie das negative Bild von sich selbst bestätigen

- Inkongruenz wird als Grundlage psychosozial bedingter psychischer Erkrankungen, Störungen und Leidenszustände angesehen

- Im Umkehrschluss wird *Kongruenz* zwischen Selbst und den organismischen Prozessen als Voraussetzung für psychische Gesundheit betrachtet

- Eine reife bzw. gesunde Persönlichkeit ist durch eine kohärente, ent-wicklungsoffene Struktur des Selbst gekennzeichnet und besitzt Erfahrungsoffenheit sowie Erlebensflüssigkeit

Therapietheorie

- Auffassung, dass Therapieerfolg nicht in erster Linie vom Wissen und technischem Können von Psychotherapeut:in abhängt, sondern von bestimmten Haltungen und dem damit verbundenen Verhalten → *Kern-bedingungen:*
  1. Nicht wertendes, *einfühlendes (empathisches) Verstehen:* Aufmerksamkeit liegt auf Klient:in; Therapeut:in versucht zu verstehen, wie Klient:in sich selbst sieht; keinerlei Bewertung oder Erklärungen → Aktivität besteht darin, die Welt aus der Sicht von Klient:in zu erfassen und zu verstehen sowie das Verstandene zurückzumelden
  2. Nicht an Bedingungen gebundene *Wertschätzung* und *emotionale Wärme:* Therapeut:in respektiert Patient:in unabhängig von deren individuellen Erfahrungen, enthält sich jeglicher Kritik → Vielmehr soll unein-geschränkt bedingungslose Wertschätzung für Klient:in und ihren augen-blicklichen Möglichkeiten, Fähigkeiten und Grenzen geäußert werden
  3. *Echtheit, Kongruenz:* Therapeut:in verhält sich echt und ohne professionelles oder routinemäßiges Gehabe; Äußerungen und Verhalten

stimmen überein mit dem tatsächlichen Erleben; Therapeut:in ist für eigenes Fühlen und Erleben offen und macht dieses zur Grundlage des eigenen Verhaltens

- Wesentliche Vorgänge bei Klient:in sind *„Selbstöffnung"* und *„Selbstauseinandersetzung"* → Mit zunehmendem Vertrauen äußert sich Klient:in mehr und offener über gefühlsmäßige Betroffenheit und Erlebnisinhalte; Aufmerksamkeit richtet sich dabei mehr und mehr auf das innere Erleben
- Inhalte der Therapie werden von Klient:in selbstbestimmt ausgewählt, keine Lenkung auf bestimmte Inhalte durch Therapeut:in
- Therapeut:in und Klient:in begegnen einander als Partner:in im Rahmen des professionellen Kontexts
- *Indikation/Kontraindikation:* Psychische Störungen bzw. Probleme, die durch Inkongruenz bedingt sind, die Klient:in zumindest in Ansätzen wahrnimmt und mit Veränderungswunsch verbindet; grundsätzliche Kontaktfähigkeit von Klient:in im Rahmen der therapeutischen Beziehung, hinreichend stabiles Selbst, gewisses Ausmaß an Selbstwahrnehmung und Selbstreflexion; Passung von Klient:in und Psychotherapeut:in, insbesondere Ansprechbarkeit von Klient:in auf Beziehungsangebot von Psychotherapeut:in

Angewendete Methoden/Techniken/Settings

- *Setting:* meist gegenübersitzend
- *Frequenz:* in der Regel 1-mal wöchentlich
- *Techniken:* Aktives Zuhören, Mitteilen des empathischen Verstehens, Beziehungsklären, Feedback, Einbringen der eigenen Resonanz etc.
- Erweiterungen der klassischen Ausrichtung, z. B.:
  - **Focusing** entwickelt von Gene Gendlin, geboren in Wien, früh in die USA geflüchtet; hat als Mitarbeiter von Rogers eine experienzielle Theorie ausgearbeitet: Klient:in wird eingeladen, eigenes Erleben zu vertiefen; Fokus liegt dabei auf dem körperlich wahrnehmbaren „Felt Sense", worüber Erleben expliziert und somit zugänglich gemacht werden kann, vor allem wenn der direkte Zugang zum Erleben zunächst verschlossen oder nur schwer fassbar ist
  - **Prä-Therapie** zur Herstellung von Kontakt bei kontaktbeeinträchtigten Personen, z. B. bei Autismus oder Demenz
  - **Arbeit mit kreativen Medien,** u. a. als „Expressive Arts Therapie", entwickelt von Natalie Rogers, Tochter von Carl Rogers; Verbindung von Schreiben, Malen, Bewegen und Gestalten
  - **Kindertherapie** als Spieltherapie (bereits von Virginia Axline in den 40er-Jahren ausgearbeitet)

Praxisbeispiel

Biografische Erzählung einer Klientin

„Die Klientin erzählt in ununterbrochenem Redefluss, mit vielen Wieder-holungen, Umschreibungen und Ausschmückungen von Details äußerer Ereig-nisse vor allem vom Verhalten von P., ihrem ehemaligen Partner und Vater ihres Sohnes. Sie schildert seine Verfolgungen, seine Drohungen, seinen gewalt-tätigen Charakter, die Pistole, die er ihr gezeigt hat und mit der er ihr den Tod angedroht hat, ihre Hilfesuche bei der Polizei, ihren neuen Freund, der diese ganze Situation nicht mehr aushält und sich deshalb von ihr zu distanzieren beginnt. Sie spricht dabei in einem plaudernden, freundlich-sanften Ton. Gefühle der Angst, Müdigkeit und Hoffnungslosigkeit werden in sehr distanzierter Art geäußert, so, als ob sie über eine dritte Person spräche.

Sie verwendet anstelle von ‚ich' oft ‚man'. Alles Erleben und alle Probleme werden auf das Verhalten von P. zurückgeführt.

Es ist, als ob mir die Klientin sagen möchte: ‚Sind Sie nicht auch der Meinung, dass es dieser Person verdammt schlecht geht und dass sie eigentlich gar nichts machen kann?'

Zunächst aber habe ich das Gefühl, dass die Klientin vor mir in Windes-eile eine unüberwindliche Mauer aufbaut. Ich fühle mich schachmatt gesetzt; ohnmächtig, spüre Wut auf diesen Menschen P., Mitleid mit der Klientin und manchmal auch kurz dazwischen leise Zweifel, ob dies alles auch wirklich wahr, oder ob viel erfunden ist. Es überwiegt schließlich der Impuls, ‚herbeizustürzen und die Dinge in Ordnung zu bringen' (Rogers): Ich ertappe mich bei Über-legungen, wie und wo die Klientin etwas ändern könnte, wo etwas Positives und Lösungsansätze zu finden wären in dieser hoffnungslosen Extremsituation. Ich lasse mich so z. B. zu verschiedenen Ratschlägen verführen, die die Klientin dann mit ein paar Hinweisen auf die objektive Unmöglichkeit zunichtemacht. Einige Versuche von mir, ihr Erleben zu verbalisieren, bestätigt sie kurz, aber nach-drücklich, und erzählt dann sofort von der schlimmen äußeren Situation weiter.

Es kommt Ärger in mir auf. Ich habe das Gefühl, in meinen Bemühungen und meinen Interventionen überflüssig und sogar störend zu sein. Ich merke, dass ich nicht so recht akzeptieren kann, was ich spüre (Kongruenzprobleme): Die Klientin will einfach zu jemandem reden, der aufmerksam zuhört und vorerst weiter nichts. Ich dagegen möchte ihr irgendwie zeigen, dass ich ein effektiver Therapeut bin. Erst als es mir gelingt, sie einfach erzählen zu lassen und keine Leistungsdemonstrationen meinerseits mehr zu machen, legt sich die Anspannung in mir, und allmählich entsteht das Gefühl, dass ich ihre Spur finde.

Gegen Ende der Stunde gelingt es mir, einen wichtigen Bedeutungsgehalt wahrzunehmen und ihn ihr mitzuteilen. Ich verstehe, dass die Klientin in ihrem

Gefühl der Hilflosigkeit und der Ausweglosigkeit respektiert werden will und ich kann dies annehmen; zusammen können wir etwas Wichtiges aussprechen:

KL: ,*Ich hoffe auf die Zeit, aber niemand hat Zeit zu warten. Alle meinen, es muss jetzt und sofort etwas geschehen und ich muss jetzt unbedingt etwas ändern. (Heftiger, lauter) Aber was soll ich ändern?'*

TH: ,*Sie spüren, es ist jetzt richtig, wenn sie einfach tun, was der P. von Ihnen verlangt.'*

KL: ,*Ja, ganz genau.'*

TH: ,*... denn nur mit der Zeit wird sich etwas ändern können, jetzt können Sie gar nichts tun.'*

KL: ,*Ja, ich spüre den furchtbaren Zeitdruck, der mir von den anderen gemacht wird. Ich kann jetzt nichts tun.'"* [aus: Demichiel, E. (1994). Falldarstellung. *Psychotherapie Forum, 2*, S. 55f.; mit freundlicher Genehmigung des Springer-Verlags].

Verwendete Literatur* und Literaturempfehlungen

Eckert, J., Biermann-Ratjen, E.-M. & Höger, D. (Hrsg.) (2012). *Lehrbuch der Gesprächspsychotherapie.* 2. neu überarb. Aufl. Springer.

Finke, J. (2019). *Personzentrierte Psychotherapie und Beratung. Störungstheorie, Beziehungskonzepte, Therapietechnik.* Reinhardt.

*Kriz, J. (2014). Personzentrierte Psychotherapie. In ders., *Grundkonzepte der Psychotherapie.* 7. vollst. überarb. u. erw. Aufl. (S. 193–209). Beltz.

Rogers, C. (2000). *Entwicklung der Persönlichkeit. Psychotherapie aus der Sicht eines Therapeuten.* 13. Aufl. Klett-Cotta [Orig. (1961). *On Becoming a Person*].

Rogers, C. (2008). *Eine Theorie der Psychotherapie, der Persönlichkeit und der zwischenmenschlichen Beziehungen.* Reinhardt [Orig. (1959). A Theory of Therapy, Personality and Interpersonal Relationships. In S. Koch (Ed.), *Psychology: A Study of Science*].

*Schmid, P.F. (2017). Personzentrierte Psychotherapie. In T. Slunecko (Hrsg.), *Psychotherapie. Eine Einführung.* 2. vollst. überarb. Aufl. (S. 153–201). Facultas-Universitätsverlag.

*Stumm, G. & Keil, W. (Hrsg.) (2018). *Praxis der Personzentrierten Psychotherapie.* 2. überarb. Aufl. Springer.

Stumm, G., Wiltschko, J. & Keil, W. (Hrsg.) (2003). *Grundbegriffe der Personzentrierten und Focusing-orientierten Psychotherapie und Beratung.* Pfeiffer bei Klett-Cotta.

Ausbildungsmöglichkeiten in Österreich
(Siehe Tab. 5.5)

Tab. 5.5 Informationen zur Fachausbildung für Personzentrierte Psychotherapie

	Österreichische Gesellschaft für wissenschaftliche, klientenzentrierte Psychotherapie und Personorientierte Gesprächsführung (ÖGWG)	Vereinigung Rogerianische Psychotherapie (VRP)	FORUM Personzentrierte Psychotherapie, Ausbildung und Praxis (FORUM/APG)	Institut für Personzentrierte Studien (APG/IPS)
Ausbildungsorte	Wien, Linz, Salzburg, Südösterreich (mit Seminaren in Graz und Klagenfurt)	Wien, Innsbruck	Wien und Oberösterreich	Wien, Graz, Linz
Voraussetzungen und Aufnahmeverfahren	Vorgespräch + zweiteiliges Auswahlseminar (36 h)	Mind. 30 h methodenspezifische Selbsterfahrung + 2 Gespräche mit Lehrtherapeut:innen + eine Selbsterfahrungsgruppe	2 Vorstellungsgespräche + Entscheidungsseminar + mind. 15 h methodenspezifische Selbsterfahrung	2 Vorstellungsgespräche + 30 h Entscheidungsseminar + mind. 15 h methodenspezifische Selbsterfahrung
Mindestdauer bzw. realistischer Durchschnittswert	Geschlossene Ausbildungsgruppe; 7 Semester (Lehrgang Uni Krems) bzw. 8 Semester (Lehrgang Uni Salzburg), insg. durchschnittlich etwa 5–6 Jahre	Mind. 4 Jahre, durchschnittlich 5 Jahre	Mind. 4 Jahre, eher 5–6 Jahre	Mind. 4 Jahre, durchschnittlich 5–6 Jahre
Selbsterfahrung/ Lehrtherapie	Mind. 325 h, davon 209 h in geschlossener Ausbildungsgruppe, 11 h Wahlseminar, 5 h aus Seminar Kinder- und Jugendlichenpsychotherapie und mind. 100 h Selbsterfahrung im Zweiersetting	Mind. 300 h, davon 120 h Lehrtherapie, 50 h Gruppentherapie, 130 h Gruppen in Blockform oder tw. Einzel	Mind. 300 h über mind. 3 Jahre → davon mind. 80 h Selbsterfahrung im Zweiersetting, 100 h in zwei Encountergruppen, Rest nach freier Wahl	Mind. 250 h → davon mind. 70 h Selbsterfahrung im Zweiersetting, 100 h in zwei Encountergruppen, Rest nach freier Wahl

(Fortsetzung)

Tab. 5.5 (Fortsetzung)

	Österreichische Gesellschaft für wissenschaftliche, klientenzentrierte Psychotherapie und Personorientierte Gesprächsführung (ÖGWG)	Vereinigung Rogerianische Psychotherapie (VRP)	FORUM Personzentrierte Psychotherapie, Ausbildung und Praxis (FORUM/APG)	Institut für Personzentrierte Studien (APG/IPS)
Theorie	342 h, u. a. Persönlichkeitstheorie, Entwicklungspsychologie, Therapietheorie, Praxeologie, Diagnostik und Indikation, Gendlin's Experiencing, Psychosomatik, Gruppentherapie, Umgang mit Krisen etc.	Mind. 325 h → Pflichtseminare (160 h): u. a. Grundlagen Personzentrierter Theorie, Schriften von C. Rogers, prozessuale Diagnostik und Technik, ethische Aspekte, Verhältnis zu anderen psychotherapeutischen Ansätzen Wahlpflichtfächer (165 h) (im Rahmen des ULG der Uni Wien): 1. Vertiefung und Weiterentwicklung des Personzentrierten Ansatzes 2. Der Personzentrierte Ansatz und die humanistische Identität 3. Der Personzentrierte Ansatz in Auseinandersetzung mit anderen Grundorientierungen 4. Setting und Methoden 5. Zielgruppen 6. Störungsbilder aus der Sicht der Personzentrierten Psychotherapie		
Psychotherapeutische Tätigkeit unter Supervision		Mind. 600 h, davon mind. 400 h im Zweiersetting mit Erwachsenen	Mitte bzw. Ende des 2. Ausbildungsjahres → mind. 600 h, davon mind. 400 h im Zweiersetting	Nach dem Statuskolloquium (nach frühestens 1,5 Jahren) → mind. 600 h, davon mind. 300 h im Zweiersetting
Supervision der eigenen Praxis	Mind. 120 h, davon 30 h in der geschlossenen Ausbildungsgruppe, 90 h im Zweier- oder Gruppensetting	Mind. 150 h, davon 50 h Supervision im Zweiersetting	Mind. 120 h, davon mind. 50 h im Zweiersetting und mind. 50 h in Form von Praxiswerkstatt	Mind. 170 h, davon mind. 40 h im Zweiersetting und 100 h in Form von 2 Praxisgruppen

(Fortsetzung)

Tab. 5.5 (Fortsetzung)

	Österreichische Gesellschaft für wissenschaftliche, klientenzentrierte Psychotherapie und Personorientierte Gesprächsführung (ÖGWG)	Vereinigung Rogerianische Psychotherapie (VRP)	FORUM Personzentrierte Psychotherapie, Ausbildung und Praxis (FORUM/APG)	Institut für Personzentrierte Studien (APG/IPS)
Format der Ausbildung	Geschlossene Ausbildungsgruppe mit 12–14 Tln., fix festgelegte Blockwochenenden	Kann zu beliebigem Zeitpunkt begonnen werden, da einzelne Veranstaltungen frei wählbar; Lernweg kann individuell gestaltet werden		
Abschluss	Schriftliche Abschlussarbeit	Schriftliche Abschlussarbeit Abschlussprüfung	Schriftliche Arbeit Abschlussreflexion	Schriftliche Arbeit Abschlusskolloquium
Möglichkeiten der Akademisierung		Optional MA über Kooperation mit ULG der Universität Wien oder mit Bertha von Suttner Privatuniversität	Optional MA über Kooperation mit ULG der Universität Wien	Optional MA über Kooperation mit ULG der Universität Wien
Kosten	€ 31.000 bis € 35.000	€ 23.000 bis € 25.000 + € 7700 für MA ULG Wien bzw. € 15.600 für MA bei der Bertha von Suttner Privatuniversität (4 Semester à € 3900)	€ 25.000 + € 7700 für MA	€ 26.200 + € 7700 für MA
Sonstiges	Zur Vertiefung der Ausbildungsinhalte, zum Studium von Literatur und zur Intervision treffen sich Tln. eines Lehrgangs in regionalen Kleingruppen → über den gesamten Verlauf der Ausbildung (im Ausmaß von zumindest 40 h im Arbeitsjahr)			
Website	www.oegwg.at	www.vrp.at	www.apg-forum.at	www.apg-ips.at

5.6   Psychodrama[6]

Zur Geschichte der Methode

- Begründer: Jakob Levy Moreno (1889–1974); studierte Medizin und Philosophie in Wien, Verfasser expressionistischer Texte und Herausgeber philosophischer Monatshefte, Gründer eines Stegreiftheaters, Projekte mit Flüchtlingen, Prostituierten etc.; wurde von spielenden Kindern in Wiener Parks inspiriert und sah im Rollenspiel wesentliche Elemente für die später von ihm entwickelte Methode, z. B. Improvisation, szenisches Darstellen, Suchen von kreativen Lösungen, Rollenübernahme und Rollentausch; Gemeindearzt in Bad Vöslau und Werksarzt in der dortigen Kammgarnfabrik, erste soziometrische Beobachtungen und Interventionen im Flüchtlingslager Mitterndorf; entwickelte die „Bühne ohne Zuschauer", emigrierte 1925 in die USA, wo er seine soziometrischen Studien in einer staatlichen Erziehungsanstalt für Mädchen und in der Strafvollzugsanstalt Sing-Sing fortsetzte
- 1932 Moreno prägt den Begriff Gruppenpsychotherapie
- 1936 Gründung des psychiatrischen Privatsanatoriums in Beacon, New York, mit der von ihm entwickelten ersten Psychodrama-Bühne
- 1942 gründete Moreno das erste Soziometrische Institut in New York
- Gründung von verschiedenen Zeitschriften; wurde national und international zum begehrten Referenten
- 1957 gründete Moreno die Akademie für Psychodrama und Gruppenpsychotherapie
- Es entstanden verschiedene Varianten des Psychodramas: klassisch, behavioral und analytisch
- In den letzten zwei Jahrzehnten kam es zu einer theoretischen Vertiefung hinsichtlich Spontaneität-Kreativität, Rollentheorie, Neurowissenschaft und existenzieller Dialektik; weitere praktische Differenzierung in diversen Bereichen, z. B. Psychodrama für transgenerationales Arbeiten, traumaspezifische Anwendungen, Kinderpsychodrama sowie eine Verfeinerung der psychodramatischen Aufstellungsarbeit und der Anwendung in Einzeltherapie (Monodrama)

---

[6]Text mit Unterstützung von Jutta Fürst erstellt

Menschenbild

- Mensch als ganzheitliches Wesen (körperlich, geistig, emotional)
- Mensch als Gruppenwesen; von Beginn an soziales Wesen, das ohne andere nicht existiert
- Mensch als spontanes, kreatives und in Rollen handelndes Wesen
- Mensch als freies Wesen, das für seine Handlungen und das Gesamte verantwortlich ist

Persönlichkeits- und Entwicklungstheorie

- Das Konstrukt einer Persönlichkeit besteht aus Rollen
- Mensch handelt nicht nur zeitweise in Rollen, sondern existiert nicht außerhalb von Rollen
- *Rolle* ist das Resultat der Wechselwirkung von Interaktionen mit anderen → ist ohne den anderen nicht denkbar
- Rollen entwickeln sich durch zwischenmenschliche Erfahrungen und sind an Erwartungen sowie an eine konkrete Funktion geknüpft
- Rollen werden zugeschrieben, aber auch persönlich gewählt
- Persönlichkeitsentwicklung hängt demnach unmittelbar mit der Rollenentwicklung (körperlich, emotional, geistig) zusammen

Störungslehre

- Moreno wollte die gesunden Anteile jedes Menschen stärken; allerdings erstellte er auch Rollen-, Kreativitäts-/Spontaneitäts- und Netzwerkpathologien
- Moreno hat sich zeitlebens gegen Etikettierungen verwehrt
- Als psychisch gesunder Mensch wird ein kreativer, spontaner Mensch gesehen, der nicht in seinen Rollen gefangen ist, sondern diese flexibel verwenden kann und verantwortungsvoll handelt
- Krankheit entsteht durch Einschränkungen der Kreativität und Spontaneität, Rollenfixierung und Rollendefizite

Therapietheorie

- Ziele der Therapie: Rollenentwicklung und Rollenerweiterung, Erweiterung des persönlichen Handlungs-, Gefühls- und Denkspielraumes, Förderung von Kreativität und Spontaneität, Verständnis für soziale Prozesse

- Heilung durch Begegnung und durch heilsame Beziehungen
- Schaffung therapeutischer Situationen nach dem Modell des Lebens
- Brücke zwischen den inneren Geschichten und Fantasien und der äußeren Welt soll mithilfe der psychodramatischen Inszenierung in einer „Als-ob-Realität" hergestellt werden
- Bedeutung von Katharsis → heilende Wirkung des Nacherlebens und Ausagierens von belastenden Erfahrungen unter neuen Bedingungen
- Triadisches System als Basis für therapeutisches Handeln bestehend aus Gruppenpsychotherapie, Soziometrie und Psychodrama:
  - *Gruppenpsychotherapie:* Fokus liegt auf Interaktionen und Begegnung eines Individuums mit anderen Menschen, Objekten und seiner Umgebung
  - *Soziometrie:* Diagnostikinstrument für Gruppen, Beziehungsstruktur der Szene wird erfasst → Messung, Darstellung, Analyse und Interpretation sozialer Beziehungen der Individuen in Gruppen
  - *Psychodrama:* szenisches Spiel, in dem die individuelle und kollektive Wirklichkeit von Patient:innen dargestellt wird; Ziel ist dabei das bessere Verstehen einer Situation
- *Indikation:* für alle psychische Störungen, sofern die Bereitschaft für die Arbeit mit diesem Ansatz gegeben ist
- *Kontraindikation:* keine

Angewendete Methoden/Techniken/Settings

- *Setting:* sitzend und im Raum bewegend
- *Frequenz:* wöchentlich, vierzehntägig bzw. Wochenendgruppen im ambulanten Setting, mehrmals pro Woche im stationären Setting

Psychodrama ist Therapie in der Gruppe, durch die Gruppe und für die Gruppe ebenso wie Therapie im Zweiersetting.
Psychodrama, in welcher Form auch immer, ist Denken und Handeln in Beziehungsstrukturen. Die anderen werden nicht nur mitgedacht, sondern Beziehungen werden durch szenische Arbeit lebendig, wodurch auch die darin liegenden Ressourcen zugänglich gemacht werden.

Klassisches Psychodrama

Eine Einheit besteht aus drei Phasen:

1. *Initialphase:* Erschaffen einer offenen und angstfreien Atmosphäre, die den Austausch von Ideen, Gefühlen Gedanken und Erinnerungen ermöglicht; Szenen aus der persönlichen Lebensgeschichte werden zum Thema gemacht; Entwicklung der Lust am Spiel
   Aufgabe von Psychodramaleiter:in: Anregen einer angenehmen Atmosphäre, intuitives soziometrisches Wahrnehmen der Struktur und Dynamik der Gruppe, Einsatz von Techniken und prozessförderlichen Interventionen

2. *Handlungs- und Spielphase:*
   – *Im protagonistenzentrierten Psychodrama:* Protagonist (= Hauptdarsteller) richtet die ausgewählte Szene ein und wählt Mitspieler aus der Gruppe aus; Szene wird durchgespielt bzw. wiederholt → Durch Wiedererleben und Neugestaltung wird eine Befreiung von missglückter Ursprungssituation erfahren; zusätzlich gibt es Handlungstechniken, wie z. B. Rollentausch, Doppeln und Spiegeln, die diesen Prozess begünstigen; im Zweiersetting erfolgt eine entsprechende Anpassung der Vorgangsweise
   Aufgabe von Psychodramaleiter:in: Zur-Verfügung-Stellen des technischen Instrumentariums, um Problem möglichst optimal bearbeiten zu können; Beobachtung des Spiels und der Gruppe
   – *Im gruppenzentrierten Psychodrama:* Teilnehmer:innen wählen ein Thema, das für alle von Bedeutung ist; die Rollen werden selbst gewählt und spontan aus dem Stegreif umgesetzt

3. *Abschlussphase:* Nachbesprechung; Mitspieler:innen und Zuschauer:innen teilen ihre Gefühle und Gedanken mit, Sharing (= Mitteilen von ähnlich erlebten Situationen der Gruppenmitglieder); Szene wird analysiert, durchgearbeitet, verstanden und integriert; „Processing" schließt die Phase ab, dabei werden folgende Fragen beantwortet: Warum wurde gerade diese Szene gespielt? Weshalb spielte wer welche Rolle? Was hat dieses Thema mit der Gruppe zu tun?
   Aufgabe von Psychodramaleiter:in: Anleitung von Rollenfeedback, Sharing und Processing

Weitere wichtige Aspekte:

- *Bühne* oder Spielfläche ist abgegrenzt vom Kreis derer, die nicht mitspielen, um die besondere Situation des Spiels im „Als-ob-Modus" zu betonen
- *Protagonist:in* spielt nach Einkleidung der Mitspieler (Hilfs-Iche) in ihre Rollen, wobei die Regie Protagonist:in obliegt → Dabei wird Vergangenes oder Zukünftiges gegenwärtig und das Vorgestellte real
- Es entsteht eine hohe emotionale Beteiligung, obgleich es sich um „Semirealität" handelt, in der Distanz gewahrt werden kann und es sich nicht um die Wirklichkeit des realen Problems handelt → Dadurch wird Einsichtsgewinnung möglich
- Protagonist:innen erfahren dadurch Selbstwirksamkeit und lernen wieder die „Regie" in ihrem eigenen Leben zu übernehmen
- *Mitspieler:* Hilfs-Iche, darunter auch Gegenspieler (Antagonisten), haben verschiedene Aufgaben: Übernahme von Rollen, die für Protagonist:in von Bedeutung sind im szenischen Spiel, Äußern von Feedback in der Reflexionsphase etc.
- Nicht darstellende Gruppenmitglieder sind auch beteiligt, da sie sich mit Personen auf der Bühne und ihren Gefühlen identifizieren, indem das auf der Bühne Erlebte zur Assoziation bezüglich eigener Erfahrungen führt → Dabei kommt es zur Zuschauerkatharsis

Nach Petzold werden vier Anwendungsweise unterschieden:

1. **Personen- oder protagonistenzentriertes Psychodrama:** Fokus liegt auf Protagonist:in, deren verdrängte Erlebnisse, eigene Geschichte und Assoziationen
2. **Gruppengerichtetes Psychodrama:** Verbindung von Therapie im Zweiersetting und Gruppentherapie, indem ein Gruppenmitglied ein Thema bearbeitet, das für alle Teilnehmenden bedeutsam ist
3. **Themenzentriertes Psychodrama:** Dabei wird entweder von Leiter:in ein Thema vorgegeben oder von der Gruppe eigenständig entwickelt und von jedem Gruppenmitglied kurz szenisch dargestellt
4. **Gruppenzentriertes Psychodrama:** Befasst sich mit der sozialen Situation der Gruppe, den Beziehungen untereinander sowie den Verhaltensmustern; Fokus liegt auf Art und Weise der Interaktion

Zentrale psychodramatische Techniken:

- *Doppeln:* Ein Gruppenmitglied oder Leiter:in stellt sich neben oder seitlich hinter Protagonist:in und versucht deren Gefühle und innere Stimmen auszudrücken; kann durch Einnehmen der gleichen Haltung und Position erleichtert werden → erfordert Einfühlung und Fähigkeit, in diesem Moment Abstand von den eigenen Gefühlen und Bedürfnissen zu nehmen
- *Spiegeln:* Ein Gruppenmitglied stellt Protagonist:in nach einer Beobachtungsphase auf der Bühne dar; somit sieht diese als Zuschauer:in sich selbst und ist mit dem eigenen Spiegelbild konfrontiert
- *Rollentausch:* Protagonist:in übernimmt die Rolle von Antagonist:in und erweitert damit eigene Perspektive → Es kommt folglich zu einer Lockerung von verhärteten Positionen und der Zunahme von Verständnis für die Zusammenhänge

Weitere Settings:

- *Monodrama:* Protagonist:in spielt alle benötigten Rollen entweder selbst oder es werden Symbole und leere Stühle verwendet
- In der *Paar- und Familientherapie* wird zum Unterschied zur Gruppentherapie nicht mit Stellvertreter:innen gearbeitet, da die realen Personen anwesend sind
- *Soziodrama:* Instrument, mit dem durch dramatische Methoden soziale Strukturen und Konflikte ermittelt und verändert werden können. Es findet besonders Anwendung in der Arbeit mit Großgruppen, Organisationen und gesellschaftlichen Problemen

Praxisbeispiel

Patientin mit Panikattacken

„Clara leidet seit zwei Jahren unter Panikattacken, die bald nach ihrem Wechsel von einer festen Stelle bei der Bank zur selbstständigen Finanzberaterin aufgetreten waren. Sie beschreibt ihre Panikattacken wie plötzliche Umklammerung, die ihr die Luft nehmen. Für die Besetzung der Panikattacke wählt sie eine ältere, mütterlich wirkende Gruppenteilnehmerin, die sie von hinten ergreifen und festhalten soll. Im Rollentausch mit der Panikattacke ist

zu sehen, dass diese die Protagonistin eher bremst und zurückhält, wie man ein Pferd durch Anziehen der Zügel daran hindern will, auszubrechen, es fällt der Satz: ‚Ich muss Clara zurückhalten, damit sie nicht in ihr Unglück rennt.' Clara kann diesen Ausdruck spontan ihrer Mutter zuordnen und erinnert sich, dass sie als Kind überwiegend mit Jungen gespielt hat und sich besonders bei sogenannten Mutproben einige Blessuren geholt hat. Die Besorgnis der Mutter und ihre Ermahnungen seien damals durchaus berechtigt gewesen.

In Weiterführung der Psychodrama-Szene dreht sich Clara um, wendet sich der Panikattacke zu und setzt sich mit ihr (unter mehrmaligem Rollentausch) auseinander, wobei argumentiert wird, dass Clara ja inzwischen erwachsen geworden sei und gelernt habe, selbst auf sich aufzupassen. Die Panikattacke zeigt sich zwar skeptisch und ist nicht ohne Weiteres bereit, ihre Rolle als Schutz-funktion aufzugeben, aber ‚wenn Clara wirklich so gut auf sich aufpassen kann, wie sie behauptet, kann ich mich vielleicht mehr zurücknehmen'.*" [aus: Bender, W. & Stadler, C. (2012). *Psychodrama-Therapie. Grundlagen, Methodik und Anwendungsgebiete.* Schattauer, S. 72; mit freundlicher Genehmigung des Verlags].

Verwendete Literatur* und Literaturempfehlungen

Ameln, v. F. & Kramer, J. (2014). *Psychodrama: Grundlagen.* Springer.

Biegler-Vitek, G. & Wicher, M. (Hrsg.) (2014). *Psychodrama-Psychotherapie mit Kindern und Jugendlichen.* Facultas.

Fürst, J., Ottomeyer, K. & Pruckner, H. (Hrsg.) (2004). *Psychodrama-Therapie. Ein Handbuch.* Facultas.

Kern, S. & Hintermeier, S. (2018). *Psychodrama-Psychotherapie im Einzel-setting.* Facultas.

Kriz, J. (2014). Psychodrama. In ders., *Grundkonzepte der Psychotherapie.* 7. vollst. überarb. u. erw. Aufl. (S. 227–231). Beltz.

*Kunz Mehlstaub, S. & Stadler, C. (2018). *Psychodrama-Therapie.* Kohl-hammer.

Stadler, C. & Kern, S. (2010). *Psychodrama: Eine Einführung.* Springer.

*Vater, G., Wieser, M. & Ruhs, A. (2011). Psychodrama. In G. Stumm (Hrsg.), *Psychotherapie. Schulen und Methoden. Eine Orientierungshilfe für Theorie und Praxis.* 3. vollst. überarb. u. erw. Aufl. (S. 173–184). Falter.

Ausbildungsmöglichkeiten in Österreich
(Siehe Tab. 5.6)

Tab. 5.6 Informationen zur Fachausbildung für Psychodrama

	Österreichischer Arbeitskreis für Gruppentherapie und Gruppendynamik – Fachsektion Psychodrama (ÖAGG – PD)	Sigmund Freud Privat Universität Wien (SFU)
Ausbildungsort	Wien, St. Pölten, Salzburg, Graz, Klagenfurt	Wien
Voraussetzungen und Aufnahmeverfahren	Universitätsreife + Einzelgespräch mit einer Lehrtherapeut:in + 1 Aufnahmeseminar	Universitätsreife + 2 Aufnahmegespräche + 1 Aufnahmeseminar
Mindestdauer bzw. realistischer Durchschnittswert	Mind. 8 Semester → realistische Dauer 4–5 Jahre	Mind. 6 Semester → realistische Dauer 3–4 Jahre
Selbsterfahrung/ Lehrtherapie	Mind. 306 h, davon 80 h Einzel und 226 h Gruppe	Mind. 260 h, davon 50 h Einzel und 210 h Gruppe
Theorie	469 h, u. a. Persönlichkeitsentwicklung, Methodik und Technik, Persönlichkeits- und Interaktionstheorien, Literaturseminare	525 h, u. a. Persönlichkeitsentwicklung, Persönlichkeits- und Interaktionstheorien, schulenübergreifende Krankheitslehre, Methodik und Technik
Psychotherapeutische Tätigkeit unter Supervision	Ab 5. Semester nach Beurteilung der persönlichen und fachlichen Qualifizierung	600 h mit folgenden Anteilen: Co-Leitung einer Psychodramatherapiegruppe (80 h); Leitung einer Psychodramatherapiegruppe (80 h); Psychotherapeutische Tätigkeit im Zweiersetting (100 h); Weitere psychotherapeutische Tätigkeit nach Wahl (340 h)
Supervision der eigenen Praxis	Mind. 120 h im Zweier- (40 h) und Gruppensetting (80 h)	Mind. 120 h, davon mind. 15 im dyadischen Setting
Format der Ausbildung	Geschlossene Ausbildungsgruppen an unterschiedlichen Standorten mit festgelegtem Zeitplan; Möglichkeit der Schwerpunktbildung: Kinder- und Jugendlichentherapie sowie Sexualtherapie ab dem 5. Semester	Ausbildungsbeginn jeweils im Wintersemester; kontinuierliche Ausbildungsgruppe; Lehrveranstaltungen für Bachelor- und Magisterstudien methodenübergreifend

(Fortsetzung)

Tab. 5.6 (Fortsetzung)

	Österreichischer Arbeitskreis für Gruppentherapie und Gruppendynamik – Fachsektion Psychodrama (ÖAGG – PD)	Sigmund Freud Privat Universität Wien (SFU)
Abschluss	Masterarbeit + Abschlusskolloquium	Schriftliche Abschlussarbeit über drei Fälle im Zweiersetting (jeweils mind. 12 h) oder über eine Gruppe (mind. 8 Sitzungen); Abschlussarbeit kann integrierter Bestandteil der Magisterarbeit sein + mündliche Abschlussprüfung
Möglichkeiten der Akademisierung	Kooperation mit Paris Lodron-Universität Salzburg → „Master of Science" Kooperation mit Bertha von Suttner Privat Universität St. Pölten → „Master of Arts"	Abschluss: Magister der Psychotherapiewissenschaft
Kosten	€ 35.884 (inkl. Master, Lehrtherapie etc.)	€ 32.400 + Lehrtherapie + € 18.900 für Bakk.- und Mag.-Studium
Website	www.psychodrama-austria.at	www.ptw.sfu.ac.at/de/studium/therapieschulen-wpf/psychodrama/

6

Systemische Orientierung

Diese speist sich aus System- und Kommunikationstheorien und erkenntnistheoretisch aus dem Konstruktivismus. Ausgehend von der Familientherapie werden Probleme in Beziehungszusammenhängen betrachtet und unter Hintanhaltung von pathologischen Etikettierungen.

Methodisch liegt der Fokus auf Kompetenzen und Fähigkeiten bzw. einer *Ressourcen- und Lösungsorientierung* und nicht auf einer Ursachensuche. Durch Impulse wie Fragetechniken sollen neue Sicht- und Verhaltensweisen angeregt werden, die zu passenderen Lösungen beitragen. Diese werden nicht von außen gesteuert, sondern im Sinne von *Selbstorganisation* über Neuerzählungen *(narrative Perspektive)* von den Klient:innen konstruiert.

Tendenziell ist die Therapiedauer kürzer als in der psychodynamischen oder humanistischen Orientierung angelegt, was sich auch in der durchschnittlichen Dauer von Lehrtherapien widerspiegelt.

N. Eller und G. Stumm, *Psychotherapieausbildung in Österreich*, https://doi.org/10.1007/978-3-662-67068-2_6

6.1   Systemische Familientherapie[1]

Die nur in Österreich vergebene Zusatzbezeichnung „Systemische Familientherapie" ist insofern irreführend, als mit der absolvierten Ausbildung in einer
der anerkannten Ausbildungseinrichtung nicht nur die Berechtigung zur Arbeit
mit Familien erworben wird, sondern auch mit einzelnen Personen, Paaren
und Gruppen. Daher wäre auch hierzulande „Systemische Psychotherapie" die
korrekte Bezeichnung.

Zur Geschichte der Methode

- Systemisch orientierte Therapien haben ihre Wurzeln in der Familien-
  therapie:
  - *Psychoanalytisch orientierte Familientherapie* als Vorläufer (ab 1950er-
    Jahre): Beziehung zwischen Familienmitgliedern im Fokus, Schwer-
    punkt auf transgenerationalen Loyalitäten, Bewusstmachen der
    unausgeglichenen „Konten" (u. a. Ivan Boszormenyi-Nagy, Geraldine
    Spark, Helm Stierlin)
  - *Strukturelle Familientherapie* (ab 1960er-Jahre): Grenzen, Struktur und
    Subsysteme sowie Macht im Familiensystem sind wesentlich; Begriffe
    wie Triangulation, verstrickte und losgelöste Familien, dysfunktionale
    Muster spielen eine bedeutsame Rolle; Problem des Familiensystems
    drückt sich durch die Symptomatik des Individuums („Indexpatient")
    aus; Therapeut:in stark steuernd → *„Kontrollmodell";* Annahme: Wenn
    die Familienstruktur, die Grenzen und Hierarchien klar geregelt sind,
    verschwinden Symptome (u. a. Salvador Minuchin, Mara Selvini-
    Palazzoli)
  - *Erfahrungszentrierte Familientherapie:* Vorgehensweisen und Konzepte,
    die eine Nähe zur Humanistischen Psychologie aufweisen; Themen
    wie Autonomie, Wachstum, Begegnung, Ganzheit, Einzigartigkeit
    sind wesentlich; Rollen und Regeln sowie Kommunikationsformen
    im Familiensystem stehen im Fokus (u. a. Virginia Satir, Peggy Papp,
    Walter Kempler)
  - *Strategische Familientherapie* (1970er–1980er-Jahre): Probleme werden
    als suboptimale Lösungsversuche begriffen; Augenmerk auf Inter-
    aktionsmuster, die problematisches/symptomatisches Verhalten auf-

---

[1] Text mit Unterstützung von Carmen C. Unterholzer und Noah A. Artner.

rechterhalten; Begriff des „Doublebind" wird relevant (u. a. am Mental Research Institute, sog. Palo-Alto-Gruppe, darunter Gregory Bateson, Jay Haley, Paul Watzlawick; zu deren kommunikationstheoretischem Beitrag siehe weiter unten)

- In den späten 80ern im Zuge der Suche nach fundierenden Theorien Rückgriff auf Biologie, Kommunikationstheorien und Systemtheorie; dies trug entscheidend zur sogenannten *Kybernetik zweiter Ordnung* bei (= Beobachtung vom Beobachter), wobei von einer Außensteuerung des Klient:innensystems weitestgehend abgesehen werden soll (Abschied vom Kontrollmodell)
- Damit verbunden Aufschwung von Ansätzen, die Lösungen als Ko-Kreation zwischen Klient:innen und Therapeut:innen und Therapie als dialogischer Raum verstehen:
  - *Narrativer Ansatz:* Konstruktivismus rückte in den Vordergrund; Psychotherapie als „Erzählung", Problemsysteme werden durch diese aufrechterhalten; deshalb werden lebensbeherrschende Problemgeschichten externalisiert, d. h. das problematische Verhalten wird von der Person „losgelöst"; systemisch-narrative Fragen hinterfragen „Glaubenssätze"; dies ermöglicht Räume für neue Narrationen, durch die Veränderung möglich wird (u. a. Harry Goolishian, Harlene Anderson)
  - *Lösungsorientierte Kurzzeittherapie:* Arbeit wird stark auf vorhandene Ressourcen eines Systems ausgerichtet; es gibt dabei ein konkretes Ziel; anstelle der Problematik werden die situativen Ausnahmen in den Blick genommen; Aufmerksamkeit auf Lösungswege (Steve de Shazer, Insoo Kim Berg)

> Neben narrativen und lösungsorientierten Ansätzen werden in der aktuellen fachspezifischen Ausbildung auch hypnosystemische und problemorientierte Ansätze vermittelt.

Menschenbild

- Positives Menschenbild → *ressourcenorientiert*
- Mensch wird als informationsverarbeitendes System gesehen, als aktiver „Erfinder" seiner Umwelt, die zwar außerhalb des Selbst wahrgenommen wird, aber nur „in ihm" gedeutet und erfahren werden kann

- Mensch als autonomes System → keine zielgerichtete Steuerung von außen möglich
- Mensch als variables, sich gemeinschaftlich konstituierendes Wesen, welches sich je nach Situation und Kontext vielfältig darstellt
- Ganzheitliche Betrachtung des Menschen als bio-psycho-soziales System

Persönlichkeits- und Entwicklungstheorie

- Person als operational geschlossenes System → stellt eine geordnete Einheit dar, klar abgegrenzt von anderen Elementen, z. B. Familie
- Gesamtpotenzial von Denk-, Fühl- und Verhaltensmustern (= Funktionsmuster) → selbstorganisierte „Schemata", also Muster der Wahrnehmung, des Erlebens und des Verhaltens
- Persönlichkeit: vernetzte Struktur von prozessualen Mustern → *Attraktoren* = Ordnungen, auf die ein Prozess von unterschiedlichen Ausgangszuständen zuläuft
- Produkt von „Erzählungen" (= *Narrative*)
- System strebt selbstgesteuert nach *Gleichgewicht* unter Bewahrung des eigenen Organismus (Eigendynamik); dies gilt gerade auch bei (strukturellen) Veränderungen

Störungslehre

- Symptome entstehen, wenn das betreffende System in eine Art Ungleichgewicht gerät
- Symptome erfüllen Funktionen, sind kontextabhängig und haben einen bestimmten „Nutzen" → wird nicht nur als negativ und korrekturwürdig betrachtet
- Subjektive Sichtweise → Therapeut:in hat keinen Wahrheits- oder Objektivitätsanspruch (jede Diagnose ist eine subjektive Konstruktion)
- Diagnostik erfolgt in Form von Hypothesenbildung innerhalb der Prozessdiagnostik
- Verhaltensauffälligkeit bzw. Symptom werden nicht als Eigenschaft angesehen, sondern als passendes Sinnbild für etwas in der Familie/Gesellschaft
- Um ein Symptom zu verstehen, werden keine kausal-linearen Ursache-Wirkungsketten betrachtet, sondern komplexe zirkuläre Zusammenhänge → *zirkuläres Denken*

Therapietheorie

- Theoretische Fundierung wurde vor allem von zwei Strömungen beeinflusst:

  - **Kommunikationstheoretische Fundierung** → wurde vor allem in der Palo-Alto-Gruppe erarbeitet, fünf Axiome menschlicher Kommunikation von Watzlawick
  - **Systemtheoretische Fundierung** → entstand aus dem Diskurs interdisziplinärer Systemtheorie, die anfangs von den Naturwissenschaften ausging; dazu gehören verschiedene Theoriekonzepte wie *Autopoiese* (= Theorie der sich selbst erzeugenden lebenden Systeme), *Rückkoppelung/Zirkularität*, Konzept des Sinnattraktors, Nichtlinearität etc.
    Synergetische Systemtheorie: fokussiert Fragen wie jene nach Stabilität, Überstabilität, Veränderung, Emergenz, Ordnungs-Ordnungs-Übergänge, Attraktoren und deren Bedingungen → allgemeine Prinzipien therapeutischen Handelns
- *Konstruktivismus:* ist als erkenntnistheoretischer Ansatz zentrales Theoriefundament
- Therapie wird als *Sprachspiel* verstanden → Konversation von Klient:in und Therapeut:in über das Thema/Problem
- Systemische Interventionen zielen vor allem auf die Veränderungen der Beziehungen und auf die Zuschreibung von Bedeutungen
- Um eine Wirkung zu erzielen, ist es nützlich, Systeme zu „verstören" → Ziel ist dabei, eingefahrene Muster zu irritieren bzw. aufzuweichen, Wechselwirkungen zu fokussieren, Sichtweisen zu erweitern und neue Verhaltens- und Erlebensweisen zu ermöglichen
- Position des „Nicht-Wissens" von Therapeut:in; Fokussierung auf Anliegen, Lebenskenntnisse und Kompetenzen der Klient*innen (im Gegensatz zu einer Expert:innenhaltung)
- Mit Bezug zu Bindungstheorie: Beachtung der Auswirkung der Bindungsgeschichte von Klient:innen auf deren Paarbeziehungen sowie den Beziehungen zu eigenen Kindern
- *Indikation:* Paar- und Familienthemen, Beziehungsprobleme, bei psychischen Störungen wie Ängsten, Depressionen, Essstörungen, Zwängen, Persönlichkeitsstörungen, Sucht, Traumafolgestörungen & Schizophrenie
- *Kontraindikation:* nicht bekannt

Angewendete Methoden/Techniken/Settings

- *Setting:* Zweiersetting (gegenübersitzend), Gruppen, Paare, Familie, Multifamilien, Paargruppen, Helfersysteme, auch aufsuchend („home treatment")
- *Frequenz:* meist 14-tägig, in krisenhaften Situationen 1-mal wöchentlich; bei Paar- und Familientherapien meist größerer Abstand zwischen den Sitzungen
- *Therapeutische Haltung:* wertschätzender Dialog, ressourcenorientiert, therapeutische Neugier, Anerkennen der Kompetenzen der Klient:innen, Allparteilichkeit, Respekt, Akzeptanz der Autonomie von Klient:innen und ihrer jeweiligen Einstellungen
- Zahlreiche und vielfältige **Methoden und Techniken:**
  - *Joining:* Kreieren eines angenehmen Einstiegs, dient Kontaktaufnahme, Beziehungsaufbau, erstes Einfühlen in das System, erste Hypothesenbildung, erfolgt auf der Basis von Ressourcenorientierung im Hier und Jetzt
  - *Systemische Fragen:* dienen dazu, versteinerte Konstruktionen wieder zu verflüssigen, ermöglichen neue Sichtweisen, spezielle Fragetechniken, z. B. zirkuläre, hypothetische, zukunftsorientierte Fragen, Wunderfrage, Skalierungsfragen, Fragen nach Ausnahmen
  - *Reframing:* Umdeutung, negative Aspekte und Probleme werden in einen veränderten Verstehens- und Interpretationsrahmen gestellt und folglich neu bewertet
  - *180-Grad-Interventionen* (frühere paradoxe Intervention): Umkehrung der bisherigen Lösungsversuche, also in die entgegengesetzte Richtung, um dysfunktionale Verhaltensmuster zu irritieren; z. B. bei Waschzwang: statt des Versuchs, das Waschen zu vermeiden, das Waschen noch öfter als bisher auszuüben; oder statt die magersüchtige Tochter zum Essen aufzufordern, den Kühlschrank leer lassen
  - *Arbeit mit Metaphern:* Konstruktionen von Klient:in und Therapeut:in ermöglichen neue Perspektiven des Verstehens und Erlebens von scheinbar Bekanntem zu erzeugen
  - *Rituale:* Erfindung von neuen oder Veränderung von Ritualen, die Lösungen fördern oder Probleme verstören sollen
  - *Stellen von (Familien-)Skulpturen:* in Form eines pantomimischen Bildes werden bestimmte familiäre Beziehungen und Haltungen dargestellt; ein Familienmitglied hat dabei die Funktion von

„Bildhauer:in", wodurch den anderen Personen entsprechende Anweisungen gegeben und somit bestimmte Haltungen eingenommen werden

- *Familienaufstellungen:* Familien- oder Problemstrukturen werden über andere Gruppenteilnehmer:innen (= Repräsentant:innen) von Klient:in aufgestellt; diese werden gebeten, ihre Wahrnehmungen und Empfindungen mitzuteilen; oft wird dadurch der Kern einer Problematik sichtbar und festgefahrene Bilder können verändert werden
- *Familienbrett:* Auf einem Holzbrett werden mittels Figuren Familienmitglieder und deren Beziehungen zueinander aufgestellt und betrachtet
- *Genogramm:* Form der Familienanamnese; es werden Geburtsdaten, Großelterngeneration, wichtige Familienereignisse und wichtige Personen, die zur Kernfamilie gehören, grafisch mit standardisierten Symbolen dargestellt
- *Hausaufgaben („intersession tasks"):* Klient:innen erhalten Aufgaben, die zwischen den Therapiesitzungen durchgeführt werden sollen, zumeist Beobachtungs- oder Verhaltensaufgaben, die das Problem verstören oder dem angestrebten Ziel näherbringen sollen
- *Reflecting Team* (nach Tom Andersen): Reflektieren von mehreren Therapeut:innen vor Klient:innen – hinter dem Einwegspiegel oder im selben Raum möglich
- *Narratives Arbeiten* an dominanten und alternativen Geschichten, Neu-, Um- und Wiedererzählen der eigenen Erzählung sowie Biografiearbeit
- *Externalisieren:* Trennung von Person und Problem als Möglichkeit der Problemdissoziation, um sich von problembehafteten Beschreibungen ihres Lebens, ihrer Beziehung, ihrer Arbeit etc. zu lösen, die Wechselbeziehungen zwischen Mensch und Problem zu erforschen und sich lohnendere, neuartige Geschichten anzueignen
- *Internalisieren:* bei Eintreten einer positiven Veränderung, am Ende eines therapeutischen Prozesses → Festschreiben der erreichten Lösung als Kompetenz der Klient:in, um Kompetenzen und Fähigkeiten, die zu Lösungen geführt haben, als Ressourcen der Person zu beschreiben, um neue Verhaltensweisen zu würdigen, bestätigen
- *Teilearbeit:* viele verschiedene Modelle, von Virginia Satirs „Parts Party" über das „innere Parlament" von Gunther Schmidt bis zur „inneren

Familie" (Richard C. Schwartz), ausgehend von Idee, dass innere Wirklichkeit kein homogenes, in sich stimmiges und monolithisches Ganzes ist, sondern dass sie multidimensional, multimodal ist; Person hat eine Vielzahl psychisch unterschiedlicher Seiten, ist polypsychisch
- *Timeline/Zeitlinie:* kreatives Visualisieren und Rekonstruieren von Biografieverläufen, -phasen oder -prozessen mittels Seils oder Therapiematerialien wie Postkarten, Symbolen, Figuren, etc.

Praxisbeispiel

Lebende Skulptur

„Kontext war eine systemische Kurztherapie mit einem jungen Paar (beide 27 Jahre, beide Studenten), das seit sieben Jahren zusammen war. Therapieanlass war, dass die Frau im Nachhinein von einer zurückliegenden Außenbeziehung seinerseits erfahren hatte. Sie war sehr enttäuscht und emotional belastet angesichts dieses Vertrauensbruchs. In der zweiten Stunde wurde beiden vorgeschlagen, je eine Paarskulptur zu ‚bauen'. Die Frau gestaltete ihre Version der gegenwärtigen Situation des Paares folgendermaßen: Beide stehen sich – mit ca. einem halben Meter Abstand – aufrecht gegenüber, sehen sich an und halten sich an den Händen. Nach ihrer Befindlichkeit in dieser Position gefragt, sagt er ‚unsicher' und ihr fällt plötzlich auf, dass sie in dieser Skulptur ihren Partner mit dem einen Arm ‚zu sich hinzieht'– gleichzeitig jedoch mit dem anderen Arm ‚wegdrückt'. Dabei fühle sie sich angespannt und angestrengt. Vor diesem Hintergrund wurde ihr erstmals deutlich, dass sie nicht nur ‚Opfer', sondern ebenso auch ‚Täterin' ist, sodass in der Folge genauer besprochen werden konnte, auf welche Weise sie ihn zu sich zieht und wie sie ihn wegschiebt, welche Rolle seine Außenbeziehung und seine Neigung zu scheinbar passivem und ausweichendem Verhalten spielt, und mit welchen biografischen Wurzeln diese Paar-Interaktion zusammenhängt." [aus: Sydow von, K. (2007). Systemische Psychotherapie mit Familien, Paaren und Einzelnen. In: C. Reimer, J. Eckert, M. Hautzinger & E. Wilke (Hrsg.), *Psychotherapie: Ein Lehrbuch für Ärzte und Psychologen.* 3. vollst. neu bearb. Aufl. (S. 289–315). Springer, S. 301f.; mit freundlicher Genehmigung des Verlags].

Verwendete Literatur* und Literaturempfehlungen

Knapp und kompakt:
*Brandl-Nebehay, A., Hinsch, J. & Steiner, E. (2011). Systemische Familientherapie. In G. Stumm (Hrsg), *Psychotherapie. Schulen und Methoden. Eine Orientierungshilfe für Theorie und Praxis.* 3. vollst. überarb. u. erw. Aufl. (S. 253–264). Falter.
*Kriz, J. (2014). Systemische Therapie. In ders., *Grundkonzepte der Psychotherapie.* 7. vollst. überarb. u. erw. Aufl. (S. 245–301). Beltz.
*Kriz, J. (2017). Systemische Familientherapie. In T. Slunecko (Hrsg.), *Psychotherapie. Eine Einführung.* 2. vollst. überarb. Aufl. (S. 240–281). Facultas-Universitätsverlag.
Ludewig, K. (2021). *Einführung in die theoretischen Grundlagen der systemischen Therapie.* Carl Auer.
Neuberger, S., Lenz, C. & Seidler, I. (2020). *Systemische Familientherapie.* Facultas.

Etwas ausführlicher, aber sehr informativ:
Hanswille, R. (Hrsg.) (2022). *Basiswissen Systemische Therapie.* Vandenhoeck & Ruprecht.
Schlippe, A. v. & Schweitzer, J. (2019). *Gewusst wie, gewusst warum: Die Logik systemischer Interventionen.* Vandenhoeck & Ruprecht.
*Van Sydow, K. (2015). *Systemische Therapie.* Ernst Reinhardt.

Sehr ausführlich und umfassend:
Levold, T. & Wirsching, M. (Hrsg.) (2020). *Systemische Therapie und Beratung – das große Lehrbuch.* Carl Auer.
Sydow von K. & Borst, U. (Hrsg.) (2018). *Systemische Therapie in der Praxis.* Beltz.

Ausbildungsmöglichkeiten in Österreich
(Siehe Tab. 6.1)

Tab. 6.1 Informationen zur Fachausbildung für Systemische Familientherapie

	Österreichischer Arbeitskreis für Gruppentherapie und Gruppendynamik - Fachsektion Systemische Familientherapie (ÖAGG - SF)	Österreichische Arbeitsgemeinschaft für systemische Therapie und systemische Studien (ÖAS)	Lehranstalt für systemische Familientherapie der Erzdiözese Wien für Berufstätige (LA-SF)
Ausbildungsorte	Wien, Linz, Tainach (Kärnten) und Semriach (Steiermark)	Wien, Graz, Salzburg, Innsbruck	Wien, Linz
Voraussetzungen und Aufnahmeverfahren	Schriftliche Bewerbung+Auswahlgespräch bei 2 Lehrtherapeut:innen	Schriftliche Bewerbung+Aufnahmegespräch+Auswahlseminar	Schriftliche Bewerbung+ 2 Auswahlgespräche+ Auswahlseminar
Mindestdauer bzw. realistische Durchschnittsdauer	4–5 Jahre	4–5 Jahre	4 Jahre
Selbsterfahrung/Lehrtherapie	Mind. 248 h, davon 80 h im Zweiersetting und 168 h Gruppe	Mind. 240 h, davon 80 h im Zweiersetting und 160 h Gruppe	Mind. 200 h, davon 80 h im Zweiersetting und 120 Gruppe
Theorie	Theorie/Methodik: 432 h 1. Ausbildungsabschnitt: grundlegende Theorie der systemischen Familientherapie 2. Ausbildungsabschnitt: Systemische Paartherapie Systemische Diagnostik 5 Seminare zur störungsspezifischen Perspektive Systemische Gruppentherapie Systemische Kinder- und Jugendlichenpsychotherapie * Arbeiten in Kooperation mit anderen Systemen im Gesundheitsbereich	390 h, u. a. Familientherapie, Systemtheorie & Konstruktivismus, Haltung & therapeutische Beziehung, Geschichte der systemischen Therapie & Theorie, systemischen Ansätze, Methoden, Settings, systemische Diagnostik, Fallverstehen, Prozessgestaltung, Forschung sowie Querschnittsthemen wie Migration, Gender, Diversity, Kultursensibilität, alternative Paar- und Familienmodelle	380 h, u. a. Entwicklung d. Familientherapie, Theorie lebender Systeme, sozialer Konstruktivismus, Interventionen, systemtheoretische Grundlagen, Fallverstehen und Prozessgestaltung, systemische Diagnostik

(Fortsetzung)

Tab. 6.1 (Fortsetzung)

	Österreichischer Arbeitskreis für Gruppentherapie und Gruppendynamik - Fachsektion Systemische Familientherapie (ÖAGG - SF)	Österreichische Arbeitsgemeinschaft für systemische Therapie und systemische Studien (ÖAS)	Lehranstalt für systemische Familientherapie der Erzdiözese Wien für Berufstätige (LA-SF)
Psychotherapeutische Tätigkeit unter Supervision	Nach Screening (bestehend aus Live-Supervision im Rollenspielsetting); mind. 600 h, davon mind. 100 h im Mehrpersonenkontext	Absolvierung der Block- und Abendseminare des ersten Ausbildungsabschnitts, eines Großteils der erforderlichen Praktika (mind. die Hälfte), etwa der Hälfte der Selbsterfahrung im Zweiersetting (ca. 40 h) sowie schriftliche Evaluation des eigenen Lernprozesses, schriftliche Reflexion eines therapieähnlichen Gesprächs, schriftlicher Praktikumsbericht, Abschlusskolloquium des ersten Abschnittes	Zustimmung Lehrgangsleitung; Ausbildungseinheiten (240 AE); Supervision (80 AE); Peergroup (100 AE); Selbsterfahrung (100 AE); Absolvierung des 1. und 2. Kolloquiums; 150 h Klinisches Praktikum mind.; 230 h psychosoziales Praktikum; Praktikumssupervision (30 h); 100 Praktikumsprotokolle (Beobachtung von Lehrtherapeut:innen bei Therapiesitzungen und Festhalten des Gesehenen und Gelernten)
Supervision der eigenen Praxis	Mind. 208 h, davon 168 h Peergruppensupervision und 40 h Einzel- oder Kleingruppensupervision	Mind. 220 h in Kleingruppen + 40 h Lehrsupervision	Mind. 220 h in Kleingruppen

(Fortsetzung)

Tab. 6.1 (Fortsetzung)

	Österreichischer Arbeitskreis für Gruppentherapie und Gruppendynamik - Fachsektion Systemische Familientherapie (ÖAGG - SF)	Österreichische Arbeitsgemeinschaft für systemische Therapie und systemische Studien (ÖAS)	Lehranstalt für systemische Familientherapie der Erzdiözese Wien für Berufstätige (LA-SF)
Format der Ausbildung	Geschlossene Ausbildungsgruppe (16–18 Tln.)	Standort Wien: 2 Jahre geschlossene Gruppe (14 Tln.), danach Wahlmodulsystem Andere Bundesländer: 4 Jahre geschlossene Ausbildungsgruppe (16–20 Tln.) Sigmund Freud Privat-Universität (SFU): Kohorten im Wahlfach gemischt, ca. 10–20 Tln. je nach Veranstaltungsformat	Geschlossene Ausbildungsgruppe (22–24 Tln.)
Abschluss	Abschlussarbeit und Abschlusskolloquium	2 schriftliche Falldokumentationen + theoretische Arbeit + 2 Live-Fallsupervisionen oder Therapiegespräche aufgezeichnet (Video oder Audio)	Abschlussarbeit + Abschlusskolloquium
Möglichkeiten der Akademisierung	Optional BA/MA über Kooperation mit der Bertha von Suttner Privatuniversität	Optional BA pth bzw. Mag. pth über Kooperation mit SFU bzw. MA (CE) über Kooperation mit Universitätslehrgang der Universität Wien und la:sf	Optional MA (CE) über Kooperation mit Universitätslehrgang der Universität Wien und ÖAS
Kosten	€ 26.272 bis € 31.872 + Kosten für BA: € 26.400 MA: € 15.600	Ca. € 33.400 + Kosten bei Studiengang an der SFU zwischen € 4.000 und 7.500 pro Semester bzw. + € 20.000 für MA an der Universität Wien	€ 26.000 (exkl. Lehrtherapie) + € 20.000 für MA an der Universität Wien
Website	www.systemischetherapie.oeagg.at/ systemischetherapie.oeagg.at	www.oeas.at	www.lasf.at

7

Verhaltenstherapeutische Orientierung

Eng an die akademische Psychologie angelehnt sind in diesem Paradigma vor allem umschriebene Probleme und dysfunktionale Verhaltensweisen der Ausgangspunkt des therapeutischen Handelns. Dabei wird das, was sich in der Praxis bewährt hat und durch Forschungsergebnisse bekräftigt wird, in die therapeutische Arbeit integriert, in der Regel mit dem Ziel der *Problembewältigung*. Dies hatte zur Folge, dass eine Reihe von recht unterschiedlichen Vorgangsweisen anzutreffen ist, die teilweise je nach Problemlage bzw. Störung angewendet werden *(Störungsorientierung)*. Aus den lerntheoretischen Grundlagen abgeleitete Methoden stellen dabei nur mehr einen Ausschnitt aus einem breit aufgestellten und von geplantem und strukturiertem Vorgehen gekennzeichneten Methodenbogen dar.

Die therapeutische Beziehung wird in erster Linie als transparente *Arbeitsbeziehung* aufgefasst, in der die Psychotherapeut:innen insbesondere ihre methodische Expertise einbringen und die Klient:innen mit Blick auf ihre Selbstverantwortung gewissermaßen Kooperationspartner sind, bis hin zur Durchführung von Hausaufgaben.

Die Dauer der Lehrtherapien bewegt sich im Vergleich zu den psychodynamischen und humanistischen Ansätzen im unteren Bereich.

7.1   Verhaltenstherapie[1]

Zur Geschichte der Methode

- Entwickelte sich ab 1930 aus experimenteller Psychologie sowie Lern-theorien → keine einzelne Gründungsperson, vielmehr breiter Bezug auf das Ideengut von Einzelpersonen aus der Forschung, die selbst nicht therapeutisch tätig waren (u. a. Pawlow und Skinner)
- Nach dem Zweiten Weltkrieg neue Entwicklungsimpulse: in den USA „operante Konditionierung" (Watson), in Südafrika „Systematische Desensibilisierung" (Wolpe)
- In 1950er-Jahren wird erstmals der Begriff „Verhaltenstherapie" in einer englischsprachigen Publikation verwendet (Lazarus)
- Konzeptuelle Erweiterung der theoretischen Grundlagen und stärkere Konzentration auf die konkreten Anforderungen in der Praxis → Lern-theorien rückten in den Hintergrund
- *„Kognitive Wende"* in den 1970er Jahren → Kognitive Theorien sowie sozialpsychologische, entwicklungspsychologische und handlungs-theoretische Erkenntnisse und Konzepte wurden einbezogen → Integration von inneren Prozessen wie Gedanken, Gefühle und Vor-stellungen (Kognitive Verhaltenstherapie)
- *„Klinische Wende"* in 1980er und 1990er Jahre → Methoden zur Behandlung spezifischer psychischer Störungen (Verhaltenstherapie) und psychosomatischer Krankheiten (Verhaltensmedizin)
- Ab 1990er-Jahre *„dritte Welle der Verhaltenstherapie"* → Konzepte und Vorgehensweisen basierend auf den Bindungstheorien (Schematherapie) sowie der Achtsamkeitspraxis (Dialektisch-Behaviorale Therapie, Akzeptanz- und Commitment-Therapie, Metakognitive-Therapie etc.)
- Weitere Wellen ergeben sich aus einem zunehmenden Einbezug von Bio-grafie, Emotionen und Beziehungsorientierung

Menschenbild

- Mensch wird als sich selbst steuerndes, aktiv und planvoll handelndes Individuum betrachtet → Verhalten und Denken stehen unter Einfluss der Umwelt und Anlagen sowie der Selbstregulation (bio-psycho-soziales Modell)

---

[1] Text mit Unterstützung von Erwin Parfy

- Komplexes Mensch-Umwelt-System → Mensch und Umwelt beeinflussen einander gegenseitig, stellen jedoch auch eigene Systeme dar, innerhalb derer Rückkopplungen und Wechselbeziehungen vorhanden sind und Veränderung möglich ist (interaktionistisches Modell)

Persönlichkeits- und Entwicklungstheorie

Persönlichkeitstheorie

- Die Person verarbeitet Erfahrungen mit ihrer körperlichen Struktur, ihren Emotionen und Kognitionen und reagiert dabei mit Verhalten; anhand ihrer Bedürfnisse werden Ziele angestrebt und Pläne zu deren Erreichung entworfen
- Typisch für jede Person ist die Herausbildung von *Schemata* → Erfahrungsstrukturen von bestimmten Interaktionen mit der Umwelt zur besseren Orientierung und Selbstregulation (kognitiv-emotionale Schemata) → Diese werden im Alltag aktiviert und führen zu wiederkehrenden Erlebnis- und Handlungsmustern
- *Selbst:* in sich rückgekoppeltes Reaktionssystem, das in Form von Prozessen die Selbstregulation (Selbstwahrnehmung, Selbstbewertung, Selbstverstärkung) oder Selbstkontrolle als Sonderfall der Selbstregulation (= Widerstehen einer Versuchung/Ertragen einer unangenehmen Situation) gewährleistet

Entwicklungstheorie

- *Umweltfaktoren,* inklusive der damit verbundenen psychosozialen Erfahrungen wie (soziale) Verstärkung, Modelllernen und Bindung, beeinflussen die Entwicklungspotenziale des Menschen
- *Selbstregulation:* ausgleichende Kompetenz unter weniger günstigen Bedingungen (u. a. über Belohnungsaufschub, Selbstbelohnung als Selbstverstärkung bzw. Stolz über eigene Wirksamkeit)

Störungslehre

- Gesundheit und Krankheit werden als Ausprägungen auf einem Kontinuum betrachtet
- *Biopsychosoziales Störungsmodell:* Auf der Basis einer genetischen Disposition bzw. biologischer Einflussfaktoren von frühen Lernerfahrungen oder Bewältigungsschwierigkeiten in der Kindheit und

einer maladaptiven Verarbeitung können spezifische Belastungen und ungünstige Umgebungsfaktoren zur Auslösung und Aufrechterhaltung spezifischer Störungen beitragen

- *Stress-Vulnerabilitäts-Coping-Modell:* Störungen werden ausgelöst, wenn biologisch-genetische, kognitive und behaviorale „Vulnerabilitätsfaktoren" mit ungünstigen Umweltbedingungen zusammenwirken
- Durch Zusammenwirken von Risikofaktoren (u. a. chronisch belastete Beziehungen in der Familie, traumatisierende Ereignisse, biologische Faktoren) und protektiven Faktoren (u. a. eigene Stärken, emotionale Bindungen, Integration in soziale Netzwerke) ergibt sich die individuelle Prädisposition zur Entwicklung einer psychischen Erkrankung
- Lerntheorien dienen als eine Grundlage für Erklärungen zur Entstehung und Aufrechterhaltung von problematischen Verhaltensweisen bzw. von Störungsbildern; dies impliziert „Änderungs-Wissen", d. h. Wissen dazu, wie Veränderung stattfinden kann (siehe dazu Therapiepraxis)
- Neben auslösenden Faktoren für eine psychische Erkrankung werden in der Verhaltenstherapie auch aufrechterhaltende Faktoren in den Blick genommen

Therapietheorie

- Ausgangspunkt sind Probleme in der Gegenwart, die möglichst zielgerichtet und problemorientiert gelöst werden sollen
- Kontinuierliche Problemanalyse (Mikro-/Makroanalyse) mit Analyse von äußeren und inneren Bedingungen des Problems
- Früher meist störungsspezifisches, zielgerichtetes und systematisches Vorgehen, d. h. klar strukturierte und problemspezifische Therapiekonzepte und Methoden je nach Störungsbild
- Heute oft transdiagnostisch, also über mehrere Diagnosegruppen hinweg, und prozessorientiert an den Einzelfall angepasst
- Therapie betont kognitions- bzw. emotionsverändernde und übende (verhaltensändernde) Perspektive
- Verhaltensorientierung → Einstellungsänderungen lassen sich häufig am schnellsten durch eine passende Verhaltensänderung erreichen, wobei den neu gewonnenen Erfahrungen mit sich selbst und anderen eine besondere Wirkkraft zukommt
- Neugefundene Denk- und Verhaltenslösungen sollen durch wiederholtes erfolgreiches Praktizieren gefestigt werden, da nur so eine dauerhafte Veränderung erzielt werden kann → Dabei sind übende Methoden wie Rollenspiele oder Hausaufgaben bedeutsam

- *Indikation und Kontraindikation:* Durch breit gefächerte störungsspezifische und transdiagnostische Ansätze lässt sich maßgeschneidert auf den Einzelfall ohne Ausnahme ein potenziell hilfreiches Beziehungsangebot gestalten

Angewendete Methoden/Techniken/Settings

- *Setting/Frequenz:* idealerweise 1-mal pro Woche (in Krisen auch 2-mal), doch abhängig vom Leidensdruck, den finanziellen Möglichkeiten und dem bereits eingetretenen Therapiefortschritt durchaus auch in größeren Abständen (14-tägig, monatlich)

Klinische und verhaltenstherapeutische Diagnostik

- Störungsspezifisches Vorgehen bedingt exakte Diagnose, da für unterschiedliche Störungen spezifische Behandlungskonzepte vorliegen → Diagnose nach Klassifikationsschema (ICD-10)
- Entwurf eines bio-psycho-sozialen Modells als Erklärungsmodell für vorliegende psychische Störung (siehe Störungslehre)
- Problem- und Verhaltensanalyse (z. B. Plananalyse, Grundannahmen, maladaptive Schemata, Analyse der Emotionalität)

Individuelle Fallkonzeption bzw. Phasen des therapeutischen Prozesses

Diagnostik wird in Störungs- und Veränderungsmodelle integriert:

1. *Zielformulierung:* handlungsrelevante Formulierungen, mit denen Veränderungen in Richtung erwünschter Zustände überprüft werden können
2. *Therapieplanung:* z. B., mit welchen störungsspezifischen Konzepten zu arbeiten ist
3. *Psychoedukation:* Patient:in wird über Störung und deren Behandlung informiert, dadurch Außenbetrachtung des Problemverhaltens
4. *Ressourcenaktivierung:* bestehende Ressourcen nutzen
5. *Problemaktualisierung und Einsatz spezifischer Methoden zur Problembewältigung:* Veränderungen können nur stattfinden, wenn ein Problem – kognitiv, emotional, psychophysiologisch, motorisch – erlebt wird; Patient:in soll sich folglich negativen Emotionen und Situationen stellen, um korrigierende Erfahrungen machen zu können (= Exposition); Bearbeitung der eigenen Biografie als weiterreichender Ansatz
6. *Transfer:* Das in der Therapie erworbene Denken und Verhalten soll in Realsituationen ausgeführt bzw. überprüft werden
7. *Stabilisierung der erworbenen Fähigkeiten:* Generalisierung auf andere Situationen

Methoden und Techniken

Vielzahl an unterschiedlichen Vorgangsweisen, wobei die Gemeinsamkeit darin besteht, dass der Ansatzpunkt auf verhaltensbezogene (behaviorale), körperlich-affektive und gedankliche (kognitive) Anteile der Symptomatik gelegt wird:

- *Arbeit mit Emotionen:* mittels Konfrontation, Exposition, emotionszentrierte Methoden und Schematherapie:
  - *Exposition:* Dabei handelt es sich um Konfrontation mit dem angstauslösenden Reiz; „Systematische Desensibilisierung" → „Bewältigungs-Desensibilisierung"; „Flooding" (Reiz-Überflutung) → „graduiertes Flooding" → graduierte (abgestufte) Exposition
  - *Schematherapie:* Zugrunde liegende „maladaptive Schemata" (entstanden durch frühe Frustration in zentralem Grundbedürfnis nach Bindung, Autonomie, Kontrolle, Selbstwert) werden im Alltag oft aktiviert; es rücken dadurch meist starke Gefühle, gedankliche Verarbeitungsmuster und Handlungsimpulse in den Vordergrund, mit dem therapeutischen Ziel, zu einer angemesseneren Verarbeitung und zu adaptiven Verhaltensweisen zu gelangen

- *Arbeit mit Kognitionen:* nach kognitivem Modell von Beck, metakognitive Therapie, Akzeptanz- und Commitment-Therapie, Fertigkeitstrainings, Psychoedukation, „Sokratische Gesprächsführung":
  - *Fertigkeiten-Trainings/Kompetenztrainings,* um Verhaltensdefizite auszugleichen und neue Verhaltensmuster aufzubauen; für verschiedene Problembereiche und Störungen, z. B. bei Borderline-Persönlichkeitsstörungen für Fertigkeiten der Stresstoleranz und Emotionsregulation
  - *Psychoedukation:* Wissensvermittlung, z. B. über Störungsbild
  - *Sokratische Gesprächsführung:* Patienten werden durch spezifische Fragetechnik dazu angehalten, eigene Antworten und alternative Sichtweisen zu finden und dafür eigene Ressourcen zu nützen

- *Bezug zu sich selbst:* mittels Selbstkontrolle, Selbstsicherheit, Selbstwertgefühl, Achtsamkeit, Mitgefühl, euthyme Verfahren:
  - *Aufbau von Selbstkontrollfähigkeiten:* Veränderung des Selbstregulationssystems über das Erlernen und Anwenden verhaltensorientierter Strategien; Aufbau von Selbstkontrolle durch Selbstbeobachtung, Stimuluskontrolle und Verhaltensverträge
  - *Achtsamkeitsbasierte Ansätze:* aus traditionellem buddhistischem Meditationsprinzip abgeleitete Techniken; Aufmerksamkeitslenkung

auf das „Hier und Jetzt" sowie absichtsvoller und nicht wertender Fokus auf das bewusste Erleben des gegenwärtigen Moments

- *Euthyme Verfahren:* Konzentration auf positive Aspekte des Lebens wie Freude, Ausgeglichenheit, Wohlbefinden und Genuss; Erlernen, wie positive Gefühle initiiert und zugelassen werden sowie Entdecken neuer, wohltuender Verhaltensweisen

• *Arbeit mit Körper:*
- *Progressive Muskelentspannung:* Zusammenhang zwischen psychischer und muskulärer Spannung, auf kurzzeitige Anspannung einer Muskelgruppe folgt mit der Zeit eine vertiefte Entspannung des Körpers, wodurch wiederum eine psychische Entspannung hervorgerufen wird, systematisches Anspannen und Entspannen von Muskelgruppen
- *Biofeedback:* Durch kontinuierliche Rückmeldung von Körpersignalen oder Körperfunktionen (z. B. akustisch oder optisch) ist eine Beeinflussung von Körperfunktionen möglich, die ansonsten „automatisch" ablaufen und damit der bewussten Veränderung schwer zugänglich sind; kann für die Steuerung von Körperfunktionen wie Herzfrequenz, Blutdruck, Schweißsekretion, periphere Durchblutung, Atmung sowie elektro-physiologische Hirnaktivitäten angewendet werden
- *Neurofeedback:* Therapieverfahren zur gezielten Beeinflussung neuronaler Prozesse

• *Lerntheoretische Methoden:* operante Methoden, Modelllernen

• *Stärkung allgemeiner Gesundheitsfaktoren:* Ressourcenaktivierung, Resilienzförderung

Praxisbeispiel

Arbeit mit Sokratischem Dialog und Gedankenprotokoll einer jungen Frau mit Depression

„Frau Elisabeth N., eine 27-jährige ledige Sekretärin, kommt wegen einer depressiven Verstimmung, aufgetreten in zeitlichem Zusammenhang mit der Beendigung einer Partnerschaft, in Behandlung. Aus der Kindheit/Jugend ist eine lange Geschichte von Abwertungen durch den Vater erwähnenswert: Sie suchte vergeblich die Anerkennung des Vaters zu erreichen. Im Gedankenprotokoll beschreibt sie als auslösende Situation für die besondere Niedergeschlagenheit in der letzten Woche das Lesen der Kontaktanzeigen in der Samstagszeitung. Beim Lesen sei sie sehr niedergeschlagen und verzweifelt geworden und es seien ihr verschiedene Gedanken durch den Kopf gegangen: ‚Ich werde nie einen

passablen Mann finden', ,Ich bin zu uninteressant', ,Ich bin langweilig'. Bei der Besprechung dieser Gedanken in der Therapiestunde wird die Patientin gefragt, ob sie dazu auch irgendwelche Erinnerungen aus ihrer Lebensgeschichte habe. Sie erinnert sich an eine Szene zu Hause am Mittagstisch, als sie ihren Eltern gerne etwas für sie Wichtiges erzählen wollte und der Vater geantwortet habe: ,Halt den Mund, niemand interessiert sich für deine Geschichten!' Bei der Erzählung dieser Erinnerung kommen der Patientin kurz die Tränen. Als wichtigster ,heißer' Gedanke wird von der Patientin der Gedanke ,Ich bin langweilig' ausgewählt (weil er mit den meisten Emotionen verbunden ist). In der vierten Spalte des Gedankenprotokolls geht es nun darum, Beweise für den heißen Gedanken ,Ich bin langweilig' zu finden. Die Patientin erinnert einige Szenen aus der Kindheit, aber auch aus der Gegenwart. So hätte ihr Ex-Freund Thomas oft gesagt: ,Halt den Mund, davon verstehst du nichts', vor allem dann, wenn sie mit seinen Freunden beisammensaßen und über Fußball oder Fischen diskutierten. Er hätte ihr oft vorgeworfen, dass sie sich für nichts interessiere und nur vor dem Fernsehapparat sitze. Bei der Besprechung der fünften Spalte (Beweise, die die heißen Gedanken nicht stützen) wird die Patientin gefragt, was dafür spricht, dass der Gedanke ,Ich bin langweilig' vielleicht nicht zutrifft. Die Patientin ist ziemlich ratlos. Hier setzt nun die Therapeutin wieder mit dem sokratischen Dialog ein und fragt die Patientin, ob sie früher, bevor sie Thomas kennengelernt habe, irgendwelche Interessen gehabt hätte. Daraufhin hellt sich das Gesicht der Patientin auf und sie berichtet, dass sie früher sehr gerne geritten sei, sogar Reitunterricht gegeben habe und dass sie auch gerne in der Früh gelaufen sei (nach ihrem Dienst als Kellnerin). Mit anderen Pferdeliebhaber:innen habe sie auch immer viel zu diskutieren gewusst und hätte nicht als langweilig gegolten. Thomas aber habe Pferde und Reiten gehasst, er wolle auch, dass sie nicht mehr als Kellnerin arbeitet, und auch ihr oftmaliges Jogging fand er blöd. Weil er es so wollte, habe sie alles aufgegeben. Als Information aus dieser Diskussion nimmt die Patientin mit, dass sie offenbar nicht als langweilig gilt, wenn sie mit Gleichgesinnten bzw. Menschen mit gleichen Interessen zusammen ist. Dies führt auch in der sechsten Spalte des Gedankenprotokolls zu dem alternativen Gedanken: ,Ich wirke langweilig, wenn ich mit Menschen zusammen bin, deren Interessen ich nicht teile, aber wenn ich mit Gleichgesinnten zusammen bin, bin ich durchaus nicht langweilig.' Dieser alternative Gedanke bewirkt, dass die vorhergehende Traurigkeit jetzt doch deutlich weniger ausgeprägt ist (Spalte sieben: Gefühle jetzt).

Aus dem vorhin Gesagten ergibt sich ein Aktionsplan, nämlich, dass es sinnvoll wäre, Kontakte zu Gleichgesinnten zu suchen und vielleicht wieder mit dem Reiten anzufangen, zu laufen, eventuell den Job zu wechseln etc. Trotzdem bleibt als offensichtlich tieferliegendes Problem die schwierige Partnerwahl der Patientin. Warum hat sie es so lange mit ihrem Freund Thomas ausgehalten, *der sie über lange Zeit schlecht behandelt und abgewertet hat? Hier ist der Gedanke ‚Ich bin langweilig' möglicherweise auch eine tieferliegende Grundannahme (Schema), die sich im Laufe der Kindheit und Jugend im Rahmen eines bestimmten Elternverhaltens entwickelt hat und die durch entsprechende (oft nicht bewusste) Partnerwahl bestätigt wird."* [aus: Parfy, E., Schuch, B. & Lenz, G. (2016). *Verhaltenstherapie. Moderne Ansätze für Theorie und Praxis.* 2. vollst. überarb. Aufl. UTB-Facultas Universitätsverlag, S. 121–123; mit freundlicher Genehmigung des Verlags].

Verwendete Literatur* und Literaturempfehlungen

Einführend:
*Maderthaner, M. (2011). Klassische und Kognitive Verhaltenstherapie. In G. Stumm (Hrsg.), *Psychotherapie. Schulen und Methoden. Eine Orientierungshilfe für Theorie und Praxis.* 3. vollst. überarb. u. erw. Aufl. (S 141–167). Falter.

*Parfy, E. (2017). Verhaltenstherapie. In T. Slunecko (Hrsg.). *Psychotherapie. Eine Einführung.* 2. vollst. überarb. Aufl. (S 125–152). Facultas-Universitätsverlag.

Parfy, E. (2021). *Verhaltenstherapie.* Facultas.

*Parfy, E., Schuch, B. & Lenz, G. (2016). *Verhaltenstherapie. Moderne Ansätze für Theorie und Praxis.* 2. vollst. überarb. Aufl. UTB-Facultas Universitätsverlag.

Vertiefend:
Hayes, S.C., Strohsal, K.D., & Wilson, K.G. (2004). *Akzeptanz- und Commitment-Therapie. Ein erlebnisorientierter Ansatz zur Verhaltensänderung.* CIP-Medien.

Kanfer, F.H., Reinecker, H. & Schmelzer, D. (1990). *Selbstmanagement-Therapie.* Springer.

Linehan, M.M. (1996). *Dialektisch-Behaviorale Therapie der Borderline-Persönlichkeitsstörung.* CIP-Medien.

Young, J., Klosko, J. & Weishaar, M. (2005). *Schematherapie. Ein praxisorientiertes Handbuch.* Junfermann.

Ausbildungsmöglichkeiten in Österreich
(Siehe Tab. 7.1)

Tab. 7.1 Informationen zur Fachausbildung für Verhaltenstherapie

	Arbeitsgemeinschaft für Verhaltensmodifikation (AVM)	Universität für Weiterbildung Krems (UWK)	Österreichische Gesellschaft für Verhaltenstherapie (ÖGVT)	Sigmund Freud Privat Universität Wien (SFU)
Ausbildungsort	Salzburg, Wien, Graz, Kärnten	Krems	Wien, Vorarlberg, Regionalstellen in Innsbruck und Graz	Wien, Linz
Voraussetzungen und Aufnahmeverfahren	Zweitägiger Aufnahmeworkshop mit Gruppenselbsterfahrung + 4 Eignungsgesprächen mit Lehrtherapeut:innen bzw. der Geschäftsführung	Motivationsschreiben + 3 Aufnahmeinterviews + Aufnahmeseminar	2 Aufnahmegespräche (Motivation, Literatur) + ein zweitägiges Gruppenseminar	2 Aufnahmegespräche bei Lehrtherapeut:innen + Ein ganztägiges Aufnahmeseminar
Mindestdauer bzw. realistischer Durchschnittswert	4–6 Jahre	7 Semester	4–6 Jahre	Mindestens 3–4 Jahre
Selbsterfahrung/Lehrtherapie	200 h, davon mind. 50 im Zweiersetting und mind. 150 Gruppenselbsterfahrung	200 h davon mind. 60 h im Zweiersetting und mind. 140 h Gruppe	Mind. 356 h, davon 80 im Zweiersetting und 150 Gruppe + 126 h Lehrtherapie	200 h, davon mind. 50 im Zweiersetting und mind. 150 Gruppe

(Fortsetzung)

Tab. 7.1   (Fortsetzung)

	Arbeitsgemeinschaft für Verhaltensmodifikation (AVM)	Universität für Weiterbildung Krems (UWK)	Österreichische Gesellschaft für Verhaltenstherapie (ÖGVT)	Sigmund Freud Privat Universität Wien (SFU)
Theorie	505 h in methodischen Workshops und vertiefenden Kleingruppen + Literaturselbststudium + Falldokumentation + Teilnahme an Plenarsitzungen des regionalen Arbeitskreises + Fallvortrag Zwei Abschnitte: 1) Basiskompetenzen und klinische Anwendung 2) Klinische Anwendung mit praktischer Arbeit unter Supervision	370 h mit u. a. Diagnostik und Psychopathologie, Kognitive, Achtsamkeitsbasierte und emotionsfokussierten Techniken, störungsspezifische Verhaltenstherapie, DBT, Verhaltens- und Problemanalyse	340 h, u. a. Schwerpunkt Kognitive Therapie, Persönlichkeits- und Interaktionstheorien, Schematherapie, achtsamkeitsbasierte Ansätze, Fachliteratur; eingangs 3 verpflichtende Seminare (zentrale Konzepte, Problemanalyse, ICD), danach sind individuelle Schwerpunktsetzungen möglich	420 h auf 6 Semester Verteilt: Wissenschaftliche Grundlagen, verhaltenstherapeutische Diagnostik, Psychopathologie, Psychopharmakologie, Krankheitslehre und -modelle, Behandlungstechniken, Persönlichkeitstheorien, störungsspezifische Seminare, schematherapeutische Ansätze, Skills-Training, DBT, Alter und Geriatrie
Psychotherapeutische Tätigkeit unter Supervision	Prüfung über den ersten Ausbildungsabschnitt, Absolvierung aller Lehrveranstaltungen des ersten Abschnitts; Mind. 700 h	Praktische und theoretische Prüfung erforderlich	Beginn frühestens nach 18 Monaten, Abschluss der Lehrtherapien und Eignungsgespräch	Beginn nach mind. 3 Semestern Ausbildung und einer Statusprüfung; wöchentliches Setting

(Fortsetzung)

Tab. 7.1 (Fortsetzung)

	Arbeitsgemeinschaft für Verhaltensmodifikation (AVM)	Universität für Weiterbildung Krems (UWK)	Österreichische Gesellschaft für Verhaltenstherapie (ÖGVT)	Sigmund Freud Privat Universität Wien (SFU)
Supervision der eigenen Praxis	140 h bei mind. zwei Lehrtherapeut:innen, davon mind. 50 h im Zweiersetting	120 h, mind. 60 h im Zweiersetting und 60 h Gruppe bei unterschiedlichen Supervisor:innen	Mind. 150 h bei 2 Lehrtherapeut:innen (davon 30 h im Zweiersetting und zwei Gruppen je 60 h)	Mind. 120 h bei mind. 2 Lehrtherapeut:innen (15 h im Zweiersetting und 105 h Kleingruppen)
Format der Ausbildung	Geschlossener Lehrgang mit fixem Curriculum und Ausbildungsgruppe mit ca. 16–22 Tln.	Geschlossene Ausbildungsgruppe mit max. 16 Tln.	Einstieg jederzeit möglich	Geschlossene Ausbildungsgruppe mit fixem Curriculum; Beginn immer nur im Wintersemester; pro Jahrgang 20–30 Tln. – bei Persönlichkeitsentwicklung kleinere Gruppen
Abschluss	Vier schriftliche Fallberichte + Abschlusskolloquium (Falldarstellung mit Diskussion im regionalen Arbeitskreis)	Master-These + mündliche Abschlussprüfung und Defensio	4 schriftliche Fallberichte + Vortrag (Falldarstellung mit Diskussion) + schriftliche Abschlussprüfung	4 schriftliche Falldarstellungen + mündliche Abschlussprüfung (Präsentation einer Falldarstellung mit vertiefenden Fragestellungen zu Theorie und Praxis)
Möglichkeiten der Akademisierung	Optional MA über Kooperation mit Paris-Lodron-Universität Salzburg, Bertha von Suttner Privatuniversität St. Pölten, FH Kärnten, SFU	Verpflichtend Master of Science (CE)	Optional MSc über Kooperation mit der MedUni Wien und MedUni Innsbruck	Optional Bakkalaureat und Magister an der SFU

(Fortsetzung)

Tab. 7.1 (Fortsetzung)

	Arbeitsgemeinschaft für Verhaltensmodifikation (AVM)	Universität für Weiterbildung Krems (UWK)	Österreichische Gesellschaft für Verhaltenstherapie (ÖGVT)	Sigmund Freud Privat Universität Wien (SFU)
Kosten	Ca. € 30.000 + € 15.600 für MA an der Bertha von Suttner Privatuniversität bzw. + € 5960 für MA an der FH Kärnten bzw. + Kosten für ULG an der Paris-Lodron-Universität + Kosten für Bachelor und Magister an der SFU	Ca. € 30.000 (inkl. Selbsterfahrung)	€ 26.505 (exkl. PSV) + € 11.000 für MSc MedUni Wien + € 8.960 für MSc MedUni Innsbruck	Fachspezifikum: € 32.400 + Lehrtherapie + € 18.900 für Bakk.- und Mag.-Studium
Website	https://www.institut-avm.at	https://www.donau-uni.ac.at/de/studium/psychotherapie-verhaltenstherapie.html	ww.oegvt.at	https://ptw.sfu.ac.at/de/studium/therapieschulen-wpf/verhaltenstherapie/

Anhang

Verteilung von Psychotherapeut:innen sowie Psychotherapeut:innen in Ausbildung nach Psychotherapieverfahren

In Österreich sind 21 Methoden staatlich anerkannt, für die nachfolgend die Prozentanteile der Psychotherapeut:innen in Ausbildung (mittlere Spalte) und der in die Psychotherapeut:innenliste eingetragenen Personen (rechte Spalte) ausgewiesen sind (Stand Dez. 2022).

In den Kap. 4, 5, 6, 7 des vorliegenden Buches sind geordnet nach vier Grundorientierungen übrigens nur 19 Beiträge dazu zu finden. Dies erklärt sich daraus, dass zum einen Existenzanalyse bzw. Existenzanalyse und Logotherapie, zum anderen Psychoanalyse/Psychoanalytische Psychotherapie bzw. Psychoanalytisch orientierte Psychotherapie jeweils in einem Beitrag zusammengefasst sind. Die Neuro-Linguistische Psychotherapie wurde bewusst nicht dargestellt, weil es zum gegebenen Zeitpunkt keine Ausbildungsmöglichkeit dafür gibt. Dies ist darauf zurückzuführen, dass die seinerzeitige Anerkennung der Methode rückgängig gemacht wurde.

Aus Tab. A.1 geht hervor, dass fast 50 % aller eingetragenen Psychotherapeut:innen in den drei erstgenannten Methoden ausgebildet sind.

© Der/die Herausgeber bzw. der/die Autor(en), exklusiv lizenziert an Springer-Verlag GmbH, DE, ein Teil von Springer Nature 2024
N. Eller und G. Stumm, *Psychotherapieausbildung in Österreich*,
https://doi.org/10.1007/978-3-662-67068-2

Tab. A.1 Anhang: Anteil der Ausbildungskandidat:innen sowie der eingetragenen Psychotherapeut:innen in Österreich nach Psychotherapieverfahren [aus: Sagerschnig, S. & Pichler, M. (2022). *Ausbildungsstatistik 2021. Daten zum Ausbildungsgeschehen in Psychotherapie, Klinischer Psychologie und Gesundheitspsychologie in Österreich.* Gesundheit Österreich, Wien, S. 28] Quelle: BMSGPK; Berechnungen und Darstellung: GöG

Methoden	Fachspezifikum (Stichtag: 01.06.2020)	Psychotherapeutenliste (Stichtag: 31.12.2019)[1]
Systemische Familientherapie	15,4	23,4
Personzentrierte Psychotherapie[2]	13,8	13,4
Verhaltenstherapie	12,4	12,1
Existenzanalyse	9,7	5,0
Psychoanalyse/Psychoanalytische Psychotherapie	9,1	6,6
Integrative Gestalttherapie	8,5	7,7
Psychodrama	5,7	2,7
Katathym Imaginative Psycho-therapie	5,0	5,1
Individualpsychologie	3,3	6,2
Psychoanalytisch orientierte Psycho-therapie	3,3	3,2
Konzentrative Bewegungstherapie	3,3	0,5
Hypnosepsychotherapie	2,0	1,2
Transaktionsanalytische Psycho-therapie	2,0	1,5
Analytische Psychologie	1,8	1,8
Existenzanalyse und Logotherapie	1,4	1,1
Gestalttheoretische Psychotherapie	1,4	3,3
Gruppenpsychoanalyse/Psycho-analytische Psychotherapie	0,8	0,9
Dynamische Gruppenpsycho-therapie	0,7	1,2
Daseinsanalyse	0,3	2,0
Neuro-Linguistische Psychotherapie	0,1	0,2
Autogene Psychotherapie	<0,1	0,6

[1] Psychotherapeut:innen ohne Zusatzbezeichnung sind in der Grundgesamtheit nicht enthalten. Es wurden alle vorhandenen Zusatzbezeichnungen einer Person gezählt, und der Anteil Letzterer an den Psychotherapiemethoden wurde berechnet

[2] Spalte „Psychotherapeutenliste": Auch jene Personen sind enthalten, die weiterhin die Bezeichnung „Klientenzentrierte Psychotherapie" bzw. „Personenzentrierte Psychotherapie" führen

Im Wesentlichen gleichen die Prozentanteile in den beiden Gruppen einander. Größere Differenzen sind einerseits bei der Ausbildung in Systemischer Familientherapie zu verzeichnen, woraus sich ein Rückgang von 8 % beim Anteil in der momentanen Nachfrage gegenüber dem langjährigen Schnitt ableiten lässt, und umgekehrt bei der Existenzanalyse (Zuwachs des Anteils bei fast 5 %), bei Psychoanalyse/Psychoanalytischer Psychotherapie, Psychoanalytisch orientierter Psychotherapie und Integrativer Therapie (jeweils ca. um 3 % höherer Anteil), was auf die Anerkennung zu einem späteren Zeitpunkt bzw. im Falle des psychoanalytischen Ansatzes auf die Ausweitung um die kürzere Ausbildung in Psychoanalytischer Psychotherapie zurückzuführen sein dürfte. Die negative Differenz beim Anteil der Katathym Imaginativen Psychotherapie (ca. 3 %) könnte entsprechend damit einhergehen.

Überblick Propädeutika

In der folgenden Tab. A.2 wird ein kurzer Überblick über die Anbieter des Psychotherapeutischen Propädeutikums, der ersten Stufe der Psychotherapieausbildung in Österreich, gegeben. Darin finden sich Angaben zu Ausbildungsorten, Kosten, Dauer, Durchführungsmodus, Besonderheiten und Schwerpunkten sowie eine allfällige akademische Anbindung. Die formalen Voraussetzungen für die Zulassung sind in Kap. 1 ausgeführt. Die Kostenangaben stammen von den anerkannten Einrichtungen selbst. Zu beachten ist, ob dabei die vorgeschriebene Selbsterfahrung (SE) bzw. Praktikumssupervision (PSV) inkludiert ist oder nicht. Es handelt sich immer um Mindestwerte, die aber in den meisten Fällen auch die reale Höhe abbilden. Sowohl die Kosten als auch die Dauer können durch eine etwaige Anrechnung entsprechend vermindert werden. Der Durchführungsmodus gibt Auskunft über die Organisationsform, Lehrgangszeiten und Gruppengrößen.

Tab. A.2 Anhang: Informationen zu den Ausbildungsgängen für das Psychotherapeutische Propädeutikum

Ausbildungseinrichtung	Ausbildungsorte	Kosten	Dauer	Durchführungsmodus	Besonderheiten/ Schwerpunkte	Akademische Anbindung
Arbeitsgemeinschaft Personzentrierte Psychotherapie, Gesprächsführung und Supervision (APG) seit 1992	Wien, Linz (OÖ)	Ca. € 8400 (inkl. PSV + SE, davon mind. 20 h im Zweiersetting)	2–2,5 Jahre	Präsenz Berufsbegleitend: Seminare am Wochenende (Fr ab 16 Uhr), abends nur ausnahmsweise Gruppengröße: 20-30 Tln.	Modulares System; Personzentrierter Ansatz Humanistische Orientierung; fundierter Überblick über die Hauptströmungen der Psychotherapie	
ARGE Bildungsmanagement seit 1993	Wien	€ 5980 (zzgl. € 110 für Anmeldung + € 200 für Abschlussprüfung), exkl. SE + PSV	4 Semester (bei Bedarf 1–2 Toleranzsemester)	Überwiegend in Präsenzform, ein Teil im Distance-Learning-Modus via Livestream Kombination aus Wochenenden und Abendterminen Gruppengröße: meist 20–25 Tln.	Breite Information über Schulen und Methoden; Schulen-Blockseminare bzw. weitere sechs Kurzseminare	

(Fortsetzung)

Tab. A.2 (Fortsetzung)

Ausbildungseinrichtung	Ausbildungsorte	Kosten	Dauer	Durchführungsmodus	Besonderheiten/Schwerpunkte	Akademische Anbindung
Bertha von Suttner Privatuniversität St. Pölten seit 2021	Theorieseminare: St. Pölten (NÖ) Praktische Teile: in ganz Österreich	€ 17.000 (exkl. SE + PSV)	2 Jahre (4 Semester); als integraler Bestandteil des 6-semestrigen BA-Programms "Psychosoziale Interventionen"	Berufsbegleitendes Studium mit Präsenzphasen und teils vorgeschalteten "Blended-Learning-Phasen" Gruppengröße: ca. 10–25 Tln. in Theorie-Seminaren	Psychotherapieforschung als Schwerpunkt im Rahmen des BA-Programms	Propädeutikum im Rahmen des Bachelorstudiums "Psychosoziale Interventionen" (Bachelor of Arts, BA; 180 ECTS)
Lehranstalt der Erzdiözese Wien für Berufstätige seit 1992	Wien	€ 7481 bis € 8146 (je nach Rabatt für Gesamt- bzw. Semesterzahlungenexkl. SE + PSV	2 Jahre	Präsenz (ggfs. hybrid) Berufsbegleitend: ca. ein Seminarblock im Monat (ab Do Abend bis So Mittag) Gruppengröße: ca. 30 Tln.	Vergleiche zwischen psychotherapeutischen Schulen; Einführung zu Kinderpsychotherapie	
Österreichischer Arbeitskreis für Gruppentherapie und Gruppendynamik (ÖAGG) seit 1992	Wien, Graz (Steiermark)	€ 7000 - € 8700 (exkl. SE + PSV)	2 Jahre	Präsenz und online Seminare wochentags abends sowie Fr Abend/ Sa ganztags Gruppengröße: max. 30 Tln.	Einstieg jederzeit möglich, flexible Gestaltung, Pflicht- und Wahlseminare, Möglichkeit zu Literaturarbeiten	

(Fortsetzung)

Tab. A.2 (Fortsetzung)

Ausbildungseinrichtung	Ausbildungsorte	Kosten	Dauer	Durchführungsmodus	Besonderheiten/ Schwerpunkte	Akademische Anbindung
Österreichische Gesellschaft für wissenschaftliche, klientenzentrierte Psychotherapie und personorientierte Gesprächsführung (ÖGWG) seit 1991	Wien, Linz (OÖ), Klagenfurt (Kärnten)	€ 6483 (exkl. SE + PSV)	2 Jahre (4 Semester)	Präsenz Berufsbegleitend: Fr 13 bzw. 14 Uhr, Sa ganztags und fallweise So Gruppengröße: max. 30 Tln.	Personzentrierter Ansatz, Humanistische Orientierung	
Österreichisches Trainingszentrum für Neuro-Linguistisches Programmieren und Neuro-Linguistische Psychotherapie seit 1997	Wien, Brunn am Gebirge (NÖ)	€ 5960 (bei Gesamtzahlung im Voraus) exkl. SE + PSV	Ca. 1 Jahr	Präsenz und online Gruppengröße: ca. 30 Tln.		
Paris Lodron Universität Salzburg – Universitätslehrgang Psychotherapeutisches Propädeutikum seit 1992	Salzburg	€ 5700 (exkl. SE + PSV)	2 Jahre	Präsenz Berufsbegleitend: Di & Do 17–20 Uhr, Fr 14:30–19 Uhr Gruppengröße: 35 Tln.		

(Fortsetzung)

Tab. A.2 (Fortsetzung)

Ausbildungsein-richtung	Ausbildungs-orte	Kosten	Dauer	Durchführungs-modus	Besonderheiten/ Schwerpunkte	Akademische Anbindung
pro mente Akademie seit 2005	Wien	€ 5300 (inkl. 16 Std. SE in der Gruppe)	Ca. 2 Jahre (4 Semester)	Präsenz und ggf. online Berufsbegleitend: Seminare am Wochenende (Fr ab 15:30 Uhr) Gruppengröße: 25–32 Tln.		
Psy-Vita - Verein für Aus-bildung, Weiter-bildung und Forschung seit 2019 Lehrbetrieb mit Stand 12/2022 noch nicht auf-genommen	Klagenfurt (Kärnten)	Ca. € 7.200 (exkl. SE + PSV)	Ca. 2–3 Jahre (je nach Anrechnung)	Präsenzunterricht Berufsbegleitend: Seminare am Wochenende (Fr ab 17 Uhr) Gruppengröße: mind. 12, max. 16 Tln.	Psychodrama-tischer Ansatz, Humanistische Orientierung	
Schloss Hofen Wissenschaft & Weiterbildung seit 1993	Lochau (Vor-arlberg)	€ 7100 (inkl. Gruppen-SE + PSV)	2,5 Jahre	Präsenz berufsbegleitend: Seminare am Wochenende (Fr ab 17 Uhr – Sa 17 Uhr); Gruppengröße: ca. 25–30 Tln.		Über FH-Dornbirn 90 ECTS

(Fortsetzung)

Tab. A.2 (Fortsetzung)

Ausbildungseinrichtung	Ausbildungsorte	Kosten	Dauer	Durchführungsmodus	Besonderheiten/Schwerpunkte	Akademische Anbindung
Sigmund Freud Privatuniversität (SFU) seit 2007	Wien, Linz (OÖ)	€ 24.255 inkl. Seminargebühren, Seminarunterlagen, SE + PSV	2 Jahre	Präsenz Berufsbegleitende Seminare am Wochenende bzw. auch unter der Woche	Praktika können an der Universitätsambulanz absolviert werden	In Vollstudium „Psychotherapiewissenschaft" integriert – kann auch unabhängig davon besucht werden (Bakkalaureus, BA.pth.; 180 ECTS)
Universität Graz / Medizinische Universität Graz seit 1992	Graz (Steiermark)	€ 6500 (Variante Flexibel) € 3500 (Variante Kompakt) jeweils exkl. SE + PSV	4–6 Semester (Variante Flexibel) 3–5 Semester (Variante Kompakt)	Präsenz (bzw. Blended Learning) Studienbegleitende und berufsermöglichende Rahmenzeiten: Mo-Do ab 17 Uhr, Fr ab 16 Uhr und Sa ganztags Gruppengröße: 30 Tln. (Variante Flexibel), 20 Tln. (Variante Kompakt)	OPD-3-Grundkurs inkludiert	Universität Graz und Medizinische Universität Graz

(Fortsetzung)

Tab. A.2 (Fortsetzung)

Ausbildungseinrichtung	Ausbildungsorte	Kosten	Dauer	Durchführungsmodus	Besonderheiten/Schwerpunkte	Akademische Anbindung
Universität für Weiterbildung Krems (UWK) seit 2012	Krems an der Donau (NÖ)	€ 13.800 (exkl. SE + PSV)	3 Jahre (6 Semester); als integraler Bestandteil des BSc-Programms "Psychotherapie"	Präsenz Berufsbegleitendes Studium 30-50 Tln.		Propädeutikum im Rahmen des Bachelorstudiums „Psychotherapie" (Bachelor of Science, BSc CE; 180 ECTS)
Universität Innsbruck - Institut für psychosoziale Intervention und Kommunikationsforschung seit 1992	Innsbruck (Tirol)	Ca. € 3800 (inkl. SE + PSV)	2 Jahre	Präsenz Berufsbegleitend: am Wochenende (Fr ab 14 Uhr) und z. T. während der Woche abends ab 17 Uhr Gruppengröße: variabel		Universitätslehrgang der Universität Innsbruck
Universität Klagenfurt Institut für Psychologie – Abteilung Klinische Psychologie, Psychotherapie und Psychoanalyse seit 2020	Klagenfurt (Kärnten)	€ 3800 bis € 4200 (Reduktion von € 400, wenn Tln. ordentlich studierend oder erwerbslos ist) inkl. SE + PSV	2–3 Jahre	Präsenz (bzw. Blended Learning) Nicht berufsbegleitend: Lehrveranstaltungen von Mo bis Sa Gruppengröße: abhängig vom LV-Typ	Richtet sich primär an Studierende für Psychologie der Universität Klagenfurt	Universitätslehrgang (ULG); hohe Überlappung mit Psychologiestudium in Klagenfurt

(Fortsetzung)

Tab. A.2 (Fortsetzung)

Ausbildungseinrichtung	Ausbildungsorte	Kosten	Dauer	Durchführungsmodus	Besonderheiten/Schwerpunkte	Akademische Anbindung
Universität Wien seit 1992	Wien	Flexibel-Lehrgang: ca. € 6780 BA: € 13.900 (exkl. SE + PSV)	Flexibel Lehrgang: 1–3 Jahre; BA: 6 Semester	Vorwiegend Präsenz (vereinzelt virtuell), berufsbegleitend: werktags 17–21, Sa 9–17 Uhr Flexibel: freie Kurswahl BA: fixe Gruppe mit 25 Tln.	Schulenübergreifend; Anrechnung der propädeutischen Inhalte im Regelstudium möglich	Für Flexibel: Abschlussprüfungszeugnis der Universität Wien (120 ECTS); ab Sommersemester 2024 Bachelor-Lehrgang „Psychotherapie Grundlagen" (Bachelor of Arts, BA: 180 ECTS)
Vereinigung Rogerianische Psychotherapie/ Verein Personenzentriertes Lernen, psychosoziale Bildung und Weiterbildung (VRP/VPL) seit 2003	Blended Learning: Wien, NÖ/ Online	Theorie: € 6415 (exkl. SE + PSV)	2–4 Jahre	Blended Learning Berufsbegleitend: Wochenendseminare (Fr 16 Uhr – So 14 Uhr) Gruppengröße: ca. 25 Tln.	Reflexionsfähigkeit als notwendige Kompetenz und Verbesserung der Empathie-fähigkeit (Empathy Lab)	Kooperation mit Universitätslehrgang der MedUni Wien „Klinisch-akademisches Psychotherapeutisches Propädeutikum – Medical Humanities (KAPP-MH)" (Master of Science, MSc; 140 ECTS)

(Fortsetzung)

Tab. A.2 (Fortsetzung)

Ausbildungseinrichtung	Ausbildungsorte	Kosten	Dauer	Durchführungsmodus	Besonderheiten/Schwerpunkte	Akademische Anbindung
Webster Vienna Private University seit 2013	Wien	Ca. € 40.320 für Propädeutikum + MA (exkl. SE und Erste Hilfe)	2 Jahre	Präsenz (bzw. Blended Learning) Berufsbegleitend Gruppengröße: ca. 12 Tln.	Personzentrierter Ansatz; Humanistische und Systemische Orientierung	MA in Psychology with Emphasis in Counselling Psychology (Master of Arts, MA; 120 ECTS)
Wiener Psychoanalytische Akademie (WPA) seit 2012	Wien	€ 6885 (exkl. SE + PSV)	3-5 Semester	Vornehmlich Präsenzveranstaltungen mit Workshop-Charakter Berufsbegleitend: Mi-Fr nachmittags Sa-So ganztags Gruppengröße: max. 24 Tln.	Psychoanalytische Orientierung	
Zentrum für Angewandte Psychologie (ZAP) seit 2020	Fernlehre mit geringer Präsenz in Wien	Ca. € 6500 (exkl. SE + PSV); für BPr € 16.500	2 Jahre	Fernlehre mit 2 Präsenzwochenenden in Wien wöchentliche Videokonferenzen		Kooperation mit Fachhochschule Kärnten als Option (Bachelor Professional - BPr; 180 ECTS)

Methodenübergreifende Literaturempfehlungen

Nachfolgend eine Auswahl von Überblickswerken zur Psychotherapie, die die verschiedenen Methoden bzw. Konzepte der wesentlichen Ansätze beschreiben – was umspannende Literatur zu den einzelnen Grundorientierungen anlangt, so ist hier nur ein Buch für die humanistische Richtung angeführt. Für die psychodynamische Strömung liegt nach unserem Kenntnisstand kein Buch vor, in dem alle in Österreich anerkannten Methoden beschrieben sind; für Literatur zur systemischen Richtung siehe Kap. 6 und zur Verhaltenstherapie siehe Kap. 7.

- Helle, M. (2019). *Psychotherapie.* Springer.
Kompakter Überblick über Ansätze in den vier großen Paradigmen der Psychotherapie aus der Feder des Autors; allerdings sind nicht alle in Österreich anerkannten Methoden darin abgebildet; aus der Reihe „Basiswissen Psychotherapie" (hrsg. von Jürgen Kriz)

- Kriz, J. (2023). *Grundkonzepte der Psychotherapie.* 8. aktualisierte Aufl. Beltz.
Profundes und bewährtes Standardwerk, seit der Erstauflage 1985 mehrfach überarbeitet und erweitert; insofern homogen, als der Einblick in die wesentlichen psychotherapeutischen Ansätze und ihre Weiterentwicklungen von ein und demselben Autor stammt

- Kriz, J. (2023). *Humanistische Psychotherapie. Grundlagen – Richtungen – Evidenz.* Kohlhammer.
Neben einer Synopse von Methoden wie Personzentrierte Psychotherapie, Focusing und Emotionsfokussierte Therapie, Gestalttherapie, Psychodrama, Transaktionsanalyse, Existenzanalyse/Logotherapie und Körperpsychotherapie werden deren gemeinsamen Grundzüge wie z. B. Menschenbild, phänomenologische Haltung, Verständnis der therapeutischen Beziehung dargelegt; u. a. inspiriert von der spezifischen Situation in Deutschland

- Reimer, C., Eckert, J., Hautzinger, M. & Wilke, E. (2007). *Psychotherapie – Ein Lehrbuch für Ärzte und Psychologen.* 3. vollst. neu bearb. und aktualisierte Aufl. Springer.
Umfassendes Kompendium, wobei die Verfasser aus vier verschiedenen psychotherapeutischen Schulen kommen; der umfangreiche Methodenteil, der jedoch nicht alle in Österreich anerkannten Methoden beinhaltet, ist ergänzt um weitere Kapitel, darunter Anwendungsgebiete und spezielle Zielgruppen

- Slunecko, T. (Hrsg.) (2017). *Psychotherapie. Eine Einführung.* 2. vollst. überarb. Aufl. Facultas.

Darstellung der Methoden hat Bezug zur Situation in Österreich; Psychoanalyse, Verhaltenstherapie, Personzentrierte Psychotherapie, Integrative Gestalttherapie und Systemische Familientherapie werden jeweils von Expert:innen aus der jeweiligen Richtung ausführlicher dargestellt

- Strauß, B., Galliker, M., Linden, M. & Schweitzer, J. (Hrsg.) (2021). *Ideengeschichte der Psychotherapieverfahren. Theorien, Konzepte, Methoden.* Kohlhammer.

Das Besondere an diesem Buch ist die Charakterisierung wesentlicher Konzepte der Psychotherapie, gegliedert nach den vier Grundorientierungen; der historische Aspekt macht nur einen kleinen Teil aus

- Stumm, G. (Hrsg.) (2011). *Psychotherapie. Schulen und Methoden. Eine Orientierungshilfe für Theorie und Praxis.* 3. vollst. überarb. und erw. Aufl. Falter.

Beschreibung einer Vielzahl von psychotherapeutischen Methoden, darunter die in Österreich anerkannten, jeweils von einschlägig versierten Personen entlang einer einheitlichen Gliederung zur besseren Vergleichbarkeit; darüber hinaus auch Darstellung von körper-, bewegungs-, kreativitätsbezogenen und zielgruppenbezogenen Ansätzen, für die es z. T. Weiterbildungen gibt

- Stumm, G. & Pritz, A. (Hrsg.) (2009). *Wörterbuch der Psychotherapie.* 2. ergänzte Aufl. Springer.

Wer lieber ein Nachschlagewerk mit kurzen Einträgen benützen möchte, dem sei dieses Lexikon empfohlen: 1315 Stichwörter aus 51 Fachbereichen, vernetzt mit Querverweisen, 360 Autor:innen aus 14 Ländern, methodenspezifisch und methodenübergreifend

GPSR Compliance

The European Union's (EU) General Product Safety Regulation (GPSR) is a set of rules that requires consumer products to be safe and our obligations to ensure this.

If you have any concerns about our products, you can contact us on ProductSafety@springernature.com

In case Publisher is established outside the EU, the EU authorized representative is:

Springer Nature Customer Service Center GmbH
Europaplatz 3
69115 Heidelberg, Germany

The manufacturer's authorised representative in the EU is Springer
Nature Customer Service Centre GmbH, Europaplatz 3, 69115 Heidelberg,
Germany. If you have any concerns regarding our products, please
contact ProductSafety@springernature.com

Printed and bound by CPI Group (UK) Ltd, Croydon, CR0 4YY

28/04/2026

02098507-0001